JN244378

［シリーズ監修］**相原　一** ● 東京大学教授
［シリーズ編集］**園田康平** ● 九州大学教授
　　　　　　　辻川明孝 ● 京都大学教授
　　　　　　　堀　裕一 ● 東邦大学教授

眼科診療エクレール
Ophthalmic Examination
and Treatment
Éclair

7

\ 最新 /
屈折異常と
視力矯正マニュアル
―検査の基本から矯正の実際と老視対策まで―

［編集］
堀 裕一 ● 東邦大学教授

中山書店

シリーズ刊行にあたって

　近年の電子機器やデジタル化，IT の進歩に伴い，医療技術も格段に進歩しつつあり，画像解析，遺伝子解析，創薬，ビッグデータの活用と AI，医療デバイスと医療機器などにおいて，飛躍的な発展が見られている．眼科領域においても，光学的な計測技術の進歩と組織のデジタル画像化により，従来は我々が測れず，見えなかった世界までが，今や見えるようになってきた．また，眼という臓器の小ささと感覚器であることから，これまではハードルが高く困難だった少ない試料からの病理診断や遺伝子診断技術が向上したことは大きな進歩である．これらに分子生物学的手法が相まって，新たな診断と治療が可能となってきた．

　しかし，眼科学は領域が広く，診断と治療は多岐にわたるため，全てを網羅しながら知識をアップデートしていくのは，現実的に難しい．けれども，忙しい日常診療においても疑問は多く生じるのであり，最新のエビデンスとサイエンスに基づく確実な情報を，患者に還元していくことが常に求められる．

　そこで，最新の医学情報—すなわちガイドラインに基づいた眼科日常臨床を支える具体的な知識と最新技術を整理して，エキスパートの執筆陣が読者に提供することにより，眼科学の進歩の成果を，実地医家の先生方が的確に迅速に患者に還元して診療できるようになることを目的として，この『眼科診療エクレール』シリーズを企画した．

　本シリーズでは，ガイドラインはもちろんエキスパートのオピニオンを随所に盛り込み，実際の症例を呈示し，視覚的にわかりやすいように多数のイラストや写真，フローチャートを用いて解説いただいた．オープンアクセスが可能な文献は，二次元コードから直ちに参照できるようにした．さらに Advice や Topics などの興味深いコラムをちりばめ，外来診療に必須のマニュアルとして，手元において利用しやすい構成となっている．

　「エクレール」とは，フランス語で雷，稲妻，閃光の意味である．外来診療の中で，本シリーズを手に取ってぱっと開いて，情報が光となって目に飛び込んで，良かったと思っていただけるような—読者の臨床を支えられる情報を提供できることを願っている．そして，我々の医療技術で患者の光を維持し回復できて，少しでも日常生活を助ける光になれば，監修者・編集者一同この上ないよろこびである．

シリーズ監修　相原　一

シリーズ編集　園田康平

辻川明孝

堀　裕一

序

　視力は，人間の生活の質（QOL）に直結する重要な要素であり，我々眼科医は，適切な視力検査・屈折検査を行って各患者の視力と屈折状態をしっかり把握し，必要に応じた屈折矯正を提供する必要があります．視力検査・屈折検査と屈折矯正は，眼科診療における一丁目一番地であることは言うまでもありません．

　そこで本シリーズでは今回，「屈折異常と視力矯正」をテーマに取り上げて，屈折異常（近視，遠視，乱視，不正乱視）の解説をはじめ，小児と成人における視力検査と屈折検査，そして様々な視力矯正法の実際について，各分野のエキスパートの先生方に，最新の知見を盛り込んで丁寧にご解説いただきました．

　また本書の特徴として，臨床現場における実用性を重視した内容構成に努めました．例えば，最近注目されている，3歳児健診における屈折検査導入とフォトスクリーナーでのスクリーニングに対する解説や，小児近視外来における眼軸長測定の有用性，オルソケラトロジーの導入について取り上げております．視力矯正法としては，眼鏡処方はもとより，コンタクトレンズや屈折矯正手術についても取り上げたほか，円錐角膜に対するハードコンタクトレンズ以外の様々な対応法や，特殊症例に対する白内障手術の際の各種眼内レンズ選択についても，網羅いたしました．さらには，超高齢社会を迎えた我が国において最近とくに関心を集めている「老視」について取り上げ，調節検査や様々な老視対策についてもご解説いただいております．

　このように本書では，どの項目も臨床に即した内容で分かりやすくご執筆いただいており，これからしっかりと屈折や視力矯正について学ぼうとしている専門医志望者だけでなく，ベテランの先生方にとっても，最新の情報で日常診療をアップデートできる内容となっております．最初からじっくりと精読されるのも良いですし，診療の合間に興味のあるところから拾い読みしていただいても結構です．ぜひ外来の診察室や医局の本棚に本書を一冊置いていただき，皆様の日常診療や研究活動の一助となり，屈折異常と視力矯正に関する知見を深めるきっかけになることを祈念しております．

　最後に，ご多忙のなか本書の執筆にご協力いただきましたすべての先生方，そして制作にご尽力いただいた中山書店編集部の皆様に，心より感謝申し上げます．

2025年2月

担当編集　堀　裕一

◎ シリーズ監修

相原　　一　　　東京大学教授

◎ シリーズ編集委員（五十音順）

園田　康平　　　九州大学教授
辻川　明孝　　　京都大学教授
堀　　裕一　　　東邦大学教授

◎ 担当編集

堀　　裕一　　　東邦大学教授

◎ 執筆者（執筆順）

三橋　俊文　　　帝京大学医療技術学部視能矯正学科
南雲　　幹　　　井上眼科病院
直江　幸美　　　徳島大学病院視能訓練部
四宮　加容　　　徳島大学大学院医歯薬学研究部眼科学分野
坂本　正明　　　獨協医科大学埼玉医療センター眼科
柏井真理子　　　日本眼科医会／柏井眼科医院
四倉絵里沙　　　慶應義塾大学医学部眼科学教室
鳥居　秀成　　　慶應義塾大学医学部眼科学教室
糸川　貴之　　　東邦大学医療センター大森病院眼科
岩本　悠里　　　淀川キリスト教病院眼科
高　　静花　　　大阪大学大学院医学系研究科視覚先端医学
須藤　史子　　　東京女子医科大学附属足立医療センター眼科
五十嵐多恵　　　東京都立広尾病院眼科
不二門　尚　　　大阪大学大学院生命機能研究科
松村沙衣子　　　東邦大学医療センター大森病院眼科
山城　健児　　　高知大学医学部眼科学講座
齋藤　　瞳　　　東京大学大学院医学系研究科眼科学教室
福留　隆夫　　　真生会富山病院アイセンター
杉山　能子　　　金沢大学附属病院眼科
山下　高明　　　鹿児島大学医学部眼科学教室
川守田拓志　　　北里大学医療衛生学部視覚機能療法学専攻
前田　直之　　　湖崎眼科
久保　江理　　　金沢医科大学眼科学講座
白根茉利子　　　東京歯科大学市川総合病院眼科
山口　剛史　　　東京歯科大学市川総合病院眼科
糸井　素啓　　　道玄坂糸井眼科医院
子島　良平　　　宮田眼科病院
岡島　行伸　　　綱島アイクリニック
小島　隆司　　　名古屋アイクリニック
宇田川さち子　　金沢大学附属病院眼科

長谷部佳世子	すぎもと眼科医院
土至田　宏	順天堂大学医学部附属静岡病院眼科
松澤亜紀子	聖マリアンナ医科大学眼科学
鈴木　　崇	いしづち眼科
平岡　孝浩	筑波大学医学医療系眼科
神谷　和孝	北里大学医療衛生学部視覚生理学・大学院医療研究科視覚情報科学
五十嵐章史	代官山アイクリニック
宮本　裕子	アイアイ眼科医院
秦　誠一郎	スカイビル眼科
野口三太朗	ASUCA アイクリニック仙台
黒坂大次郎	岩手医科大学医学部眼科学講座
亀井　翔太	岩手医科大学医学部眼科学講座
渡辺　純一	南青山アイクリニック
小林明日香	南青山アイクリニック
鵜飼　祐輝	金沢医科大学眼科学講座
佐々木　洋	金沢医科大学眼科学講座
根岸　一乃	慶應義塾大学医学部眼科学教室
大口　泰治	大口眼科
中澤　洋介	慶應義塾大学薬学部衛生化学講座
梶田　雅義	眼科梶田塾
月山　純子	つきやま眼科クリニック
稗田　　牧	京都府立医科大学眼科学教室

《眼科診療エクレール》第7巻 『最新 屈折異常と視力矯正マニュアル』
目　次

Chapter 1 屈折検査と視力検査

1.1 他覚的屈折検査　オートレフラクトメータ ………………………… 三橋俊文　2

1.2 視力表と視力検査（遠見・近見）の実際 ………………………… 南雲　幹　7

1.3 小児の視力検査（1）　総論 ………………………… 直江幸美，四宮加容　21

　　　TOPICS 子どもの権利擁護　28

1.4 小児の視力検査（2）　検影法 ………………………… 坂本正明　30

1.5 小児の屈折スクリーニング検査　フォトスクリーナー ………………… 柏井真理子　38

1.6 コントラスト感度検査・グレア検査 ………………………… 四倉絵里沙，鳥居秀成　42

1.7 実用視力 ………………………… 糸川貴之　49

1.8 波面収差解析検査 ………………………… 岩本悠里，高　静花　54

1.9 眼軸長計測（1）　IOL 度数処方 ………………………… 須藤史子　61

　　　ADVICE いったい何を使ったらよいのか　64

　　　ADVICE 目標屈折値の設定のコツ　67

1.10 眼軸長計測（2）　小児における眼軸長測定 ………………… 五十嵐多恵　68

Chapter 2 屈折異常

2.1 屈折異常とは（総論） ………………………… 不二門　尚　74

2.2 近視（1）　小児・学童の近視と近視進行抑制 ………………… 松村沙衣子　82

2.3 近視（2）　強度近視 ………………………… 山城健児　91

　　　COLUMN 近視の感受性遺伝子　93

2.4 近視（3）　近視と緑内障 ………………………… 齋藤　瞳　95

　　　ADVICE 診断の難しい近視を伴う緑内障眼，どうする？　100

2.5 遠視（1）　小児の遠視・弱視 ………………………… 福留隆夫，杉山能子　102

2.6 遠視（2）　遠視と緑内障 ………………………… 山下高明　109

2.7 乱視（1）　乱視と乱視検査 ………………………… 川守田拓志　115

　　　ADVICE クロスシリンダーを用いた自覚乱視検査の注意点　119

ADVICE 乱視表を用いた自覚乱視検査の注意点　120

TOPICS 両眼開放屈折検査機器の登場と乱視の瞳孔径への影響　120

2.8 乱視（2）　角膜形状解析と乱視 ･･････････････････････････････ 前田直之　122

2.9 乱視（3）　水晶体乱視 ･･････････････････････････････････････ 久保江理　127

2.10 不正乱視（1）　角膜不正乱視と円錐角膜 ････････････ 白根茉利子，山口剛史　131

2.11 不正乱視（2）　円錐角膜への対応①ハードコンタクトレンズ ･･･････ 糸井素啓　137

2.12 不正乱視（3）　円錐角膜への対応②クロスリンキング ･･････････ 子島良平　144

2.13 不正乱視（4）　円錐角膜への対応③強膜レンズ ･･･････････････ 岡島行伸　150

2.14 不正乱視（5）　円錐角膜への対応④外科的アプローチ ･･･････････ 小島隆司　156

Chapter 3 屈折矯正法

3.1 眼鏡検査 ･･･ 糸川貴之　166

3.2 眼鏡処方 ･･･ 宇田川さち子　173

3.3 小児の眼鏡処方 ･･ 長谷部佳世子　180

3.4 コンタクトレンズの種類 ･･････････････････････････････････ 土至田　宏　189

3.5 コンタクトレンズのフィッティングと定期検査（1）
ハードコンタクトレンズ ･･･････････････････････････････････ 松澤亜紀子　196

　　　TOPICS Rigid corneal lens　197

　　　ADVICE 涙液レンズ　197

3.6 コンタクトレンズのフィッティングと定期検査（2）
ソフトコンタクトレンズ ･･･････････････････････････････････････ 鈴木　崇　202

3.7 角膜矯正用コンタクトレンズ（オルソケラトロジー）･･････････ 平岡孝浩　206

3.8 屈折矯正手術（1）　角膜へのアプローチ ･･･････････････････ 神谷和孝　215

3.9 屈折矯正手術（2）　眼内へのアプローチ ･･･････････････････ 五十嵐章史　223

3.10 乱視に対するアプローチ（1）　乱視矯正コンタクトレンズ ･･･････ 宮本裕子　230

3.11 乱視に対するアプローチ（2）　トーリック IOL の度数選定と使い方 ････ 秦　誠一郎　236

ix

3.12 白内障手術における IOL 選択（1）　IOL 度数計算 ················ 野口三太朗　244

3.13 白内障手術における IOL 選択（2）
小児の白内障手術における IOL 選択 ················ 黒坂大次郎，亀井翔太　253

3.14 白内障手術における IOL 選択（3）
角膜形状異常眼の IOL 度数計算 ················ 渡辺純一，小林明日香　258

3.15 白内障手術における IOL 選択（4）　老視矯正 IOL ················ 鵜飼祐輝，佐々木　洋　266

Chapter 4 老視

4.1 老視とは ················ 根岸一乃　278

4.2 調節検査 ················ 大口泰治　284

4.3 老視への対策（1）　薬物 ················ 中澤洋介　293

4.4 老視への対策（2）　眼鏡処方，累進眼鏡 ················ 梶田雅義　297

4.5 老視への対策（3）　マルチフォーカルコンタクトレンズ ················ 月山純子　303

4.6 老視への対策（4）　モノビジョン ················ 稗田　牧　312

索引 ················ 318

Chapter 1
屈折検査と視力検査

1.1 他覚的屈折検査　オートレフラクトメータ

屈折検査には，自覚的屈折検査と他覚的屈折検査がある．自覚的屈折検査が検眼レンズを交換しながら被検者の応答をもとに繰り返し検査するのに対し，他覚的屈折検査はオートレフラクトメータを使って自動的に，しかも瞬時に屈折値が得られる．

オートレフラクトメータは，被検者の快適性のために近赤外線を使って被検眼の遠点を測定する．便利な検査法であるが，近赤外線と可視光との間の軸上色収差を較正する必要がある．回折型の眼内レンズでは，装置で設定された校正値から大きく外れるため，オートレフラクトメータによる屈折測定結果は信頼できない．

1.1.1 屈折とは

前眼部光学系を角膜前面から水晶体後面までとする．角膜前面より前は空気で屈折率は 1，水晶体後面より後ろは硝子体で屈折率は 1.336 とする．グルストランド（Gullstrand）模型眼を仮定すると，前焦点距離は 17.055 mm，後焦点距離は 22.785 mm となる．図 1 のように第 2 主点から眼底までの距離（像距離）が後焦点距離に等しければ，眼底と焦点が一致することから，眼の左側の光は平行光となり，物点が無限遠にあることがわかる．非調節状態の物点，つまり遠点が，無限遠で正視である．

ところで，眼科では焦点距離よりも屈折力が使われる．単位は D（diopter：ジオプター，ジオプトリー）で，焦点距離をメートルで表し，屈折率を割ることで得られる．実際に計算してみると，1.000292 / 17.055 × 1,000 = 1.336 / 22.785 × 1,000 = 58.635（D）となる．また，像距離も同様な計算で得られるバージェンスで表す（像側のバージェンス）．ちなみに，図 1 の場合は 1.336 / 22.785 × 1,000 = 58.635（D）となり屈折力と一致する．

ではここで，眼軸長がより長い，あるいは屈折力がより強いとどうなるかというと，（屈折力）＞（像側のバージェンス）となる．このとき遠点が眼から左側の有限の距離にあり，近視である．（屈折力）＜（像側のバージェンス）のときは，遠点が眼の右側

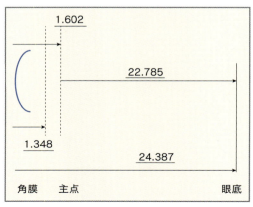

図 1　眼の主点や眼軸長と屈折の関係

にあって遠視である．屈折度（球面度）＝（像側のバージェンス）−（屈折力）となる．
　この項目の最後になったが，慣用的な屈折度（球面度）の定義が，「角膜前面あるいは眼鏡後面から遠点までの距離のメートルで表した逆数である」ということである．なお，眼のレンズ（あるいは眼鏡レンズ）を原点として，近視の場合の遠点までの距離は負，遠視の場合を正とする．また，ここまでの説明で違和感があったと思うが，光学的に厳密に考えると眼の光学系の第1主点を基準とすべきであるが，実用的には角膜前面（あるいは眼鏡後面）からでよいとする．眼鏡後面からの屈折度を使うのは，そのまま完全矯正の眼鏡の屈折力になるためである．

1.1.2 自覚的屈折検査から他覚的屈折検査への発展

　自覚的検眼の原理は，図2aのように視標を移動させて最もよく見えるところをみつけると，それが光学的には眼の光学系を介した眼底との共役点になるということである．実際の検査では，眼前に検眼レンズを入れることで視標までの距離を適当な一定の距離（例えば5 m）にできて，さらに遠視も検査できるようにする．
　さて，自覚的検眼から他覚的検眼への発展として考えると，上記で説明した自覚的検眼の検眼レンズの代わりにオプトメータレンズを導入することにより，図2bのオプトメータとなる．図2aと比較すると，視標が眼の近くになり，コンパクトな装置が実現でき，さらに遠視の検査も可能になった．
　図2bのオプトメータでは，被検者の視標の見えの応答に従って視標を移動して，その位置を読み取って屈折度に換算する．見えの応答を正確に得るには，手続きと時間がかかる．これを改善するために図3で原理を示したヤング（Young）のオプトメータが考案された．オプトメータレンズの近くにdouble pin holeを入れることで，シャイ

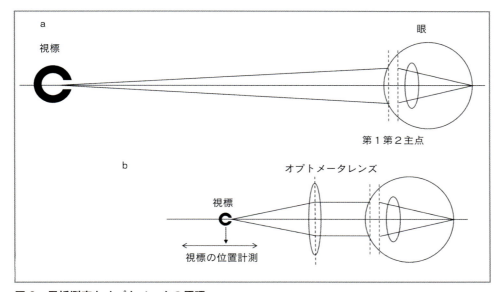

図2　屈折測定とオプトメータの原理
a. 自覚的検眼の原理　b. オプトメータの原理

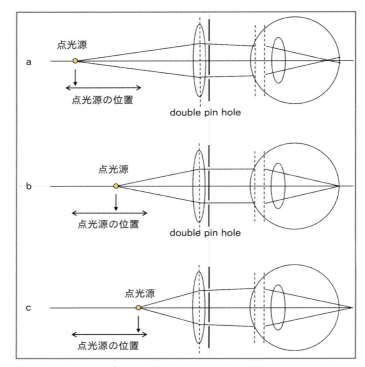

図3 ヤングのオプトメータとシャイネルの原理
a. 光源が遠いとき　b. 光源が遠点にあるとき　c. 光源が近いとき

ネル（Scheiner）の原理により，被検者は屈折度に合った光源位置のときに明るい点が一点に見え，そうでないときは2点に分離して見える．この改良がオートレフラクトメータの発展へ大きく寄与した．

ここまでの発展とヤングのオプトメータでは，まだ被検者応答が必要であった．そこで図4のように外部光源を設けて，眼底に二次的な光源を作ることを考えてみる．外部光源からの光は眼底で拡散反射し，眼の光学系やdouble pin holeを通って検知器に到達する．

この2つの光の到達位置を解析することにより，屈折度が得られる．簡単ではあるが，この光源の追加により被検者応答が必要のないオートレフラクトメータが完成した．ちなみに，このような方式をoutgoingタイプといい，このほかに光源側にdouble pin holeを入れて網膜上でのスプリットを眼底カメラタイプの光学系で観察するingo-

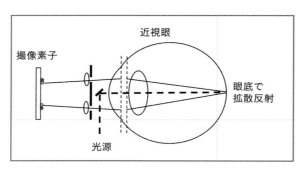

図4 他覚化したオプトメータの原理図

1.1 他覚的屈折検査　オートレフラクトメータ

ing タイプがある．後者は，図3での明るい点のスプリットを眼底カメラで観察することで実現できる．

1.1.3 近赤外光での測定

オートレフラクトメータでは，被検者がまぶしくないように近赤外線（例えば850 nm）を使って測定する．赤外線を使うデメリットは色収差である．ISO などで基準波長とされる e 線 546 nm と，測定波長の 850 nm との間での色収差は，屈折力で1 D 程度あるため較正は必須である．市販のオートレフラクトメータの開発では，開発装置を使った他覚的検眼と自覚的検眼を多数の被検者に対して実施し，他覚的検眼で得られた仮の値を自覚的検眼の屈折度に回帰することで，他覚的検眼の屈折度を得ている．製品の各個体で毎回人を使った較正はできないので，各社，校正できている装置と同等の装置を作って販売していると考えられる．

注意点にも言及しておくと，この校正方法では，眼の軸上色収差の個人差が大きくないことを仮定しているといえる．しかしながら，回折型の眼内レンズを挿入した眼ではこの仮定は成り立たない．水晶体は屈折型のレンズであるが，屈折型のレンズでは短波長で色収差が大きく，回折レンズでは逆に長波長で色収差が大きくなり，標準的な眼での色収差の仮定は成り立たない．

1.1.4 固視標と雲霧

ここまでの説明では屈折の測定原理のみで，固視標に触れてこなかった．オートレフラクトメータの実際の検査で，牧場や気球を見た者は多いと思う．被検者が固視標の中心を固視し，装置の光軸が被検眼の瞳孔中心にアライメントされていれば，line of sight で屈折度測定ができる．また，固視標として遠景を表示することで調節が弛緩され，検査時に固視標を遠方に移動させることで器械近視の影響を最小にする．これを「雲霧」と呼ぶ．器械近視は特に子供の検査では注意が必要で，検査中に調節が介入すると屈折度が近視寄りに測られてしまう．この観点から，前方開放型や両眼同時測定のために両眼に固視標が提示される検査装置に優位性があると考えられる．

1.1.5 眼底での測定に関係する拡散反射位置と視覚的な受光位置の違い

オートレフラクトメータが測定する拡散反射光は，網膜の各層から網膜色素上皮（retinal pigment epithelium：RPE）を含む眼底のさまざまな層からの後方散乱の合計と考えられる．これに対し，錐体などの受光素子により空間的に最も高分解能で受光できる深度方向の位置は，中心窩における錐体細胞層内にあると考えられる．

もし光学モデルから屈折を予想しようとすると，オートレフラクトメータの近赤外線による測定との間で違いが生じる可能性がある．これは色収差に関連して述べた較正で実際には問題とならないと考えられるが，病眼などで反射位置と視覚的な受光位置が正常眼と異なるときには，オートレフラクトメータからの屈折度は信頼できないかもしれ

Chapter 1 屈折検査と視力検査

ない.

　これに関しては，オートレフラクトメータと同じ近赤外線を使う OCT 画像の解析などから，オートレフラクトメータの観察光の実際について解明されることが期待される.

1.1.6 まとめ

　オートレフラクトメータの検査であっても，ばらつきはある．自覚的屈折検査と比較するとばらつきは小さいと思われるが，経験的にも，過去に発表されている論文からも，測定値のばらつきは装置に依存するようである．装置の導入時には 10 眼に対して 10 回程度の測定を行い，測定のばらつきについて見込みをつけておくのが良いプラクティスと思われる.

　また，自覚的検眼から他覚的検眼への技術的な発展の中で紹介したシャイネルの原理による単純なオプトメータは（被検者応答に頼ることになるが），屈折検査の確認として有効と考えられ，近赤外線オートレフラクトメータに機能が組み込まれていてもよいのではと感じる.

(三橋俊文)

1.2 視力表と視力検査（遠見・近見）の実際

1.2.1 視力

　視力（visual acuity）とは物体の形態を識別する能力であり，2点または2線をかろうじて識別する眼の能力と定義される．視力検査の目的は，眼疾患などによる視機能への影響および治療効果の評価，そして視覚情報を中枢に伝達する経路の障害の程度などを確認することにある．視力検査は，眼科臨床において最も重要な検査のひとつといえる．

1.2.2 尺度

　物体の形態を知るためには次の4つの尺度がある．基本的には最小分離閾をもってLandolt環を用い，視力を表すことが多い．

1. 最小視認閾（minimum visible）
　1点または1線を認める閾値である．

2. 最小分離閾（minimum separable）
　2点または2線を識別して感じる閾値である．

3. 最小可読閾（minimum legible）
　文字を判読できる閾値である．

4. 副尺視力（vernier acuity）
　2直線または3点の位置の違いを感じる閾値である．

1.2.3 視力表

1. 視力検査の視標
　我が国では，国際標準視力視標であるLandolt（ランドルト）環が用いられる．Landolt環は，環の太さと切れ目の幅がともに外径の1/5と定められている．視力1.0のときのLandolt環の切れ目は視覚1′（1分）である．検査距離5mで切れ目の視角が1分となるLandolt環の大きさは外径7.5 mm，太さと切れ目の幅は1.5 mm（図1）で，この視標が5mで判読できれば視力は1.0に相当する．

2. 視力表
　Landolt環のみを用いた標準視力検査装置（図2a）と，Landolt環とひらがなの文字を用いた準標準視力検査装置（図2b）がある．眼科臨床で用いられているのは標準視力検査装置である．我が国では5列配列された字づまり視力表が多い．小児や視覚障害がある場合には，Landolt環が1つのみ描かれた字ひとつ視力表（図3）を用いる．

　検査目的によってさまざまな視力表（実用視力，近見視力表，森実式ドットカード，絵視標，ETDRSチャートなど）があり（図4），それぞれ測定原理，検査方法，判定

Chapter 1 屈折検査と視力検査

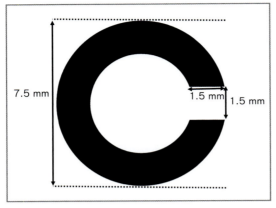

図1 Landolt 環
5 m で 1.0 の視標サイズは，外径 7.5 mm，環の太さと切れ目の幅は 1.5 mm

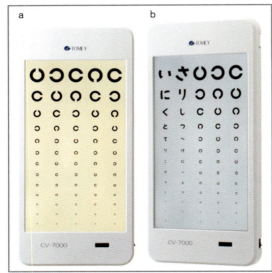

図2 標準視力検査装置と準標準視力検査装置
TOMEY 液晶字づまり視力検査器 CV-7000
a. 標準視力検査装置　b. 準標準視力検査装置

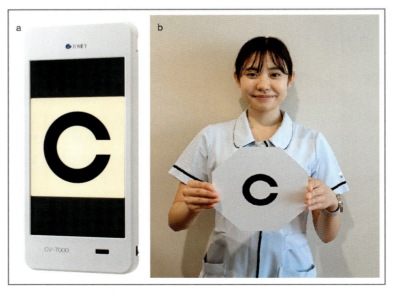

図3 字ひとつ視力表
a. TOMEY 視力検査器 CV-7000 字ひとつ方式
b. カード式の字ひとつ視標（Landolt 環単独視標）

1.2 視力表と視力検査（遠見・近見）の実際

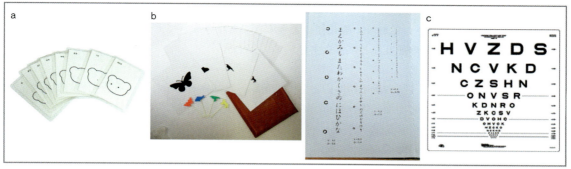

図4 さまざまな視力表
a. 森実式ドットカード（はんだや）は，カードの動物の眼の大きさや位置で最小視認閾を測定する幼児用の近見視力表
b. 絵視標（はんだや）や文字（ひらがなやカタカナなど）による視力表は，最小可読閾を判定する
c. ETDRSチャートは，logMAR視力を用いた視力表のひとつ

基準が異なる．森実式ドットカードは最小視認閾値を測定する視力表であり，絵視標や文字（ひらがな，カタカナ，アルファベット，数字）による視標では最小可読閾値を測定する．ETDRSチャートはlogMAR視力（後述）を用いた視力表のひとつであり，臨床研究や治験に使用されている．

3. 視標の配列

小数視力表は，視力0.1から2.0まで数値的には等差級数的に順次配列されているが，最小可視角（後述）からみると視力表の段階は実質的に等間隔ではない．小数視力の0.1から0.2に向上した場合と，0.2から0.3に向上した場合，同じ「1段階の視力向上がみられた」と評価をすることはできない．

視力を評価する場合には，視角への換算（視角＝1/小数視力）をする必要があり，視力表の段階を実質的に等間隔にするには小数視力の対数をとる．これを対数視力（logarithmic visual acuity）という．視覚（分）の対数で視力を表示する方式として，logMARが使われている．logは対数を表す表記で，MARはminimum angle of resolution（最小分離角）の略であり，logMAR[†]は最小分離角の対数値である．

logMARと小数視力の関係：logMAR＝log（1/少数視力）

例えば，小数視力1.0（視覚1′）はlog MARでは0，小数視力0.1（視覚10′）は1となる．

1.2.4 視力検査に影響する因子

1. 屈折異常

近視，遠視，乱視などの屈折異常があると遠方の物体は網膜面に結像せず，分解能は悪く視力は低下する．老視では近方視において同様のことがおこる．いずれも適切なレンズによる矯正で良好な視力が得られる．

2. 瞳孔径

瞳孔が大きいと角膜と水晶体の周辺部からの光が入り，瞳孔中心から入る光と周辺から入る光が1点に結ばない球面収差がおこり，視力が低下するおそれがある．反対に瞳孔が小さくなると焦点深度が深くなり，焦点の合う度数の範囲が広がる．そのため通常瞳孔時の裸眼視力に比べて視力値が良くなったり，近視の場合には弱度の度数による矯

[†]logMAR：logMARはlogarithmic minimum angle of resolutionの略であり，最小可視角の対数値で表記したものである．logMARは視力の値そのものではない．なお，対数視力は小数視力の対数をとったものでありlogMARとは異なる．

Chapter 1 屈折検査と視力検査

正でも視力が良好に測れることがある．明るいところでの瞳孔径の適当な大きさは2.4 mm とされており，瞳孔径は大きすぎても小さすぎても見え方に影響がでるため，検査室の室内照度などに留意する．

3. 加齢

加齢に伴う視力低下の原因として，角膜〜水晶体〜硝子体に至る透光体の混濁や，水晶体の厚さの増加に伴う屈折率の変化などによる光学的要因と網膜から中枢に至る機能低下があげられる．

4. 検査室の環境

JIS および ISO の規定では，視力検査室の室内照度は 50 lx 以上とし，視標輝度を上回らないこととされている．実際の視力検査室内の照度は 400 〜 500 lx となっていることが多く，内部照明式の視力表の視標輝度（約 900 lx）を上回ることはない．視力検査の結果に影響を与えるため，自然光の侵入は防ぐことが望ましく，できる限り照度を統一して検査を行う．

1.2.5 視力の種類

1. 裸眼視力と矯正視力

屈折異常を検眼レンズ，眼鏡やコンタクトレンズで完全に矯正した最良視力を矯正視力といい，矯正しない視力を裸眼視力という．矯正視力は単なる屈折異常なのか，視力低下をきたす眼疾患があるかを鑑別する方法のひとつであり，自覚的屈折検査で測定する．眼科診療で視力といえば矯正視力を指す．

2. 遠見視力と近見視力

通常，遠見視力は 5 m，近見視力は 30 cm で測定する．

3. 単眼視力と両眼視力

通常，視力検査では片眼を遮閉して一眼ずつ測定するが，各眼の視力を単眼視力，両眼を開いたまま測定した視力を両眼視力という．自動車免許の更新時には，単眼と両眼での視力測定が必要となる．一般には，両眼視力は単眼視力に比べて 1.5 倍程度良好となる．

4. 字ひとつ視力と字づまり視力

Landolt 環の単一視標をひとつずつ見せて測定する字ひとつ視力（angular vision：AV）と，字づまり視力（cortical vision：CV）がある．

5. 中心視力と中心外視力

基本的に視力は，中心窩で見たときの中心視力を測定する．中心窩以外の網膜で見たときの視力を中心外視力という．通常，中心窩での視力は 1.2 程度であるが（図 5 のA），乳頭付近（図 5 の B 付近）では 0.1 程度となり，中心視力に比べ中心外視力は極端に低下する．

6. 小数視力と分数視力

かろうじて判別できる 2 点が眼に対してなす角を最小可視角（minimum visual angle）といい，最小可視角の逆数を視力で表す（図 6）．この表示方法を小数視力（decimal visual acuity）といい，国際的な標準視力表示方式である．日本では小数視力が主に用いられている．

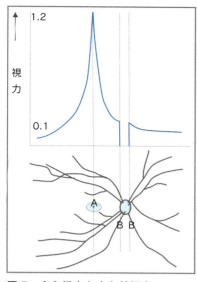

図 5 中心視力と中心外視力
中心窩（A）での視力は 1.2 程度，乳頭付近（B 付近）での視力は 0.1 程度

表 1 分数視力，小数視力，logMAR の関係[1]

分数視力		小数視力	logMAR
(6 m)	(20 feet)		
6/60	20/200	0.10	+1.0
6/48	20/160	0.125	+0.9
6/38	20/125	0.16	+0.8
6/30	20/100	0.20	+0.7
6/24	20/80	0.25	+0.6
6/20	20/63	0.32	+0.5
6/15	20/50	0.40	+0.4
6/12	20/40	0.50	+0.3
6/10	20/32	0.63	+0.2
6/7.5	20/25	0.80	+0.1
6/6	20/20	1.00	0.0
6/5	20/16	1.25	−0.1
6/3.75	20/12.5	1.60	−0.2
6/3	20/10	2.00	−0.3

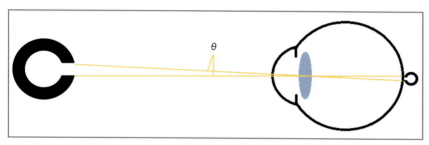

図 6 視力の表し方
最小可視角 θ の逆数が視力である．θ = 2′ のとき，視力は 0.5 となる

　分子を検査距離，分母は検査に用いた視標を視力 1.0 の人がかろうじて見分けることができる距離で示したものが分数視力（fractional visual acuity）（Snellen 方式）である．分数視力に使われる検査距離は 20 フィート（約 6 m）で 20/20，6/6（いずれも小数視力 1.0）のように表現される．欧米では，主に分数視力（Snellen 方式）が用いられている．分数視力，小数視力，logMAR の関係を表 1[1] に示す．

1.2.6 視力検査の実際

1. 遠見視力の測定方法

　通常は 5 m の距離で，Landolt 環による標準視力検査装置（字づまり視力表）を用いて行う．1.0 の視標が被検者の視線の高さになるように，被検者用のイスの高さなどで調整する．視標の呈示時間は，1964 年の文部省科学研究費総合視力研究班の規定によると，「視標を呈示してから被検者の応答を 3 秒間待つこと，小児ではさらに長い時間待つこと」とされ，上限の規定はない．しかし，疾患がある眼では呈示時間を長くする

Chapter 1 屈折検査と視力検査

と視力が良くなるとの報告[2]もあり，留意が必要である．

上の段から順に視標を点灯させ，被検者に切れ目の方向を答えてもらう．過半数を正答した段の視標を視力値とする．標準視力検査装置の場合，5個の視標のうち3個，準視力検査装置では4個の正答で視力値となる．例えば，標準視力検査装置の0.8の段の5個の視標のうち3個が正答で2個誤答であれば，視力値は0.8となる．5個のうち2個が正答で3個誤答の場合，臨床では視力値にp（partial）をつけ，例えば0.8pと表記することがあるが，論文や公的な書類に視力値を記載する場合にはpは用いず，その手前の視力0.7とする．

（1）0.1 以下の視力の場合

検者が0.1の単独視標を用いて被検者から少しずつ離れ，過半数を正答できた距離を求める．0.1の視標が判別できたときの視標と被検者との距離を求める．x m での視力は0.1×x/5となる．例えば2 m で判別できた視力は0.1×2/5＝0.04となる．

（2）0.01 未満の視力の場合

50 cm まで近づいても0.1の視標が見えない場合には，眼前で検者の指を見せて指数を問う．30 cm の距離で指数を判別できた場合の記載は，30 cm/指数弁，30 cm/n.d.（numerus digitorum），30 cm/c.f.（counting finger），30 cm/F.Z.（Finger Zahl）とする．

（3）指数弁未満の視力の場合

指数が判別できないときは，被検者の眼前で手を動かして動きが判別できるか問う．手を動かす方向は上下，左右とし，ゆっくりと動かす．視野障害がある患者の場合には，残存する視野を確認しながら手を動かす．記載は，手動弁・mm（motus manus），h.m.（hand motion）H.B.（Handbewegung）とする．

（4）手動弁未満の視力の場合

手の動きが判別できない場合は，ペンライトの光を眼前に近づけて光が視認できるか問う．明室で光覚がない場合には，暗室で検査を行う．記載は，光覚，s.l.（sensus luminis），l.s.（light sense），L.S.（Licht Sinn）とし，光を全く感じないときは，光覚（－）視力0とする．

2．測定の留意点

視力検査は，形態覚の閾値を調べるものである．よって，被検者には Landolt 環の切れ目がかろうじて判別できれば，その方向を答えるように説明する．眼を細めてしまうと焦点深度が深くなることで，屈折異常の影響が小さくなり実際の視力に比べ良くでてしまうことがある．検査の前には眼を細めて見ないように説明し，検査中には「眼を細めていないか」，「被検者の頭や身体の位置が前方や後方となって検査距離が変化していないか」，「応答に時間がかかっていないか」など被検者の様子を常に観察しながら測定する．検眼枠は，瞳孔中心に光学中心がくるよう適切な瞳孔間距離の検眼枠を選択し，角膜前面と平行になるように装用させる（図7）．初めて視力を測定する場合には，視力が良いと推測される眼から測定する．

高齢者や認知に問題がある場合には，被検者の認知機能の程度に合わせて，字ひとつ視標を用いるなど検査方法を選択する．検査の留意点を表2に示す．

黄斑部に障害があったり，重度の視野障害があり中心部が見えにくい場合には，顔や視線を動かしてもらう．視標の位置を見つけられない場合には，検者が視認できる位置

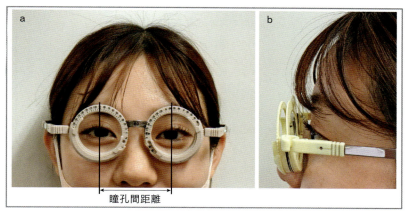

図7　検眼枠の選定および装用方法
a. 瞳孔中心に光学中心がくるよう適切な瞳孔間距離の検眼枠を選択する
b. 角膜前面と平行になるように装用させる

表2　視力検査のポイント

■検査の前に
・測定前には，初診の場合は問診内容・他覚的屈折値・所持眼鏡度数を確認，再診の場合は疾患名，前回の最高視力・自覚的屈折値・他の検査結果などを確認し参考とする
・瞳孔間距離（PD）に合わせて検眼枠を選び，片方を遮閉板で覆って検査する
・検眼レンズと瞳孔中心が合っていることを確認する
・視力や視野が非常に悪い場合には，ガーゼや絆創膏式の遮閉具などを使用して遮閉する
・検査中は眼を細めないようにすること，かろうじて環の切れ目がわかればよいことを説明する

■検査中の注意点
・眼を細めて見ていないか，見えにくそうにしていないか，応答に時間がかかっていないか，低視力の場合には視標を探したりしていないか，被検者の様子を常に観察する
・視標を呈示してから被検者の応答は3秒間待つ．呈示時間に長短があると視力値が変わる場合があるため留意する
・検査が長くなると被検者を疲労させ，結果の精度を低下させてしまうため，個々の被検者に合わせて正確かつ正確に行うよう心掛ける

に字ひとつ視標を呈示し，視線を誘導して測定する．その場合，片眼の遮閉は検眼枠の遮閉板による遮閉ではなく，ガーゼなどでしっかり遮閉し他眼で見えないように注意する．

1.2.7 自覚的屈折検査

　自覚的屈折検査では，レンズ交換法を基本とした屈折矯正を行い，矯正視力と同時に屈折異常値を決定する．最高の矯正視力を知ることで，眼疾患の有無や進行の状態，治療効果，眼鏡処方の判断に使用する．自覚的屈折検査では，視力を視標として自覚的応答を参考に調節休止状態において焦点を網膜上に結像させるために必要なレンズ度数を導くことにより，屈折異常を判定する．他覚的屈折値を参考とした検査の流れを図8に示す．遠視，近視，乱視の屈折異常の詳細についてはChapter 2「屈折異常」を参考にされたい．

1．球面度数の決定
　オートレフラクトメータによる他覚的屈折検査で得られた屈折値や，所持している眼

Chapter 1 屈折検査と視力検査

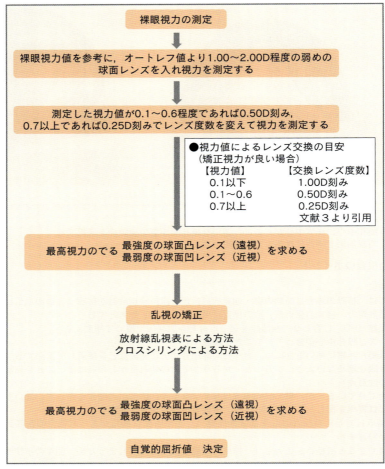

図8 自覚的屈折検査の流れ（他覚的屈折値を参考とする場合）

鏡度数を参考値として，まずは裸眼視力を測定し，弱めの球面度数から視力を測定していく．測定中は最小錯乱円，前焦線，後焦線が網膜のどこにあるのか考えながら測定する．遠視であれば最高視力のでる最強度の球面凸レンズ，近視系であれば最弱度の凹レンズを求める（図9）．凸レンズの交換時には，交換するレンズを検査眼に重ね，装用していたレンズを除去すると調節の影響を受けにくい．

遠視があり調節力が強い場合には，弱い度数から徐々に度数を上げていくよりも，裸眼視力よりも視力が低下するレンズを挿入して雲霧を行いながら徐々に度数を下げていき，調節の介入を防ぐ[3]．遠視で調節力が強い場合の測定の留意点を図10[3]に示す．

検眼枠に2枚以上のレンズを装用させる際には，度が強いレンズを頂点間距離（レンズ後方の頂点から角膜頂点までの距離）12 mmの位置になるように入れる．レンズの矯正効果は，装用距離によって変化する．弱い度数では，この距離による屈折力への影響は少ないが，±4.00 D以上の強い検眼レンズを装用する場合，頂点間距離が12 mmになるように留意が必要である[4]．測定の留意点を表3に示す．

2．乱視の検査方法

最高視力がでる球面度数を得られたうえで，次に乱視の検査を行う．検査には放射線

1.2 視力表と視力検査（遠見・近見）の実際

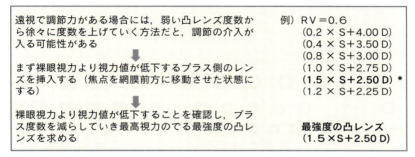

図9　自覚的屈折検査（球面度数）の測定例

図10　遠視で調節力がある場合のコツと注意点
（文献3をもとに作成）

表3　自覚的屈折検査（球面度数）の測定ポイント（表2以外のポイント）

- 測定中は最小錯乱円，前焦線，後焦線が網膜のどこにあるのか考えながら測定する
- 遠視であれば最高視力のでる最強度の凸レンズ度数，近視であれば最弱度の凹レンズ度数を求める
- 凸レンズの交換時には，交換するレンズを検査眼に重ね，装用していたレンズを除去すると調節の影響を受けにくい
- 頂点間距離は12 mmの位置になるようにレンズを入れる
- 検眼枠に2枚のレンズを入れる場合には，度数の強いほうのレンズを頂点間距離12 mmの位置になるように入れる

乱視表を用いる方法とクロスシリンダを用いる方法がある．検査方法の詳細は2.7「乱視（1）　乱視と乱視検査」を参照されたい．

1.2.8 ETDRSチャートを使用した視力検査

1. ETDRSチャートの概要

　logMAR視力を用いた視力表のひとつである．1982年に，糖尿病網膜症の多施設共同研究ETDRS（Early Treatment Diabetic Retinopathy Study）で採用されたことで有名になった．ETDRSチャートは，視標の大きさの縮小率が対数で等間隔となってお

り，低視力者のわずかな視力変化が小数視力表に比べ評価しやすいため，視力をエンドポイントとする臨床研究や治験において使用することが国際標準となっている．

ETDRS チャートの各列は 5 文字に固定され，対数で等間隔となっており，logMAR として 1 段で 0.1 ステップずつ文字の大きさが縮小している．ETDRS チャートの視標はアルファベット，数字，Landolt 環，E 視標などがある（図 11）．

2．測定方法

ETDRS チャートを使用する臨床研究や治験では，視力表，測定手順，検査室の環境などが細かく定められており，そのプロトコルに則り測定する．

通常は，視力が良い場合は 4 m の距離から測定する．最上段の左端から横方向に順番に文字や数字などの視標を読ませ，Landolt 環の場合にはその切れ目の方向を答えてもらう（図 12a）．検者は視標を指すことはせず，1 つの視標を約 1 秒で判読させる．端まで答えてもらったら，次いで下の段に移り，同じように端から順次答えてもらう．結果は読めた段で判断するのでなく，正答した視標の数で判断する．1 段 5 文字で logMAR が 0.1 刻みであるため，1 文字の logMAR 判定は 0.02 となる．例えば，0.9 の列

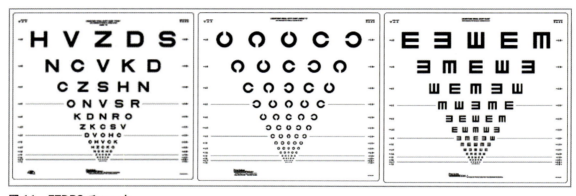

図 11　ETDRS チャート

（テイエムアイ）

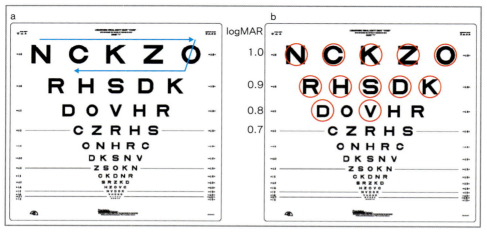

図 12　ETDRS チャートの測定方法と判定例
a．ETDRS チャートの測定方法．最上段の端から横方向に読んでもらう
b．ETDRS チャートの判定例．0.9 の列まで読めて，あと 2 文字読めているので，logMAR 値は 0.9 －（0.02×2）＝ 0.86 となる

まで10文字読めて，次の0.8の段で2文字読めている場合，logMAR値は0.9 − (0.02 × 2) = 0.86 となる（図12b）．

4 m の距離で最上段の5文字の正答が得られず，1 m で検査した場合には，6段目までの可読文字を測定し，4 m での正答数に1 m での正答数を加える[5]．

ETDRS チャートは各段の縮小率が均一であるため，同じ視力表を使用して距離を変えて測定しても換算することができる．同じ視力表を1 m で使用した場合は，4 m の logMAR に 0.6 を加える．1 m で logMAR が + 1.0 のときは，+ 1.0 + 0.6 = + 1.6 になる．

1.2.9 近見視力検査

1．近見視力

近見視力検査は，調節力を働かせるように促して近見での判読し得る視力値（最小可読閾・最小分離閾）を測定することを目的とする．また眼精疲労，VDT（visual display terminals）症候群（IT眼症），調節機能障害などがある場合に，自覚的なスクリーニングの調節検査として近見視力を測定し，調節力を知ることができる[6]．

2．視力表

近見視力表の視標は Landolt 環，ひらがな，カタカナなどがあり，並列視力表と単一視力表がある（図13）．小児や視力が悪い場合には，主に単一視力表を使用する．さまざまな近見視力表があるが，検査表の使い分けは「近見時の精密な視力値を測定するのか」，「近用眼鏡処方のための検査で用いるのか」など，目的によって変える．近用眼鏡処方の検査であれば，ひらがな文字の視標を用いるのもよい．

我が国の多くの近見視力表は，通常30 cm の距離で測定するよう作製されているが，30 cm 以外の距離に合わせた視力表も作製されている（図14）．近年，多焦点眼内レンズを挿入する患者も増えてきており，多焦点眼内レンズの種類によっては 40 cm，

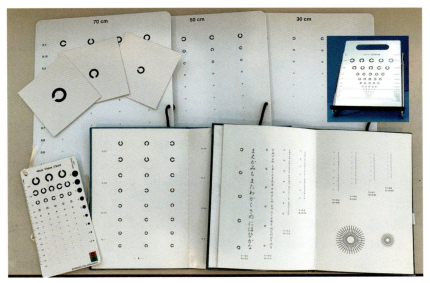

図13　さまざまな近見視力表
小数視力，logMAR，ひらがな視標，字ひとつ視標など

Chapter 1 屈折検査と視力検査

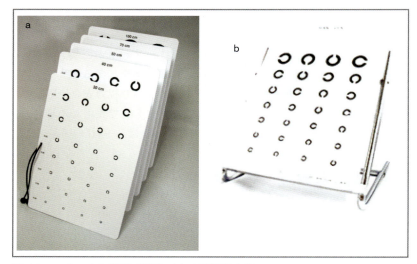

図 14　いろいろな距離で測定できる近見視力表
a. 30 cm 以外に中間距離 40 cm，50 cm，70 cm，1 m 用の視力表がある（テイエムアイ）
b. VDT 作業等の視力検査用 50 cm 用（はんだや）

60 cm，70 cm の中距離での視力を測定する．

3．検査方法
（1）測定前の留意点
　検査室などの測定条件は通常の遠見視力に準ずるが，室内の照明や影などによるコントラスト低下の影響を受けやすいため，留意が必要である．遠見での視力および屈折値の結果や被検者の年齢を把握し，近見視力測定時の矯正に必要な屈折度数の目安をつけ，近見視力値の妥当性を検討する．

　被検者の眼と検査表の距離を正確に 30 cm として測定することが重要である．特に老視や調節障害があると，少しの距離の違いで視力値が変動するため，メジャーを用い正確に距離を定めてから測定する（図 15）．測定する際には視力表を被検者に持ってもらうことがあるが，書見台を用いると正しい距離や位置に固定しやすい（図 15a）．被検者に検査表を持ってもらう場合には，被検者の指が視標に触れないように気をつける．

（2）検査方法
　片眼を遮閉する．0.1 の視標を示し，視認できるかを問う．視認できれば順に小さな視標へと進み，誤答したところで同列の視標を答えてもらい，同じ大きさの視標の列の過半数以上を正答した最小の視標をその視力とする．被検者が最大の調節力を使った状態で，30 cm を明視するのに不足を補う度数を測定する．近見最高視力のでる遠視であれば最弱度の凸レンズ，近視であれば最強度の凹レンズが求めるレンズ度数となる．

　ある症例の近見視力の測定の実際を表 4 に示す．この症例のように遠視性乱視の場合には，最高視力を得る最弱度の凸レンズを求める．

（3）測定の留意点
　検査表の角度は被検者の視線と直交するように保持して，部屋の照明が紙面に反射しないよう，かつ影にならないように注意する．被検者の眼の位置が紙面の中央になるよ

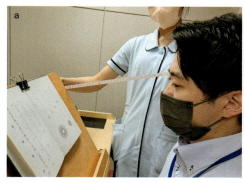 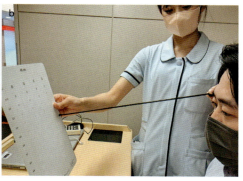

図 15 近見視力の測定の留意点
a. メジャーで 30 cm になるよう距離を測り，検査中はその距離を保つことが重要．書見台を用いると距離や位置を固定しやすい
b. 距離を固定しやすいようにひもが付いている視力表

表 4 近見視力の測定の実際

症例）46 歳の女性
主訴　最近，スマホや資料の文字が読みにくくなってきた
　　　近用眼鏡は持っていない

遠見視力の結果
・RV = 0.8（1.0×S＋1.00 D⊂C−0.50 D Ax180°）
・LV = 0.6（1.0×S＋1.25 D⊂C−0.50 D Ax180°）

近見視力の測定
NRV
　（0.7×S＋1.00 D⊂C−0.50 D Ax180°）　遠見矯正レンズで 30 cm での近見視力測定
　（0.9×S＋1.50 D⊂C−0.50 D Ax180°）　徐々にプラス側に球面レンズを付加していく
＊（1.0×S＋2.00 D⊂C−0.50 D Ax180°）
　（1.0×S＋2.50 D⊂C−0.50 D Ax180°）
NLV
　（0.6×S＋1.25 D⊂C−0.5 D Ax180°）　遠見矯正レンズで 30 cm での近見視力測定
　（0.8×S＋1.75 D⊂C−0.5 D Ax180°）　徐々にプラス側に球面レンズを付加していく
＊（1.0×S＋2.25 D⊂C−0.5 D Ax180°）
　（1.0×S＋2.75 D⊂C−0.5 D Ax180°）

〈症例　近見視力の結果〉
NRV（1.0×S＋2.00 D⊂C−0.75 D Ax180°）
NLV（1.0×S＋2.25 D⊂C−0.75 D Ax180°）

・症例は遠視性乱視のため最高視力を得る最弱度の凸レンズ度数を近見視力値とする．

うに検査表を置き，距離が一定になるように保持する．近見視力を測定する場合には，老視や調節障害がある被検者でも，努力して調節力を働かせるように促して測定する．
　30 cm の距離で視標がわからない場合は，検査距離を近づけて測定する．その場合には視標が読めた距離も記載する（例えば，0.1 の近見用視標が 15 cm の距離で見えた場合には，0.1/15 cm と記載）．この場合の視力は 30 cm での近見視力ではなく，近くでものを読むときにどの程度の大きさの文字が読めるかどうかの，目安としての視力である．正常であれば，遠見矯正視力値と同様な近見矯正視力値を得られることが多い．
　また眼鏡処方検査の近見視力検査の場合には，30 cm 以外にも被検者が希望する視距

Chapter 1 屈折検査と視力検査

離に合わせて視力を測定する.

1.2.10 両眼開放での視力検査

潜伏眼振がある場合,片眼を遮閉すると眼振がおこるため片眼視力は低下し,両眼開放視力は良好となる.また,斜位近視の場合には,正位とするために強い輻湊と調節が働くため,単眼での視力は良好であっても両眼での視力は低下する.

必要に応じて,両眼を開放した状態での視力を測定する.眼鏡処方検査の際に両眼での見え方を知りたい場合や,自動車運転免許の更新時には片眼視力のほか両眼での視力を測定する.

測定は単眼ずつ,他覚的屈折検査結果をもとにした自覚的屈折検査後に,両眼を開放した視力を測定する.両眼を開放して偏光レンズ眼鏡を装用し,片眼だけ見える状態での視力測定方法もある.

(南雲　幹)

文献

1)所　敬. 第2章　視力検査. 屈折異常とその矯正（改訂第7版）. 金原出版；2021. pp.39-53.
2)川畑智香ほか. 視力測定における視標の提示時間について. 日本視能訓練士協会誌 1999；27：235-40.
3)大牟禮和代. 自覚的屈折検査. 所　敬（監修）. 理解を深めよう視力検査屈折検査. 金原出版；2009. pp.47-8.
4)和田直子. Ⅲ 視力検査の実際　A 遠見の自覚的屈折検査. 日本視能訓練士協会（監修）. 視能学エキスパート　視能検査学（第2版）. 医学書院；2023. pp.59-62.
5)仲村永江. Ⅲ 視力検査の実際　F ETDRS チャート. 日本視能訓練士協会（監修）. 視能検査学（第2版）. 医学書院；2023. pp.74-6.
6)南雲　幹. 近見視力検査. 根木　昭（監修）. 眼科検査ガイド（第3版）. 文光堂；2022. pp.11-4.

1.3 小児の視力検査（1）　総論

　小児の視力は，黄斑部中心窩における形態的発達とともに，視覚の感受性期間のうちに適切な視環境のもとで視覚刺激を受け，中枢での神経回路が形成され機能することで完成する．視力検査により視力が正常に発達しているかを評価するが，認知発達や言語発達の成長過程にある小児の場合，検査への協力や自覚的な応答を得るには困難なことも多い．年齢や発達状況，理解度に応じた視力検査を実施するには，標準的な小児の発育（表1）[1,2]についても理解しておくと，適切な検査方法の選択に有用である．本節では，小児の視力検査を進める際の基本的知識や注意点について概説する．

1.3.1 小児の視力発達

　正常な視力の発達は出生後から始まり，1歳半頃をピークに3歳頃まで著しく進行する．その後の発達は緩徐になり，8歳の終わり頃まで続く．自覚的な応答に基づく検査が困難な乳幼児では，他覚的な視力検査法により視力発達が報告されてきた．主なものには，視運動性眼振（optokinetic nystagmus：OKN）による方法，視覚誘発電位（vi-

表1　乳幼児期の発達の過程

年齢（月齢）	運動	発語・言語理解	視覚に関連する行動
1か月	仰臥位で左右に首の向きを時々変える 手に触れた物を掴む	大きな音に反応する	顔を注視する 共鳴動作
3か月	頬に触れた物を取ろうと手を動かす	泣かずに声をだす	動くものを追視する
4か月	首がすわる	声をだして笑う	自分の手を注視する
5か月	寝返りをする ガラガラをふる	人に向かって声をだす	手をだして物を掴む
8か月	物を一方の手から他方に持ち替える ひとりで座って遊ぶ	マ，バ，パなどの音声がでる	親指と人差し指で掴もうとする
10か月	掴まって立ち上がる バイバイをする	さかんにおしゃべりする（喃語）	物を取って落とす 凹凸を指でさわる
1歳	座った位置から立ち上がる 2～3歩歩く	言葉を1～2語，正しくまねる 2語言える	遠くの物を指で差す なぐり書きをする
1歳6か月	走る	絵本を見て1つのものの名前を言う	コップからコップへ水をうつす
2歳	ボールを前にける 両足でぴょんぴょんとぶ	2語文を話す	穴をのぞく 積み木を横に並べる
2歳6か月	足を交互にだして階段を上がる	自分の姓名を言う 大きい，小さいがわかる	まねて直線を引く
3歳	片足で2～3秒立つ	2語文の復唱ができる 長い，短いがわかる	赤，青，黄，緑がわかる 顔らしいものを書く
4歳	片足で数歩とぶ	物の用途を問う質問に正答する	十字を書く 紙を直線にそって切る
5歳	ブランコに立ち乗りしてこぐ スキップできる	数の概念がわかる（5まで） 左右がわかる	はずむボールを掴む ひらがなが読める

（文献1，2をもとに作成）

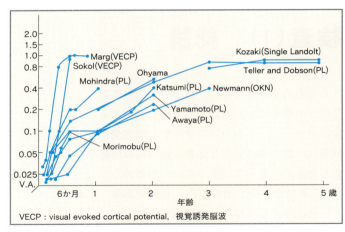

図1　各種検査法による小児の視力発達
粟屋は，検査法により多少の不一致はあるものの，これらを総括して，生後1か月で0.03，3か月で0.1，6か月で0.2，1歳で0.3～0.4，3歳でほぼ1.0となると述べている[3]

表2　小児の視力発達

年齢	視力
1か月	光覚弁
3か月	0.05
1歳	0.2～0.3
2歳	0.6
3歳	1.0以上（67.0 %）
4歳	1.0以上（75.9 %）
5歳	1.0以上（86.1 %）
6歳	1.0～1.2

sual evoked potential：VEP）による方法，選択視（preferential looking：PL）法などがあげられる．それぞれに正常視力の発達が示されているが，検査原理や方法が異なるため得られる視力値には差異があり，単純に相互比較しないよう注意する（**図1**）．

湖崎らは，ランドルト環字ひとつ視標を用いた3～5歳の視力検査の結果，1.0以上の視力になるのは，3歳児で67.0 %，4歳児で75.9 %，5歳児で86.1 %に認められたと述べている[4]．また神田らは，正常3～4歳児の平均視力の推移を報告し[5]，その結果から，幼児期後期においては月齢による差が大きいことがわかる．以上より，各検査方法で視力値に変動はあるが，一般的に出生直後には光覚弁だったものが，生後3か月で視力0.05，1歳では0.2～0.3，2歳では0.6，3歳で1.0程度に到達するとされており[6]，これらをまとめると**表2**のようになる．

1.3.2 視力検査の目的と方法

小児の視力検査では，年齢や発達に相当する視力に達しているか，また弱視治療中であれば奏効しているか，あるいは小学校入学以降なら，黒板の文字が不自由なく見えるかどうか，種々の観点から視力を評価する必要がある．

ただし検査の実施については，視力獲得の重要な時期であるにもかかわらず，幼少であるほど意思表示が明確でないといった難しさがある．小児の発達段階や性格に合わせた検査方法の選択と，検査環境の調整が重要である．**表3**に，主な視力検査法を年齢別に示した．検査に対してどのように反応するかを観察し，飽きさせずに柔軟に取り組む必要がある．

■1歳未満

1．対光反射，瞬目反射

在胎30週からみられる対光反射は，未熟児や新生児を対象に検査する．瞬目反射は，音を立てないようにして，目の前に指や手のひらを急に近づけたときに，瞬きや目

表 3　小児の視力検査法

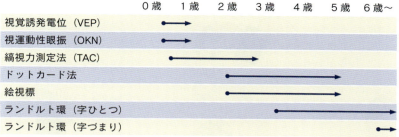

TAC：teller acuity cards
年齢は目安である．必ずしも表の順にそって行う必要はなく，児の発達や理解度，結果の再現性を考慮して実施するとよい

を閉じる反応があるか観察する方法である．睫毛に触れるくらい近づいても反応がない場合，その目は視力に問題の生じている可能性が高いと推察される．

2．固視，追視，嫌悪反射

固視は，新生児では単眼固視のみがみられ，生後 1 か月半から両眼固視を行うようになる．追視は生後 3 か月頃から可能となる．近見に興味を引く固視目標を置いて，固視・追視の状態をまずは両眼で，次に片眼ずつ遮閉して良好かつ持続できるかどうか観察して，視力差の程度を判定する．またペンライトなどを用いて正面から光を目に当てて，角膜反射が瞳孔中央にあるか，光視標を探すような様子はないか，左右眼に同程度の縮瞳がみられるかなども確認する．

片眼の視力が不良な場合，視力が良いほうの目を手や遮閉具で隠すと非常に嫌がったり，手を払いのけようとしたりする嫌悪反射がみられる（図 2）．反対に，視力不良の疑われる目を遮閉しても同様の行動はみられず，この反応の違いを観察して大まかな視力の左右差を判断できる．

3．OKN（視運動性眼振）法

視運動性眼振の発現を利用した方法である．表面に白黒の縞模様が描かれた回転ドラムを乳幼児の眼前で動かし，反射的な眼球運動として眼振が生じるかを観察する．縞模様が見えているときは縞を目で追うためドラムの回転方向に一致する緩徐相と，回転方向と逆方向に急速相となる眼振が出現する．縞模様が見えなくなると眼振は消失するので，このときの縞の幅と検査距離から視角を求めて視力を推定する．黄斑部が発育していない中心窩外でも反応が得られるため生後 1 か月半から評価できるが，実際には測定条件の一定化が難しい．

4．VEP（視覚誘発電位）法

視覚誘発電位を用いて，刺激に対する後頭葉視中枢の反応から異常を見分ける方法である．後頭部正中に電極を付け，光刺激や白黒のチェッカーボード反転刺激で後頭葉第一次視覚野を刺激する．臨床的にはこのときに誘発される脳波の波形をみて，振幅と頂点潜時から視力を推定する．PL 法から得られる視力が，注意力や眼球運動にも少なからず影響されるのに対し，この視力値は，純粋に大脳皮質での視反応を捉えるため，生後 6 か月で視力 1.0 のレベルに到達する．

5．PL（選択視）法

無地の視標よりも縞模様のある視標を好んで注視するという，選好性行動を応用した

Chapter 1 屈折検査と視力検査

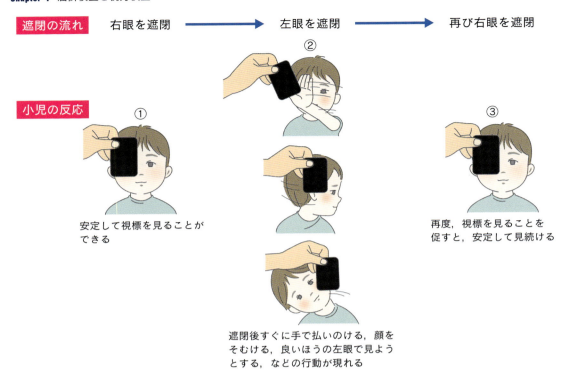

図2　嫌悪反射の例（右眼の視力不良が疑われる場合）
遮閉そのものを嫌がる場合も想定されることから，最初は視力不良の疑われる目に目安をつけて遮閉する．次に他眼を遮閉し，その後再び視力不良の疑われる目を遮閉して観察を行い，再現性を確認する

視力検査法である．平均輝度が等しくなるように設定された無地視標と縞視標を乳幼児の前に呈示し，どちらを見るか観察することで視力を測定する．生後2か月から測定できるが，意識的固視が可能となる生後3～4か月以降が正確である．生後6～8か月まではforced choice PL法（視標を呈示する検者と，乳幼児の反応を判定する観察者の2名で実施する），それ以降は注意が次第に散漫となるためoperant PL法（乳幼児が縞模様を正しく見ると，音楽が流れたりおもちゃがでたりする報酬が与えられる）が有用である[7]．

6．縞視力測定法

縞視標カード（grating acuity cards）を用いた方法は，PL法と同様の原理を利用した簡便なTeller Acuity Cards II®（TAC II，図3）が代表的である．視力の左右差を検出することが重要であり，1オクターブ（13.0 cycles/cmと26.0 cycles/cmのように，周波数比が1：2となること）以上の差で有意となる．

生後6か月以上であれば，保護者のひざの上に座らせて，注意を前方に向けてから乳幼児の前にカードを呈示する．各カードは，見せるときに縞模様の位置が右や左と決まらないよう視標の位置をそろえず準備し，縞模様の粗いものから細かいものへ順に見せる．検者はカードの中心直径約4 mmの観察孔から，乳幼児の視線や顔の向き，指差し，言葉による反応を見て，視標を見ることができたかどうかを判断する（図4）．

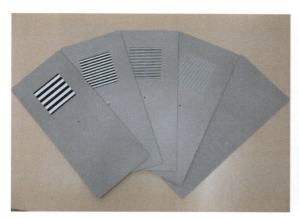
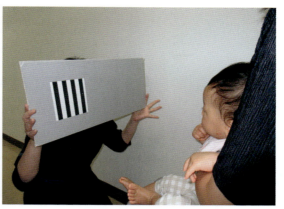

図3 Teller Acuity Cards Ⅱ®（TACⅡ）
フルセットは25.5×55.5 cmの長方形のカードが16枚あり，うち14枚にはカードの片面を中心とした12.5×12.5 cmの正方形に白黒の縞模様がある．これら視標の縞の幅の範囲は，26.0 cycles/cmから0.32 cycles/cmまでの14種類ある．15枚目のカード（ロービジョンカード）は，25.5×23 cm・0.23 cycles/cmの視標で，16枚目のカードは，視標のない灰色一色（ブランク）である

図4 Teller Acuity CardsⅡ®による視力検査
検査距離は，生後6か月以内の乳児では38 cm，7か月から3歳までは55 cm，3歳以上では84 cmが推奨されており，距離と視標の大きさにより視力を決定する

■ 1歳から2歳

1. ドットカード法（森実式ドットカード，図5）

視距離30 cmにおける近見視力を評価する．8枚のうち7枚のカードに描かれた目（ドット）の大きさや位置に対する視角の逆数から，ドット視力（0.05，0.1，0.2，0.4，0.6，0.8，1.0）が求められる．残りの1枚は目のないカードで，応答の信頼性を高めるため適宜呈示しながら，目の大きなものから小さなものへと順に変えて検査を進める．あるいは，目のあるカードと目のないカードを並べて，どちらのウサギに目があるかを選択させる．いずれも答えることのできた最小カードの値をもって視力とする．

2. 絵視力検査

魚，船，花，車，飛行機などの絵を呈示し，視力を評価する．検査距離5 mであるが，検査距離を変えて行い，視力に換算して評価することも可能である．絵の名前を答えてもらうが，その児なりの言い方でかまわない．口答ができなければ，手もとに絵視標が印刷してある用紙等を準備し，同じものを指差しする「絵合わせ」で回答してもらう．ただし，発達や生活環境による個人差が大きいことに注意が必要である．

■ 3歳から5歳

3歳頃からランドルト環（字ひとつ視力表）を用いた視力検査が可能となる．上下左右4方向のうち，3方向以上の正答をもって視力値とする．切れ目を方向として示すことが難しければ，ランドルト環の模型を使って同じ向きになるよう回して回答してもらう（図6）．3歳前半は言語などのコミュニケーション能力に個人差が大きいため，口答ができる場合でも指差しを併用するなど，応答の信頼性を担保するための工夫が求められる．

Chapter 1 屈折検査と視力検査

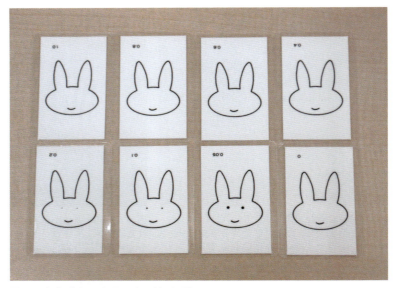

図5　森実式ドットカード（うさぎ）
字ひとつ視力表で測定が困難な場合に使用する．2～3歳で0.6以上，4～5歳で0.8以上が標準的な視力である

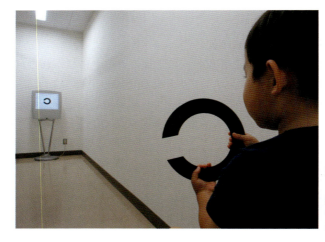

図6　ランドルト環（字ひとつ視力表）による視力検査
指差しや口頭による回答が難しい年齢では，ランドルトハンドルを用いて検査する

1.3.3 神経発達症児の視力検査

　神経発達症群には，知的発達症，発達性発話または言語症群，自閉スペクトラム症（autism spectrum disorder：ASD），発達性学習症，注意欠如多動症（attention deficit hyperactivity disorder：ADHD）などが含まれる．眼科に来た時点では診断が確定していない場合もあるが，できる限り正確な視力値を得るには，その特性をよく理解し，発達の程度に応じて検査を行わなければならない．
　例えば，ASDでは，検査について口頭の説明だけでは理解が難しい場合がある．これから実施する検査を順番通りに書いた絵カードなどの視覚的手段を使用して説明を行うと，検査の見通しや終わりをイメージしやすく効果的とされる．また，あいまいな表現や「～はだめ」のような否定的な言葉は伝わりにくいため，「やること」を具体的な

短い言葉で簡潔に伝えると協力を得やすい.

ADHD では，始めは検査に乗り気でも途中で飽きたり，周りが気になって集中できなくなり，検査が中断してしまうこともある. 注意がそれないように掲示物を最小限に減らすなど，検査室は落ち着いた環境となるよう工夫する.

川村らによると，「精神発達遅滞児の両眼視力値は，実年齢でみると正常値よりも低値であるが，発達年齢を考慮すると正常域に分布する」，さらに視力発達についても「発達年齢の増加に伴い，正常視力の分布内で上昇傾向を示す例がほとんどであった」と報告している[8,9]. これらは臨床での視力評価において，その児の発達年齢を十分に考慮する必要性を示唆している. また，持続的なコミュニケーションの難しい神経発達症児では，年齢相応の視力値に強くこだわらず，視力値の向上や視反応が良くなってきているかどうかを丁寧に観察することも重要である[10].

1.3.4 小児の視力の特徴

1. 読み分け困難

多数の視標が並列する字づまり視力表による視力検査では，字ひとつ視力表による測定結果より低い値を示す. この現象を「読み分け困難（separation difficulty）」または「こみあい現象（crowding phenomenon）」と呼ぶ. ランドルト環字づまり視力表を用いた平均視力は，3 歳では 0.63，4 歳で 0.85，5 歳で 1.13 となり，年齢が低いほど字ひとつ視力と字づまり視力の差が大きく，8 歳までは有意に差があったと報告されている[11]. 読み分け困難は，かつては弱視に特有と考えられたが，むしろ幼年型視力の特徴であり，視覚中枢の発達の未熟性が要因と考えられている.

2. 遠見視力と近見視力

小児では，遠見より近見視力検査のほうが集中しやすく，早期から良好な視力値を示すことから，近見視力で視機能を評価することもある. ランドルト環視標による視力測定において，5 歳までは近見視力のほうが良好であり，小児の形態知覚の発達過程が近くから遠くへと生活環境の拡大に対応することを根拠に，近見視力のほうが遠見視力よりも先行して完成すると考察されている[12]. 遠見視力が不良でも，近見視力が良好で左右差がなければ，成長に伴い遠見視力の改善が期待できる.

1.3.5 視力不良の場合

小児の注意集中力には限界があり，その日の体調や機嫌，検査環境によって視力値が変動する. そのため，検査中の様子や気づきなどカルテに記載があれば参考になる. しかし，視力検査ができたにもかかわらず，年齢に相当する視力がでていない場合，以下の点に注意が必要である.

1. 器質的疾患，屈折異常，弱視

器質的疾患を見逃さないためには散瞳下眼底検査が，屈折異常や弱視，斜視の疑われる場合には調節麻痺薬を使用した屈折検査が不可欠である. 通常の眼科診療で行う細隙灯顕微鏡検査や瞳孔反応，眼位・眼球運動検査も実施する. 個人差はあるものの，機嫌が良ければ 3 歳頃から，光干渉断層計（OCT）検査や眼底自発蛍光検査も可能となる.

Chapter 1 屈折検査と視力検査

TOPICS

子どもの権利擁護

「こども基本法」は，日本国憲法と児童の権利に関する条約の趣旨に基づき，全ての子どもが生活環境等にかかわらず，自分らしく幸福な生活を送ることのできる社会の実現を目的として，2023年4月に施行（2022年6月公布）された．

この法の基本理念である，子どもの意見を表明する機会を確保し，また最善の利益を考慮することは，子どもの権利擁護について，医療現場においても共有されるべき見地である．

従来，子どもへの医療介入は，治療を受ける本人の意思決定ではなく，保護者からインフォー

ムドコンセント（同意）を得るというプロセスで行われてきた．しかし近年では，子ども自身の置かれた状況について年齢や理解力に応じた説明により，インフォームドアセント（賛意）を得ることが望ましいとされている．子どもが成長と発達の途上にあるのは事実だが，それを「未熟さ・脆弱さ」として捉え，人権を脅かす要素として扱ってはならない．

当事者である子どもの意見を尊重することは，医療に対する子どもの信頼を守り，自身の置かれた状況を知る権利を保障するために不可欠と言える．

視神経疾患や頭蓋内疾患を疑うときは，MRIやCTで頭蓋内精査することもある．必要に応じて網膜電図等の電気生理学的検査も行うとよい．

2. 心因性視覚障害

心因性視覚障害は，視力の低下を説明するに足る器質的病変を認めず，視力低下の原因として精神的心理的要因を考慮せざるを得ない症候群と定義される[13]．心理的なストレスによって視力低下のほか視野障害，色覚異常，変視症などさまざまな視機能障害を呈する，眼心身症の1つである．小学校の中高学年に好発し，女子が男子の3〜4倍を占め，初診時の裸眼視力は0.1〜0.5であることが多い[14]．

学校健診の視力検査で異常を指摘されて来院するが，視力値に比べて，本人は日常生活で見えにくさに困っていないことも多い．視力検査では，レンズ打消し法を用いたり，検査距離を変えて測定したりして，良好な視力が得られるか確認する．視力良好であれば，ほぼ心因性視覚障害と診断できるが，経過観察中に徐々に視力が低下するケースや，いったん改善した後に再発するケースもある．視覚障害が長引く場合は，精神科や心療内科などの専門家への紹介を検討する．

1.3.6 おわりに

小児の視力は，3歳の終わり頃には1.0に達する．視力発達には感受性期間が存在するため，視力検査においては，できる限り正確な結果を得たいところである．しかし乳幼児の視力は，少なからず検査時の環境，児の興味や状態，検者の慣れといった要素に影響される．児が検査に拒絶的なときは無理強いせず，視力検査を繰り返し行うことが

大切である．視力値が正常かどうかは，小児視力の特性や発達の個人差が大きい点に留意したうえで，総合的な判断が求められる．

（直江幸美，四宮加容）

文献

1）遠城寺宗徳ほか．検査問題．遠城寺式 乳幼児分析的発達検査法（九州大学小児科改訂新装版）．慶應義塾大学出版会；2009．pp.11-52.
2）仁科幸子．検査一般．樋田哲夫ほか（編）．眼科プラクティス 20 小児眼科診療．文光堂；2008．pp.28-33.
3）粟屋　忍．乳幼児の視力発達と弱視．眼科臨床医報 1985；79：1821-6.
4）湖崎　克ほか．幼稚園児の視力について．臨床眼科 1966；20：661-6.
5）神田孝子ほか．保育園における3〜4歳児の視力検査．眼科臨床医報 1993；87：288-95.
6）遠藤高生ほか．屈折と視力．東　範行（編）．小児眼科学．三輪書店；2015．pp.17-21.
7）荒木俊介ほか．視力検査．三木淳司ほか（編）．小児の弱視と視機能発達．三輪書店；2020．pp.172-84.
8）川村洋行ほか．精神発達遅滞児の視力と発達年齢．臨床眼科 1997；51：255-8.
9）川村洋行ほか．精神発達遅滞児の発達年齢と視力の発達．眼科臨床医報 1998；92：973-6.
10）三原美晴．弱視・斜視のフォロー．臨床眼科 2023；77：1433-8.
11）菅原美雪ほか．幼児視力の読み分け困難からみた弱視の感受性期間の検討．日本眼科紀要 1984；35：1257-62.
12）北尾治祐．小児における遠近深径覚の発育．日本眼科学会雑誌 1959；63：1646-59.
13）鈴木高遠．心因性視力低下―発症の傾向，背景と教訓―．日本の眼科．1990；61：925-35.
14）四宮加容．心身症，心因性視覚障害．日本小児眼科学会（編）．子どもを診る医師・メディカルスタッフのためのやさしい小児の眼科．診断と治療社；2023．pp.148-51.

Chapter 1 屈折検査と視力検査

1.4 小児の視力検査（2）　検影法

　小児眼科診療において，視力検査や屈折検査は困難を伴う．乳幼児は自身の見え方を表現することが難しく，検査協力が得られない．こうした背景から，他覚的検査が重要となる．

　検影法（retinoscopy, skiascopy）は，眼底からの反射光の振る舞いを観察し，眼の屈折状態を定性的および定量的に評価する他覚的屈折検査である．歴史的には，暗室灯を光源とした鏡面検影器が使用されていたが，現在では光源を内蔵した検影器が主流となった．スリット状の検査光を開散・平行・収束（長収束・短収束（後述））に変更可能な線状検影器（streak-retinoscope）は，広く普及している．ほかにも円状の開散光のみを投射する点状検影器（spot-retinoscope）もある．本節では，線状検影法について詳述することとする．

　検影法による他覚的屈折検査は，照射する光線束（開散・平行・収束）を操作して屈折値を検査する推定法と，レンズを前置して屈折値を測定する中和法がある．推定法は，十分な検査協力が得られない乳幼児や発達障害児に有用である．一方，中和法は高い検査精度を持ち，他覚的屈折検査のゴールドスタンダードとなっている．

　検影法は他覚的屈折検査だけでなく，眼鏡やコンタクトレンズの度数評価，調節機能の評価，反射光像の観察を通じて中間透光体や眼底の異常検出，さらに両眼を比較して不同視や斜視の検出など，さまざまな検査が可能である．多様な検査条件のもとで，検者の観察に基づく正確な屈折異常の評価や眼疾患の早期発見に寄与する．医療機器の進歩と自動化が進む現代においても，検影法は小児眼科診療に欠かせない検査のひとつである．

1.4.1 検影法の原理

　検影法は，光を眼内へ照射し，その反射を観察することで屈折異常を検査する．その光学系は，照明系と観察系から構成される．

　照明系では，検影器から照射される光線束から屈折度を検査できる．被検眼の遠点と検査光の焦点が一致すると，検影器光源の電球フィラメントの像が網膜上に観察できる．これに要した光線束から屈折度を推定することが可能である．

　観察系では，眼底からの反射光が作る光像から，焦点（網膜共役点）を測定する．照明系の検査光が開散，平行，長収束の場合，焦点よりも前方では検影器の動き（スキャニング）と光像の動きが一致する「同行（with movement）」が観察され，焦点よりも後方では，スキャニングと光像の動きが反対の「逆行（against movement）」となる．検査光が短収束の場合は，これらの動きが逆転する．なお，焦点位置では検査光の種類にかかわらず，光像の動きがない「中和（neutral）」となる．

1.4.2 検影法の実践

■推定法

中和が確認できる検査距離の測定や，瞳孔内に結像されたフィラメント像の状態，さらにはそのときのスリーブ位置から屈折度を推定する方法である[1]．推定法は，前置レンズを使用せずに屈折度を評価できるため，スクリーニング検査として有用である[2]．

文献 2
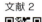

1. 移動法

中和が観察される距離を測定する方法である．特に−2.0 D以上の近視に有用である．検査距離50 cmで開散光を用いて逆行がみられた場合，スキャニングを行いながら被検眼に近づき，中和する検査距離を求める．このとき，検査距離の逆数がそのまま屈折値に相当する．

2. フィラメント結像法[3]

検査距離50 cmで，収束光を用いて屈折異常を推定する方法である．フィラメント像が最も細くなるときの検査光線束から屈折度を推定する．検影器のスリーブを上下に動かし，シャープなフィラメント像が結像できれば，±4〜5 D以上の屈折異常と推定される．太いフィラメント像や結像しない場合には，屈折異常が軽度と判定できる（図1）．遠視は長収束（検査光の焦点が眼後方），近視では短収束（検査光の焦点が眼前方）側で結像する．収束光の焦点が50 cmになる検影器のスリーブ位置に印を付けておくと，短収束か長収束かの判断が容易になる（図2）．

■中和法

中和法（図3）は静的検影法の代表的な検査法で，被検眼にレンズを前置して中和を測定する方法である．通常の屋内照明下でも実施でき，検査距離は50 cm，開散光を使用する．視線を遮らないように配慮しながら，2〜3 mほど離れた位置を注視させる．前置レンズには，検影法専用の板付きレンズがある．固視や体動が安定しない場合は，検眼レンズのほうが小回りがきき，レンズ径も大きく扱いやすい（図3a）．

検査手順は，まずレンズのない状態でスキャニングを行う．暗い同行や逆行を認めた

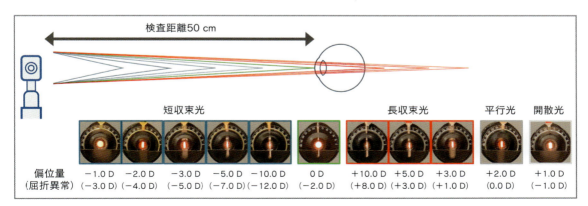

図1 フィラメント結像法
模型眼を用いて，屈折異常によるフィラメント像の見え方の変化を示した

Chapter 1 屈折検査と視力検査

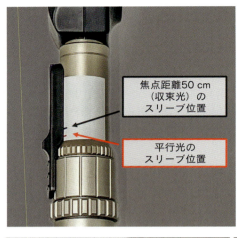

図2 検査光線束とスリーブ位置
赤線は平行光，黒線は収束光の焦点が50 cmとなるスリーブの下端位置を記している

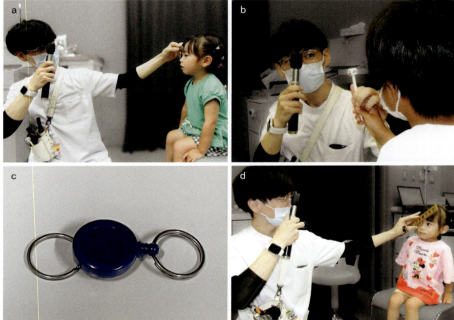

図3 中和法による検査の様子と工夫
a．静的検影法（中和法） b．動的検影法（後述） c．伸ばしきると検査距離が50 cmになるように自作したリールストラップ d．リールストラップを使用した検査の様子

場合，明るい同行が観察されるレンズを±3〜5Dステップで検索する．レンズが決定したら，1.0Dステップでプラス側へ度数を変えていき，光像の動きが逆行したら0.5Dステップで中和となるレンズ度数を測定する．主径線は光像の動く方向とその直角方向の2径線があり，中和に要するレンズ度数を各々求める．検査結果は，測定度数へ検査距離の補正（検査距離50 cmなら−2.0Dを加える）をして，屈折値を算出する．

1．光像の特徴

観察される瞳孔内の光像は，被検眼の焦点とスキャニングの位置によって振る舞いが変化する（図4）．特に乳幼児や小児へ検影法を行う場合は，光像を洞察しながら，効

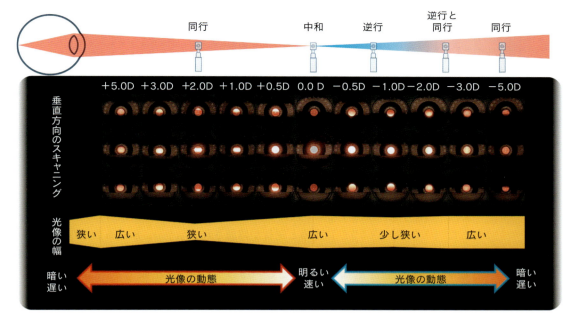

図4 模型眼を用いた光像の変化
焦点とスキャニング位置による光像の幅や明るさ，動きの様子

率的な検査が求められる．
（1）中和付近の特徴
　中和付近の光像は，拡大されている（図4）．したがって，光像の幅は広く，輝度は増し，スキャニングに伴う動きは素早くなる．同行，逆行の判断は瞳孔内への影の入り方に注目する．光が瞳孔全体に広がり，瞳孔中心を影が横断せず，スキャニングに伴う光像の動きが確認できなくなった場合，中和したと判定する．
（2）同行の特徴
　中和から離れると輝度は低下し，線状の光像は次第に細くなる（図4）．ただし中和から約+2.0 D までは，明るくしっかりとした線状が観察される．
（3）逆行の特徴
　逆行は瞳孔内に入りこむ影に注目する．中和から遠ざかると輝度が低下し，逆行と同行が混在する（図4）．より強度になると逆行は観察されず，同行のみとなる．
2．ハサミ運動（scissoring reflex）
　円錐角膜などの不正乱視があると，ハサミ運動が観察される．瞳孔領の局所的な近視化や遠視化により生じる[4]．
3．検査の工夫とポイント
　乳幼児の検査では，音が鳴るおもちゃや光るおもちゃ，スマートフォンやタブレットで動画を見せると，興味を引きやすくなる．また，家族に抱っこされていたり，膝に座った状態だと落ち着いて検査できることがある．検査光は必要最低限の明るさで行い，検査距離を50 cmに固定するためにひもなどを使用すれば，体動や固視が不安定であっても追いかけながら検査できる（図3c, d）．測定は，視軸でのスキャニングと瞳孔の中心での中和を求める．

文献4

1.4.3 症例

4歳男児．屈折異常弱視が疑われ，紹介受診した．初診時の視力は右眼0.4（0.5×S＋2.5 D），左眼0.4（0.4×S＋3.0 D）であった．遠視精査のためアトロピン点眼による調節麻痺下屈折検査を施行した．右眼の検査所見を図5に示す．

まず前置レンズのない状態でスキャニングを行ったところ，暗い光像が同行するのが観察された（図5a）．スリーブを調整し，シャープなフィラメント像が長収束光で観察されたことから，中等度以上の屈折異常であると推定された（図5b）．

中和法では，板付きレンズのS＋4.0 Dから水平方向でスキャニングを開始した．S＋4.0 Dでは明るい線状の光像が同行し（図5c），S＋5.0 Dでは幅広い光像が素早く同行した（図5d）．S＋6.0 Dにすると逆行が確認され（図5e），S＋5.5 Dで中和となった（図5f）．なお垂直方向は，S＋5.0 Dで中和した．検査距離50 cmで補正を行った結果，右眼の他覚的屈折値はS＋3.5 D⊃C−0.5 D Ax180°，左眼も同様に検査し，S＋4.0 D⊃C−1.0 D Ax180°であった．

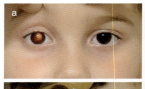 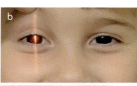

図5 症例 4歳男児
a．前置レンズなしでは，ぼんやりとした光像が同行した
b．長収束光で細いフィラメント像が観察された c．S＋4.0 Dで明るい線状の光像が同行した d．S＋5.0 Dで幅の広い光像が同行した e．S＋6.0 Dで逆行した f．S＋5.5 Dで中和した

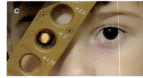 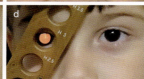 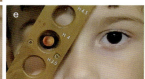 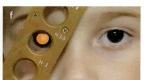

1.4.4 検影法の臨床応用

1．オーバーレチノスコピー（retinoscopy over glasses）[5]

眼鏡やコンタクトレンズなどの装用レンズの上から行う検影法である．自覚的な検査が十分に行えない場合でも，他覚的に装用眼鏡が適切かどうか評価できる．眼鏡装用下で＋2.0 Dのレンズを前置し，検査距離50 cmでスキャニングを行う（図6）．適切な遠見矯正であれば中和，または明るく素早い逆行を認める．もし同行が見られた場合は，遠視の低矯正か近視の過矯正である．

2．動的検影法（dynamic retinoscopy）[6]

他覚的な調節検査である．弱視眼やダウン症，また眼疾患により調節不全を認めることがある[7,8]．まず固視標を任意の距離（約30 cm）に置き，視標を明視させる．視標よりも後方（約50 cm）からスキャニングを始める（図3b）．逆行が観察された場合は，中和するまでスキャニングしながら視標へ近づいていく．同行が見られれば視標から離れる，または視標を近づけて中和する距離を測定する．検査は片眼ずつ行い，視標の距

文献8

1.4 小児の視力検査(2) 検影法

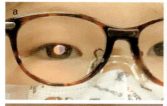
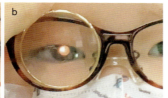
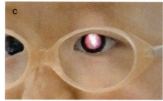
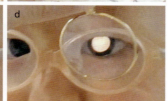

図6 オーバーレチノスコピー
a, b. 4歳男児 右不同視弱視．遠方視で同行した（a）．眼鏡の上からS＋2.0Dを当て，スキャニングすると中和した（b）
c, d. 1歳男児 部分調節性内斜視．調節麻痺薬点眼後，装用眼鏡で同行を認めた（c）．S＋2.0Dを加えると中和したため（d），遠視低矯正ではないと判定した

離と検者の距離の差が調節誤差（調節ラグ）となる．

3. ラジカルレチノスコピー（radical retinoscopy）[9, 10]

通常の検査距離よりも近い距離（約20 cm）で行う検影法である．角膜混濁や白内障，瞳孔の異常（コロボーマや瞳孔膜遺残など）によって反射光が弱い場合や，観察領域（瞳孔）が狭い場合に有用である．

文献10

4. レッドリフレックステスト（red reflex test）[11]，ブルックナーテスト（Brückner test）[12]

検影器を使用して徹照像を観察することで，レッドリフレックステストやブルックナーテストを実施することができる．レッドリフレックステストは，検影法と同様に，検査距離50 cmで光像そのものを観察する．異常がない場合，徹照像の明るさは均一となる．強度の屈折異常や中間透光体に異常があると，輝度が弱く暗くなる．部分的な異常があれば，それに一致するように不整となる（図7）．また，ブルックナーテストは，約1 m離れた距離から水平に検査光を照射して，両眼の徹照像を同時に観察する

文献11

文献12

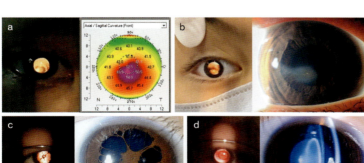

図7 検影器によるレッドリフレックステスト
a. 円錐角膜（oil droplet reflex）．急峻化した角膜は，滴状の像として観察される
b. 外傷性角膜混濁．角膜混濁の部分は低輝度となり，暗く観察される
c. 瞳孔膜遺残．遺残した虹彩瞳孔膜の索状構造が観察できる
d. 先天白内障（層状白内障）．水晶体核周囲の混濁により，円状の低輝度領域が観察される
e. 後嚢下混濁（第一次硝子体過形成遺残）．瞳孔内で局所的に低輝度となる
f. 網膜有髄神経線維．光を強く反射するため，対応する徹照像が明るくなる

Chapter 1 屈折検査と視力検査

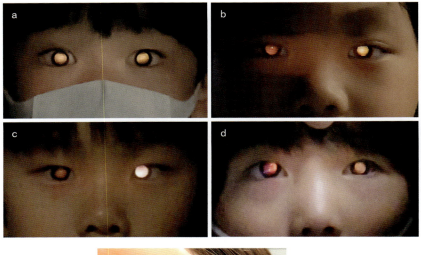

図8　ブルックナーテスト
a. 正常．左右差なく明るい
b. 不同視．屈折異常の強い右眼が左眼に比べ暗い
c. 斜視．調節性内斜視で，左内転位により視神経乳頭の強い反射を認める
d. 眼疾病．左網膜芽細胞腫で，中間透光体に異常があると輝度が低下する

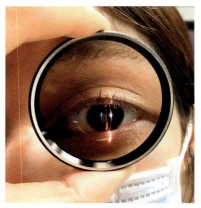

図9　検影器を用いた前眼部スリット検査
20 Dの倒像鏡レンズと検影器の収束光でみるスリット像

ことで，不同視や斜視を検出することができる（図8）．

文献 13

5．検影器を利用した前眼部スリット検査[13]

　20 Dの倒像鏡レンズと，検影器の収束光を利用してスリット像を観察する方法である（図9）．細隙灯顕微鏡よりも拡大率は低いものの，焦点深度が深く，体動や固視の安定しない症例に有用である．

1.4.5 最後に

　検影法は，多くの先人たちに愛され，さまざまな工夫とアイデアにあふれた検査である．検査原理は単純だが，検影器1本で多様な検査が可能であり，その一振りで多くの情報が得られる．習熟には日々の実践が必要だが，それこそが醍醐味ともいえる．「百聞は一見に如かず」との言葉通り，実際に検影器を手に取り，明日からの診療に取り入れていただければ幸いである．

　なお，本節の図は，筆者らが開発した検影法用のスマートフォン記録装置を用いて記録したものである[14]．

（坂本正明）

文献

1) Corboy JM. The Retinoscopy Book. SLACK；1984. pp. 83-93.
2) Wallace DK et al. Evaluation of the accuracy of estimation retinoscopy. *J AAPOS* 2006；10：232-6.
3) 矢沢興司. "幼児検診における視力屈折異常；検影法を中心として". 植村恭夫（編）. 最近の眼科検査法. 金原出版；1990. pp.23-7.
4) Fincham EF. MONOCULAR DIPLOPIA. *Br J Ophthalmol* 1963；47：705-12.
5) 鈴木武敏. スキアスコピーのマスターはオーバースキアから：とにかく毎日使うこと. 野田実香（編著）. 外来処置・小手術で求められる手技のコツとこだわり. メディカル出版；2023. pp.267-73.
6) 長谷部　聡. 検影法による調節検査 動的検影法（Dynamic Retinoscopy）. あたらしい眼科 2014；31：651-7.
7) C. Rook et al. Comparison of the Accommodative Response in Amblyopic and Non-Amblyopic Eyes. *Invest. Ophthalmol Vis Sci* 2009；50：4704.
8) Woodhouse JM et al. Reduced accommodation in children with Down syndrome. *Invest Ophthalmol Vis Sci* 1993；34：2382-7.
9) Strong JG. Radical Retinoscopy in the Low Vision Examination: A Case Report. *Canadian Journal of Optometry* 1982；44：22-4.
10) Jackson AJ et al. The optometric assessment of the visually impaired infant and young child. *Ophthalmic Physiol Opt* 1999：19 Supp 12：S49-62.
11) American Academy of Pediatrics et al. Red reflex examination in neonates, infants, and children. *Pediatrics* 2008；122：1401-4.
12) Tongue AC et al. Brückner test. *Ophthalmology* 1981；88：1041-4.
13) Chang TC et al. Novel use of the retinoscope in visualization of the anterior segment. *J AAPOS* 2014；18：480.
14) 坂本正明ほか. スマートフォンを用いた検影法の試み. 臨床眼科 2022；76：1158-65.

Chapter 1　屈折検査と視力検査

1.5　小児の屈折スクリーニング検査　フォトスクリーナー

1.5.1　フォトスクリーナーとは

　フォトスクリーナーは，遠赤外線を利用したフォトレフラクション法を用いて少し離れた位置から目の写真を撮影し，その写真で眼底からの反射光を観察して，屈折異常の種類や程度を調べることができる．両眼が同時に測定でき，離れた距離で測定するため，調節の影響が少なく，かなり正確に屈折スクリーニングすることができる．1990年代から実用化されていたが，コンパクトで操作が簡便でかつ短時間で検査ができるようになり，乳幼児に対するスクリーニング検査として注目されてきた．

　現在我が国で販売されているフォトスクリーナーは，ウエルチ・アレン社製のものと，プラスオプティクス社製のものがある．本節では，2015年から日本で入手可能となり，その後も一番需要が伸びているウエルチ・アレン・ジャパンのスポットビジョンスクリーナー（Spot^{TM} Vision Screener：SVS）について述べる．

■代表的なフォトスクリーナー「SVS」ついて（図1）

　自動判定付きのフォトスクリーナーで，被検者から1m離れた場所から両眼開放の状態で写真撮影するように検査する（図2）．カラフルな光や，鳥のさえずりのような音で子供たちの興味を引く検査機器である．「写真を撮るから見ててね」などの声かけで，乳幼児が不安感なく自然体で検査に応じることができる．

　検査時間は，原則数秒以内に完了し，屈折度数，瞳孔径，瞳孔間距離，眼位が測定できる．スクリーニング完了率は，3歳児健診で99.7%[1]，神経発達症児等でも91%[2]と高く，健診には非常に使いやすい．測定可能な瞳孔径が4〜9mmで，瞳孔径が小さいと測定が難しいため，半暗室で測定することが望ましい．顔を傾けたりしていると「偽陽性」がでやすいので，注意が必要である．また前髪が瞳孔にかかると測定に時間がか

文献2

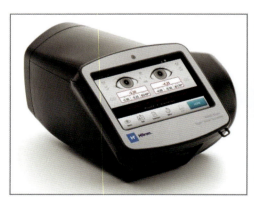

図1　代表的なフォトスクリーナー Spot^{TM} Vision Screener（SVS）

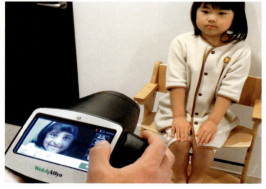

図2　SVSの検査風景
1m距離をとる．数秒で完了することがほとんどである
（林　思音先生より提供）

1.5 小児の屈折スクリーニング検査　フォトスクリーナー

かるので，前髪を上げるなど注意を払うことも大切である．

■ SVS の測定および判定について

測定可能な度数は，等価球面度数で ± 7.5 D，円柱度数は ± 3.00 までである．弱視スクリーニング方法として米国小児眼科斜視学会（American Association for Pediatric Ophthalmology and Strabismus：AAPOS）および米国小児科学会（American Academy of Pediatrics：AAP）が提唱している弱視リスクファクターが基準値となっている（表1）[3]．この基準値内であれば「スクリーニング完了」で，基準値から外れている場合には異常値として認識され，「目の精密検査が推奨されます」と自動判定される（図3）．ワイヤレスでプリンターに接続すれば「検査結果票」を作成することができる（図4）．

なお，中間透光体混濁などがある場合，「検査が終了しない」「時間内に測定できない状態」となるため，このような場合はスクリーニングとして異常判定とすべきである．

上記のように，SVS は乳幼児の屈折検査において機器の操作が容易で，短時間に測

表1　SVS の基準値の比較．内臓されている現行値と学会推奨値[3]

現行における SVS 屈折異常判定の基準値≦（D：ジオプター　値は絶対値）

年齢（月齢）	不同視	乱視	近視（等価球面値）	遠視（等価球面値）
6〜12	1.5	2.25	2	3.5
12〜36	1	2	2	3
36〜72	1	1.75	1.25	2.5

推奨する基準値（2018 年 7 月現在）

年齢（月齢）	不同視	乱視	近視（等価球面値）	遠視（等価球面値）
6〜12 未満	5	スケールオーバー	スケールオーバー	スケールオーバー
12〜36 未満	1.5	3	5	3
36〜72	1.5	2	2	2.5

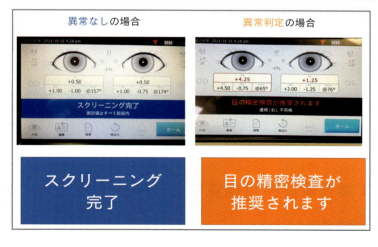

図3　SVS の判定画面
結果が数秒で自動判定される

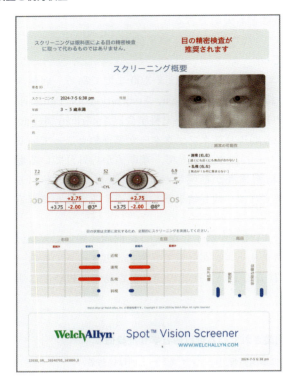

図4 SVS結果結果票
ワイヤレスでプリンターにて印刷される．基準値から外れると異常値として認識され，「目の精密検査が推奨されます」と表示される

定可能，さらに自動判定付きなので，健診現場では大変使いやすい検査機器であるが，あくまでスクリーニング機器として活用すべきである．

2015年以降，小児科医療機関でも使用されることが増え，小児科で「目の精密検査が推奨されます」と自動判定された乳幼児が，一部大学病院眼科や小児眼科に殺到する状況が生じた．そのため，日本弱視斜視学会，日本小児眼科学会は「偽陽性」を減らし，混乱を防ぐために「小児科医向けSpot Vision Screener運用マニュアル」[4]を作成して，基準値を推奨のうえ周知している（表1）．

SVSは，3～5歳の幼児に対して健診に併用すると精度の向上に結び付き，米国では年長児においてSVSによる視覚スクリーニングの有用性が検証され，弱視危険因子検出の鋭敏度87.7％，特異度75.9％と報告された[5]．しかし，3歳未満の低年齢児に対しては，SVSによるスクリーニングの精度や有用性は検証されていない．

特に屈折異常が検出された場合，乱視，不同視，近視は偽陽性が多く，要精査判定となっても早急な治療を要さないことが多いため，斜視や眼球運動の異常がないかを診察して，定期的にフォローアップしていく．低年齢児でも両眼でのスクリーニングが完了しないケースや，斜視が検出された場合には重症眼疾患や全身疾患が潜んでいる可能性があり，早急に眼科で精密検査を受ける必要があることを小児科医等に伝えている．なお，SVSはスクリーニングの基準を変更して，カスタム設定することも可能である．

文献4

文献5

1.5.2 3歳児健診視覚検査における屈折検査について

乳幼児の視機能の発達を考えると，3歳児健診で視機能の成長を確認し弱視の有無等

1.5 小児の屈折スクリーニング検査　フォトスクリーナー

をしっかりとスクリーニングすること，そして弱視など治療すべき疾患は迅速に治療を開始することが求められる．我が国では，現在3歳児健診は母子保健法で実施が義務化されているが，3歳児健診視覚検査は小児科の3歳児健診より30年遅れの平成3年から都道府県単位で開始された（その後平成9年からは市町村単位で移管）．

一次検査は自宅での保護者による視力検査（0.5の視標），二次検査の多くは保健センター等での小児科医による眼のチェックや問診票の確認であり，主に自宅での視力検査で判定されていたため，多くの弱視が3歳児健診で見逃されてきた．

そのような状況下において，全国のいくつかの地区で熱心な眼科医が2015年に入手可能になったSVSなどを活用し，3歳児健診視覚検査に屈折検査を導入した結果，弱視の発見率が著明に改善されとの報告[6-8]があがってきた．そこで日本眼科医会は「3歳児健診における視覚検査マニュアル〜屈折検査の導入に向けて〜」[9]を作成し，自治体関係者に理解を求めるために全国1,741の自治体に配布した．

文献9

また同時に厚生労働省等の関係者に「3歳児健診における屈折検査導入」を強く要望した結果，令和4年度より「母子保健対策強化事業」として自治体が屈折検査器を購入する際に半額補助されることになった．国の補助がでる以前は，3歳児健診での屈折検査実施率は全国で28.4％程度であったが，令和6年現在自治体のおよそ9割程度で屈折検査が実施されるに至っている．

3歳児健診では，原則一次検査として視力検査，二次検査では受診者全員にまず屈折検査を実施し，屈折検査結果，視力検査結果，問診票の結果，そして医師による診察で総合的に判断されることが大切である．精密検査が必要であると判断された場合は，事後措置として眼科受診を指示される．

誰一人取り残されることがないよう，3歳児健診での屈折検査が今後100％の実施率になること，つまり義務化されることが望まれる．この度10年に一度改定される「母子健康手帳」の3歳児健診のページに「屈折検査」の項目が明記されたことは特記すべきことである．将来を担う子供たちの健やかな目の健康を守るため，今後は3歳児健診のみならず，5歳児健診でのSVS活用や，さらに幼稚園・保育所での視力検査に加えた屈折検査の実施が望まれる．

（柏井眞理子）

文献

1）林　思音ほか．三歳児眼科健診における屈折検査の有用性：システマティックレビュー．眼科臨床紀要　2019；12：373-7.
2）Morzolf Al et al. Use of the Spot Vision Screener for patients with developmental disability. *J AAPOS* 2017；21：313-5.
3）日本眼科医会．園医のための健診マニュアル．2019.
4）日本弱視斜視学会・日本小児眼科学会．小児科医向けSpot Vision Screener運用マニュアル Ver.1. 2018.
5）Peterseim MMW et al. The effectiveness of the Spot Vision Screener in detecting amblyopia risk factors. *J AAPOS* 2014；18：539-42.
6）板倉麻理子ほか．群馬県3歳児眼科健診における手引きに準じた屈折検査導入の成果．臨床眼科　2021；75：891-7.
7）野田佐知子ほか．松江市3歳児眼科健診の過去11年間の結果報告．眼科臨床紀要　2020；13：357-60.
8）岩崎佳奈枝ほか．静岡市三歳児健康診査の視覚検査ー他覚的屈折検査の導入．眼科臨床紀要　2018；11：444-51.
9）日本眼科医会．3歳児健診における視覚検査マニュアル〜屈折検査の導入に向けて〜．2021. https://www.gankaikai.or.jp/school-health/2021_sansaijimanual.pdf

Chapter 1 屈折検査と視力検査

1.6 コントラスト感度検査・グレア検査

1.6.1 コントラスト感度検査・グレア検査の目的

日常診療において，矯正視力が 1.0 以上と良好であっても「何となく見えにくい」という症例を経験することがあり，矯正視力のみを指標とすると手術適応の判断に迷うことがある．その際有用なのがコントラスト感度検査である．

コントラスト感度とは，物体の明暗の差，コントラストを検出する能力を指し，コントラスト感度検査は，空間周波数特性という画像光学分野の概念を視覚系に応用したものである．空間周波数とは，縞の細かさや粗さを表す指標であり，単位長さあるいは単位視角あたりに明暗縞が何組あるかで表現し，単位は cpd である．空間周波数が高いということは縞が細かいということであり，空間周波数が低いということは縞が太いということを意味する．この原理を用いたコントラスト感度検査では，視力だけでは評価できない視機能の側面を捉えることができる[1]．

文献 1

また，眼内に入った光の散乱によって生じる視機能低下のことをグレア，またはグレア障害といい，グレア検査では角膜・中間透光体の混濁により発生するグレアを自覚的に評価する．

1.6.2 コントラスト感度と眼疾患

1. 白内障

白内障患者のコントラスト感度は，通常の視力検査では評価できない微細な視機能障害も捉えることができる．白内障の混濁の種類によってコントラスト感度低下のパターンが異なることも明らかになっており，核白内障は高空間周波数（12〜18 cpd），皮質白内障は中空間周波数（6〜12 cpd），後嚢下白内障は低空間周波数（3〜6 cpd）の領域でそれぞれ低下することが多いと報告[2]されている．白内障の重症度とコントラスト感度の低下が強く関連していることも示されている[3]が，術前視力が良好な症例でもコントラスト感度の低下を認めることがあり，特に，皮質白内障では高空間周波数領域（18 cpd）において低下を認めることが報告[2]されている．

文献 2

文献 3

2. 緑内障

緑内障患者におけるコントラスト感度の低下は，視機能の低下を示す早期指標となる．緑内障の進行とコントラスト感度との関連性も示されており，緑内障の重症度とコントラスト感度の低下が相関することも報告[4]されている．特に，中心視野障害の程度と低空間周波数（6 cpd）におけるコントラスト感度が有意に相関することが報告[5]されている．

文献 4

文献 5

3. 角膜疾患

コントラスト感度は角膜疾患でも重要な指標とされており，円錐角膜では，高空間周波数領域（12 cpd 以上）でのコントラスト感度の低下を認めることが示されている[6]．

文献 6

42

しかし，重症度に分けて解析したところ，重症円錐角膜では低空間周波数領域（1.0および1.5 cpd）でもコントラスト感度の低下を認めた[6]．さらに，Fuchs角膜内皮ジストロフィでは，角膜浮腫が顕在化していなくても，健常眼と比較して全空間周波数領域でコントラスト感度が有意に低下することが報告[7]されている．

4．黄斑疾患

視力良好な黄斑疾患症例であっても，全空間周波数領域でコントラスト感度が低下することが示されている[8]．特に加齢黄斑変性患者において，視力検査だけでは捉えられない視機能の低下がコントラスト感度検査で明らかとなり，低空間周波数領域（1.0および1.5 cpd）での感度低下を認めることが報告[9]されている．

文献7

文献8

文献9

1.6.3 検査法および検査機器

コントラスト感度・グレア検査機器の代表的なものを表1に示す．コントラスト感度検査は，その評価法の違いにより，縞指標コントラスト感度検査，文字コントラスト感度検査，低コントラスト視力検査の3種類に大別できる．グレア検査では，グレア光を負荷した状態としない状態でのコントラスト感度を測定する．

1．縞指標コントラスト感度検査

空間周波数もコントラストも変化する検査で，視機能全般を評価する際に用いる．この検査では，それぞれの空間周波数におけるコントラスト感度を測定する．図1はCSV-1000E（Vector Vision社）の縞指標コントラストチャートである．チャートの縞模様は3，6，12，18 cpdと下段にいくほど細かくなり，空間周波数が増す．各サンプルの右側には上下2段に並んだ指標が8つずつ配置されており，上下どちらかが縞指

表1　代表的なコントラスト感度・グレア検査機器とその特徴

名称（メーカー）	測定距離	グレア光	背景輝度	指標	コントラスト
CGT-2000 （タカギセイコー）	30 cm，60 cm，1 m，5 m	○ 輝度3段階	明所，薄暮，暗所	同心二重円	14段階
CAT-CP （ナイツ）	5 m	○	昼間視：200 cd/m² 薄暮視：10 d/m²	ランドルト環	3段階
Functional Vision Analyzer （Stereo Optical社）	5 m	○ 輝度2段階	昼間視：85 cd/m² 薄暮視：3 cd/m²	ランドルト環 平仮名 数字	5段階
アイモプラスCS （クリュートメディカルシステムズ）	1 m	—	明所，薄暮，暗所	リング ストライプ	6段階 5段階
CSV-1000/CSV-1000HGTi （Vector Vision社） ※CSV-1000HGTiはグレア光源搭載	2.5 m	○	85 cd/m²	縞 ランドルト環 アルファベット	8段階
アキュパッド （ジャパンフォーカス）	70 cm，1 m，2 m，3 m，5 m	—	最大310 cd/m² 調節可能	正弦波格子縞	8段階
Pelli-Robsonトランスルーセントコントラストセンサティヴィティーチャート （テイエムアイ）	1 m	○	明所，薄暮	アルファベット	16段階

Chapter 1 屈折検査と視力検査

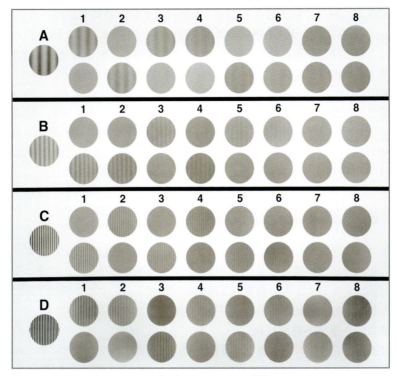

図1 CSV-1000E のチャート（Vector Vision 社）
縞指標コントラスト感度検査で用いる
（株式会社ニコンソリューションズより提供）

標，もう一方が単色指標となっている．右にいくほどコントラストが低くなり，被検者がそれぞれの空間周波数について上下どちらに縞模様があるか答えることで，コントラスト感度を求めることができる．図2はグレア光源を搭載した CSV-1000HGTi（Vector Vision 社）であり，45 m 先の対向車線から来る自動車のヘッドライトをシミュレートしている．

2. 文字コントラスト感度検査

文字（指標）の大きさは一定で，コントラストが変化する検査である．検査の例としては，3文字ずつの同じコントラストの文字，何組かで構成されたチャート（Evans Letter Contrast Test：ELCT）を用いて測定する方法がある．図3は CSV-1000LV-C（Vector Vision 社）の ELCT チャートである．このコントラストは8段階に設定され，3文字ごとにコントラストが低くなり，被検者が正答できた文字数を記録する．特に，弱視症例など低視力者のコントラスト感度の評価に適している．

3. 低コントラスト視力検査

コントラストが一律10％と低く，指標の大きさが変化する検査である．図4は CSV-1000 LanC 10％（Vector Vision 社）だが，ETDRS（Early Treatment of Diabetic Retinopathy Study）チャートと同様の配置の logMAR 表を使用して測定する．各列に同じ大きさのランドルト環が5つずつ配置されており，下方にいくにつれ指標が小さくなる．1つの指標に対して 0.02 logMAR 単位を割り当て，正答できた指標の合計数から視力を算出する．

1.6 コントラスト感度検査・グレア検査

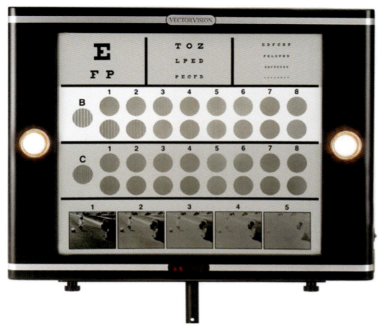

図2 グレア光源を搭載したCSV-1000HGTi（Vector Vision社）
45m先の対向車線から来る自動車のヘッドライトをシミュレートしており、グレア光負荷の有無によるコントラスト感度検査の結果を比較する
（株式会社ニコンソリューションズより提供）

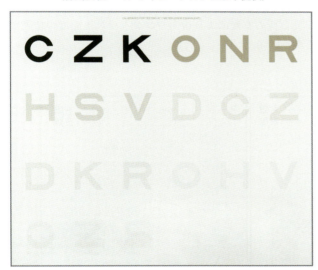

図3 CSV-1000LV-C（VectorVision社）の
ELCTチャート（Vector Vision社）
文字コントラスト感度検査で用いる
（株式会社ニコンソリューションズより提供）

1.6.4 検査データの読み方と解釈

　縞指標コントラスト感度検査では，各空間周波数において認識できる最小コントラスト（コントラスト閾値）を求めてプロットし，折れ線グラフとして結び，コントラスト感度曲線を作成する．正常範囲は記録用紙に示されているが（図5a：正常症例），下記に該当する場合異常と判断する．

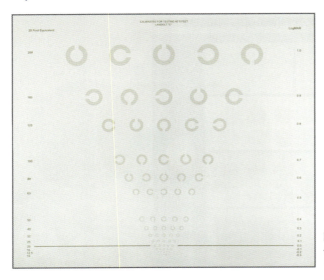

図4 CSV-1000 LanC 10％（Vector Vision 社）
低コントラスト視力検査で用いる
（株式会社ニコンソリューションズより提供）

①曲線が正常範囲の中にない（図5b：白内障症例）．
②両眼の結果を比較した場合，ある空間周波数でのコントラスト感度に2段階以上の差がある．
③両眼の結果を比較した場合，隣接する2つ以上の空間周波数でコントラスト感度に1段階以上の差がある．

また，グレア検査では，グレア光負荷の有無により視力やコントラスト感度の結果が著しく変化する場合，異常ありと判断する．

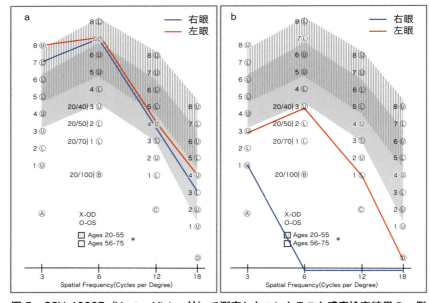

図5 CSV-1000E（Vector Vision 社）で測定したコントラスト感度検査結果の一例
a は両眼とも全空間周波数領域で正常範囲内におさまっており，正常症例である．一方，
b は白内障症例であり，特に右眼は全空間周波数領域で正常範囲から逸脱している

1.6 コントラスト感度検査・グレア検査

最後に，コントラスト感度を評価した最新の知見[10]を紹介する．焦点深度拡張型眼内レンズ（AcrySof®IQ Vivity®，Alcon社）と，3焦点眼内レンズ（AcrySof®IQ PanOptix®），単焦点眼内レンズ（AcrySof®IQ IOL）をそれぞれ両眼に挿入した患者（それぞれVivity群，PanOptix群，単焦点群）の，術後3か月のコントラスト感度を比較検討した既報である．コントラスト感度は，CSV-1000（Vector Vision社）を使用して3，6，12，18 cpdで測定し，それぞれ明所下，薄暮下，およびグレア負荷ありの薄暮下で行われた．

その結果，Vivity群では明所下で12，18 cpdにおいて（図6a）[10]，薄暮下では6，12，18 cpdにおいて（図6b）[10] PanOptix群より有意に良好なコントラスト感度を示した．単焦点群（図内では「IQ」と表示）は，薄暮下において3，6，12 cpdでPanOptix群より有意に良好な結果となったが，Vivity群と比較していずれの空間周波数領域でも有意差を認めなかった（図6b）[10]．また，いずれの群でも薄暮下のコントラスト感度は明所下と比較して低下しており，グレア負荷ありの薄暮下では，いずれの空間周波数領域においても群間に有意差を認めなかった（図6c）[10]．

このように，コントラスト感度はさまざまな眼疾患や条件において，視力だけでは評価できない視機能の側面を捉えることができる有用なツールであるため，本節で得た知識を日常の診療で役立ててもらえたら幸いである．

（四倉絵里沙，鳥居秀成）

文献10

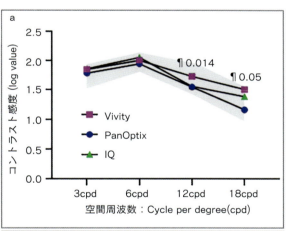

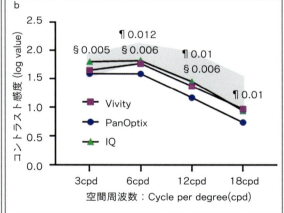

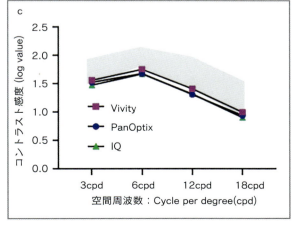

図6 3種類の眼内レンズをそれぞれ両眼に挿入した症例の術後コントラスト感度の比較[10]
a. 明所下　b. 薄暮下　c. 薄暮下＋グレア負荷

Chapter 1 屈折検査と視力検査

文献

1） Xiong YZ et al. Relationship Between Acuity and Contrast Sensitivity：Differences Due to Eye Disease. *Invest Ophthalmol Vis Sci* 2020；61：40.
2） Shandiz JH et al. Effect of cataract type and severity on visual acuity and contrast sensitivity. *J Ophthalmic Vis Res* 2011；6：26-31.
3） de Souza RG et al. Association of optical cataract indices with cataract severity and visual function. *Int Ophthalmol* 2022；42：27-33.
4） Pang R et al. Association between contrast sensitivity function and structural damage in primary open-angle glaucoma. *Br J Ophthalmol* 2024；108：801-6.
5） Fatehi N et al. Association of Structural and Functional Measures With Contrast Sensitivity in Glaucoma. *Am J Ophthalmol* 2017；178：129-39.
6） Xian Y et al. The Characteristics of Quick Contrast Sensitivity Function in Keratoconus and Its Correlation with Corneal Topography. *Ophthalmol Ther* 2023；12：293-305.
7） Friedrich M et al. Influence of Subclinical Corneal Edema on Contrast Sensitivity in Fuchs Endothelial Corneal Dystrophy. *Cornea* 2024；43：1154-61.
8） Wai KM et al. Contrast sensitivity function in patients with macular disease and good visual acuity. *Br J Ophthalmol* 2022；106：839-44.
9） Anders P et al. Evaluating Contrast Sensitivity in Early and Intermediate Age-Related Macular Degeneration With the Quick Contrast Sensitivity Function. *Invest Ophthalmol Vis Sci* 2023；64：7.
10） Won YK et al. Clinical Outcomes after Bilateral Implantation of a Wavefront-Shaping Extended Depth of Focus（EDOF）IOL with Mini-Monovision. *J Clin Med* 2024；13：3225.

1.7 実用視力

近年は，視機能の質（quality of vision：QOV）が求められる時代になっている．そのため通常の視力検査による評価では表すことのできない詳細な視機能の評価として，実用視力検査がある．実用視力検査は，もともとドライアイによる見え方の変化を検出するために考案された検査装置である[1]．

3回モデルチェンジがされており，1世代目のモデルは30秒間連続測定でモニターと応答用スティックがあり，検査距離は1.1 mであった．応答が不正答の場合は表示される視標が一回り大きくなり，正答の場合は変化しないシステムであった．2世代目のモデルは不正答の場合は視標が一回り大きくなり，2回連続正答の場合は視標が一回り小さくなる現行モデルと同様のしくみになった．3世代目の現行モデルは，2世代目のモデルでは5.0，2.5もしくは1.0 mの検査距離を要していたが，のぞき型装置になりコンパクトになっている．

文献1

1.7.1 測定と評価法

測定時間は1分で，視標提示時間は2秒である．測定前に通常のランドルド環を用いた視力検査を行い，その視力値がスタート視力となり測定が開始される．実用視力，視力維持率，平均視力標準偏差，最高および最低視力，平均応答時間，最高および最低平均応答時間，反応時間および瞬目回数が解析される（図1）．

最もよく使用されるパラメータは実用視力，視力維持率および瞬目回数である．実用視力は1分間の視力の推移の平均値，視力維持率はスタート視力と実用視力の割合から求められている（図1）．視力維持率はスタート視力をどの程度維持できているかを比で表した指標であるため，スタート視力が異なっていても患者間の比較を行えるという利点がある．

実用視力は，通常の視力検査より若干低くなる傾向がある．また，実用視力検査は年齢，薄暮視，粘性の高い点眼液および眼軟膏といった眼の構造変化以外のさまざまな因子にも影響される[1,2]．

文献2

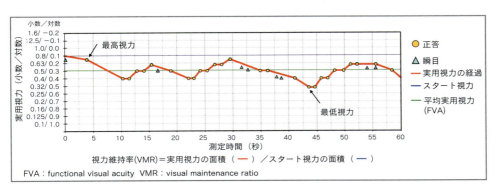

図1 実用視力検査の結果の見方

1.7.2 眼表面の変化

ドライアイ患者は涙液層の不安定化による乾燥感のみならず，見え方の質が変動することにより慢性的な不快感を引きおこす．眼表面所見と瞬目の観点からみると，角膜上皮障害と涙液層の不安定化が実用視力を低下させる要因であり，角膜上皮障害が重症になるほど[3]涙液層が不安定になり，高次収差，散乱が増加するほど[4]実用視力は低下する[1]．瞬目は涙液層を再度安定させるために，涙液層が不安定だと実用視力測定時の瞬目回数が多くなる[5]（図2）．

涙液層破壊パターンの観点からみると，涙液減少型ドライアイは測定開始から急激に実用視力が低下し，回復せず瞬目回数は多い[1]．一方で水濡れ性低下型のサブタイプに含まれる BUT 短縮型ドライアイでは，瞬目回数は変わらないが視力の変動が大きい[1]．また，ドライアイ患者にムチンや水分の分泌を促進するジクアホソルナトリウム点眼液を点眼すると，実用視力は向上する[6]．重症ドライアイへの有効な治療法とされている涙点プラグを挿入することでも実用視力は向上するが，流涙が生じると反対に悪化する[7]．

1.7.3 水晶体の変化

初期老視眼は，見え方の質の変化に気づきにくい．近見実用視力では，従来の視力検査による近見視力よりも有意に低下する[8]．そのため，老視による調節力の変化と近見実用視力の関連は通常の近見視力よりも強く，調節力の低下を鋭敏に検出する[8]．近見視力は加

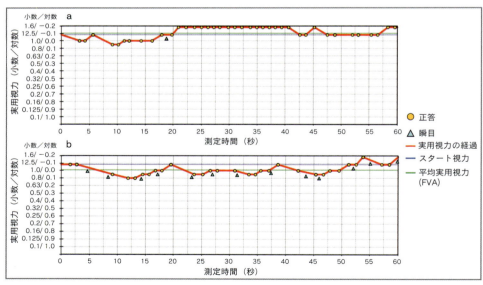

図2　涙液層の安定・不安定と瞬目回数
a. 涙液層が安定している眼．涙液層破壊時間は 10 秒以上．実用視力は 1.267，視力維持率は 1.01，瞬目回数は 1 回と少ない．
b. 涙液層が不安定な眼．涙液層破壊時間は 2 秒．実用視力は 1.030，視力維持率は 0.98，瞬目回数は 13 回と多い．涙液層が不安定なことによる視機能の低下を瞬目で補っているため，実用視力は両眼とも良好である

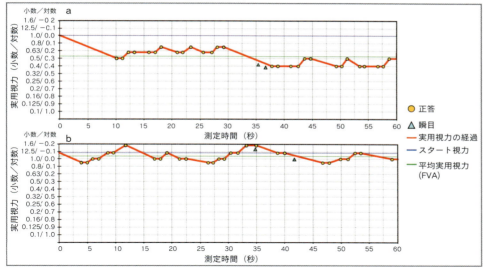

図3 白内障手術前と手術後の比較
a. 白内障手術前．通常視力は1.0と良好だが見えにくさを訴えており，実用視力は0.542，視力維持率も0.90と低い
b. 白内障手術後．通常視力は1.2と手術前と大きく変わらないが，実用視力は1.098，視力維持率も0.99と手術前と比較して改善している

齢に伴う調節力の低下以外に，コントラスト感度の低下，瞳孔径の縮小，散乱および収差の増加といった変化も影響する．実用視力のように一定期間連続的に測定することで，さまざまな要因による近見の視機能の低下を感度よく摘出できるためと考えられている．

また，比較的視力が良好な白内障の手術前後および後発白内障に対するYAGレーザー前後の変化において，通常の視力検査では明らかな視力の向上が認められなかったが，低コントラスト視力および実用視力では有意な視機能の向上が認められたという報告もあり[9,10]，実用視力は水晶体および眼内レンズに関連する変化を通常の視力検査よりも鋭敏に検出できることがわかっている（図3）．

1.7.4 網膜の変化

実用視力は一定時間内に視標を認識して回答する必要があり，網膜疾患（図4）および緑内障に関連した網膜構造の変化や視野とその感度も影響する．緑内障の早期変化の指標にもなっている乳頭黄斑繊維束領域の網膜神経節細胞複合体（ganglion cell complex：GCC）厚が菲薄化している緑内障患者は，正常眼と比較して通常の視力は同程度であるが実用視力は低下しており，GCC厚が菲薄化すると実用視力も低下し相関関係があることが報告されている[11]．

また，視野計の同年代の正常データベースと比較したときの平均感度の差を数値化したmean deviation（MD）および中心窩閾値が低下していても，同様に実用視力値が低下することが報告されており[12]，緑内障による視機能の変化を検出するのに有用とされている．網膜疾患においても，黄斑上膜および加齢性黄斑変性に罹患している眼は，健眼と比較して低下していることが報告されている[13,14]．

さらに，ドライバーを対象に実用視力検査を用いて評価した研究では，夜間の見え

文献9

文献10

文献11

文献12

文献13

文献14

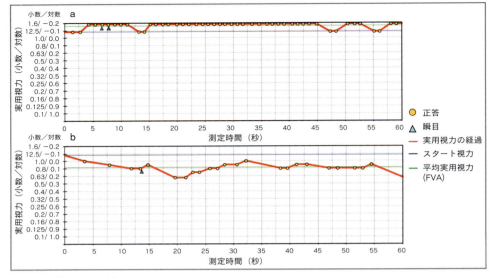

図 4 網膜疾患の影響
a．正常眼　b．黄斑前膜．通常視力は両眼とも 1.2 だが，a（実用視力：1.442，視力維持率：1.03）と比較して b は実用視力が 0.825，視力維持率が 0.94 と低下している

文献 15

文献 16

文献 17

方，高次脳機能および有効視野と関連があることが報告されており[15, 16]，実用視力がドライバーの適正性診断に有効的に使用できる可能性が示唆されている．

1.7.5 弱視

　弱視治療眼は，治療が奏功して健眼と同等の最高矯正視力が得られても，視力検査時には健眼より弱視眼のほうが反応が悪いことを臨床上しばしば経験する．コントラスト感度を用いた詳細な視機能の評価では，最高矯正視力は同じでも健眼と比較して弱視眼のほうがコントラスト感度が低下していることが報告されている[17]．

　また，斜視，屈折異常，不同視および形態覚遮断弱視の既往歴のある眼と健眼の実用視力を比較した研究では，弱視既往歴のある眼では実用視力および視力維持率が健眼と比較して低下しており，変動も大きいことが報告されている[18]．このように実用視力検査は，通常の視力検査では検出できない弱視既往歴のある眼の視機能の変化を検出するのに有用である（図 5）．

　実用視力は眼球組織のどこかで障害がおきると低下し，実用視力検査は通常の視力検査では検出できない視機能の変化を検出する．そのため見えにくさを訴えているが通常の視力検査は良い場合や，さまざまな疾患の治療前後の視機能の変化，スクリーニング検査として有用である．

（糸川貴之）

文献

1）Kaido M. Functional Visual Acuity. *Invest Ophthalmol Vis Sci* 2018；59：DES29-35.

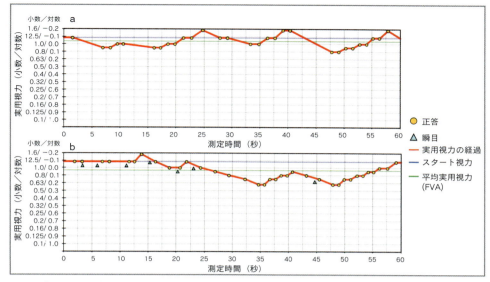

図5 左眼の遠視性不同視弱視（9歳）の例
眼鏡とアイパッチにより左眼の通常視力は1.2まで改善したが，右眼（a）の実用視力1.086，視力維持率0.98であるのに対して，左眼（b）は実用視力0.928，視力維持率0.96と低下しており，変動も大きい

2) Hiraoka T et al. Mesopic Functional Visual Acuity in Normal Subjects. *PLoS One* 2015；10：e0134505.
3) Kaido M et al. The relation of functional visual acuity measurement methodology to tear functions and ocular surface status. *Jpn J Ophthalmol* 2011；55：451-9.
4) Koh Shizuka et al. Ocular forward light scattering and corneal backward light scattering in patients with dry eye. *Invest Ophthalmol Vis Sci* 2014；55：6601-6.
5) Itokawa T et al. Association among Blink Rate, Changes in Ocular Surface Temperature, Tear Film Stability, and Functional Visual Acuity in Patients after Cataract Surgery. *J Ophahalmol* 2019；8189097.
6) Kaido M et al. Effects of diquafosol tetrasodium administration on visual function in short break-up time dry eye. *J Ocul Pharmacol Ther* 2013；29：595-603.
7) Kaido M et al. Efficacy of punctum plug treatment in short break-up time dry eye. *Optom Vis Sci* 2008；85：758-63.
8) Katada Y et al. Functional Visual Acuity of Early Presbyopia. *PLoS One* 2016；11：e0151094.
9) Yamaguchi T et al. Improvement of functional visual acuity after cataract surgery in patients with good pre- and post operative spectacle-corrected visual acuity. *J Refract Surg* 2009；25：410-5.
10) Wakamatsu TH et al. Functional visual acuity after neodymium：YAG laser capsulotomy in patients with posterior capsule opacification and good visual acuity preoperatively. *J Cataract Refract Surg* 2011；37：258-64.
11) Sato H et al. Functional visual acuity measurement in glaucoma. *Clin Exp Ophthalmol* 2017；45：414-5.
12) Ozeki N et al. Evaluation of Functional Visual Acuity in Glaucoma Patients. *J Glaucoma* 2017；26：223-6.
13) Nishi Y et al. Detection of early visual impairment in patients with epiretinal membrane. *Acta Ophthalmol* 2013；91：e353-7.
14) Tomita Y et al. Functional Visual Acuity in Age-Related Macular Degeneration. *Optom Vis Sci* 2016；93：70-6.
15) Negishi K. Relationship between Functional Visual Acuity and Useful Field of View in Elderly Drivers. *Plos one* 2016；11：e0147516.
16) Kaido M et al. Aged Drivers May Experience Decreased Visual Function While Driving. *Asia Pac J Ophthalmol (Phila)* 2013；2：150-8.
17) Jia Y et al. Contrast Sensitivity and Stereoacuity in Successfully Treated Refractive Amblyopia. *Invest Ophthalmol Vis Sci* 2022；63：6.
18) Hoshi S et al. Functional visual acuity in patients with successfully treated amblyopia：a pilot study. *Graefes Arch Clin Exp Ophthalmol* 2017；255：1245-50.

1.8 波面収差解析検査

近年，眼科検査機器の進化により，従来の視力のみならず，より詳細かつ正確にQuality of Vision（QOV，視機能の質）を評価することが可能となった．このQOVの他覚的な評価の1つとして有用なのが，波面収差解析装置である．この装置では角膜のみならず，眼球全体の不正乱視を定量的に計測することができる[1]．

1.8.1 波面収差とは

光は光源から放射状に発せられると，時間軸にそって波面状に広がる．無限遠から眼内に入射する光の波面は平面であり，正視眼では網膜上に，近視眼では網膜より前方に，遠視眼では網膜より後方に結像する．これをふまえると，網膜上から光が出射すると仮定した場合，近視眼では光は収束方向になるため，波面で外側が早く内側が遅れる．一方，遠視眼では光は発散するため，外側が遅く内側が早い球面波となる（図1）[1]．

また，光は屈折率が異なる媒質を通過する際に方向を変える．眼には角膜，水晶体をはじめとして，複数の異なる屈折率を持つ組織が存在する．理想波面ではこれらの光は1点に集約するが，さまざまな組織を通った光は集約せずにぼやける．このときの波面のずれを表したのが波面収差であり，瞳孔径が大きくなるほど収差量は大きくなる．

波面収差を表記する際には，Seidel収差†と対応するZernike（ゼルニケ）多項式を用いる（図2）．3次以降の項を高次収差（higher-order aberrations：HOAs）といい，球面，乱視成分に対応する2次の項と違い，眼鏡などでは矯正できない不正乱視を示す．ゼルニケ係数で表される収差量（μm）は各成分のずれを数値化したものであり，各成分の二乗の和の平方根（root mean square：RMS）として，全収差や高次収差の計算を行

文献1

†Seidel（ザイデル）収差：5種類の単色収差で，コマ収差，球面収差などを含む．

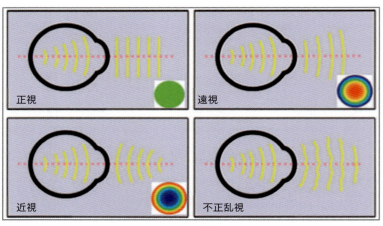

図1　波面のモデル　近視，遠視，正視[1]
収差のない正視では光軸に垂直な平面波だが，近視の場合は周辺のほうが早い凹状の，遠視の場合は中央が早い凸状の波面を示す．不正乱視の場合の波面は，不規則で複雑な形状となる

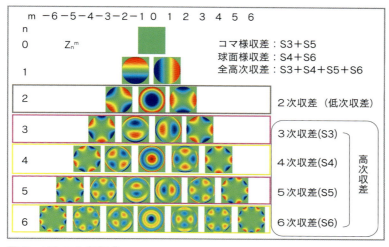

図2　ゼルニケ多項式
収差は2次収差である低次収差と，3次以上の収差である高次収差に分けられる．1次収差は傾きを示す

う．RMSでは形状については評価できないが，収差の大きさを示すことができる．

1.8.2 収差測定の方法

収差の測定方法は，①out-going方式（網膜上に点光源を置き，眼球からでてくる波面の形状を測定）と，②in-going方式（外部の波面が眼球の光学系を通過する際の変化を測定）の大きく2つに分けることができる[2]．

臨床的に広く用いられているHartmann-Shack（ハルトマンシャック）波面センサーは，中心窩に照射した点光源を二次光源として用いて，眼から出射される光を測定するout-going方式で収差を測定する．出射光は水晶体や角膜を含む眼の光学系の影響を受けた後，測定範囲に設けられたレンズアレイ†を通って，レンズの焦点位置にそれぞれ置かれた撮像素子に入射する．眼の光学系が無収差であれば集光すること，小レンズの光軸からのずれを測定することで，収差を測定する（図3）[3,4]．

文献2

†**レンズアレイ**：Hartmannプレート．多数の小レンズが格子状に配列されたもの．

文献3

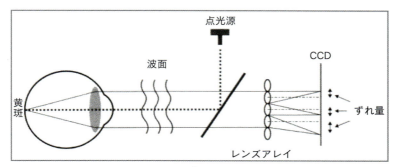

図3　ハルトマンシャックの概略図[4]
点光源を中心窩に照射し，その反射光が測定範囲内に設けられたレンズアレイを通過し，CCD（charge coupled device，撮像素子）に到達する．このときのずれ量を継続する

in-going 方式を用いた測定としては，Tcherning 収差計や ray tracing などがある．Tcherning 収差計では，光を格子状に眼底に投影し，その網膜上のパターンを観察する．ray tracing では細いレーザー光をさまざまな位置から光軸に平行に入射し，眼底のどの位置に達したかを計測する．そのほかの方法としては，検影法を用いた方法や，double-pass と呼ばれる入射・出射のそれぞれで収差を測定する PSF（point spread function）法などがある．測定原理にかかわらず，それぞれの装置間での測定結果についての互換性は明らかになっていない点もあり，注意が必要である[5,6]．

文献 5

文献 6

1.8.3 測定結果の解釈

ここからは，筆者らが主に使用している KR-1W（Topcon 社）のデータを用いて解説を行う．この装置では，プラチド式の角膜形状測定装置が備わっており，角膜前面および眼球全体の収差を評価することができる．

正常眼におけるマルチマップを示す（図 4）．角膜形状解析の結果に加えて，眼球全収差と角膜前面，眼球全体の高次収差が示され，カラーコードマップにおいて赤が早い，青が遅い波面を表している．この症例では，全収差のマップで中央が赤色であり，遠視眼であることがわかる（全収差のマップで中央が青色の場合は近視，赤色の場合は遠視）．右側には網膜像シミュレーションのランドルト環が表示され，患者説明の際にも利用しやすい．

1.8.4 疾患別の評価

■ 円錐角膜

角膜形状解析装置も搭載されている波面センサーでは，角膜形状異常により生じる角膜高次収差を評価することができる．円錐角膜では，角膜の中心やや下方が菲薄化し突

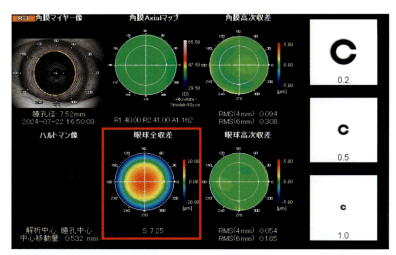

図 4　正常眼におけるマルチマップ
左下の眼球全収差において（赤枠部），中央部分が赤色であることから，遠視眼であることが一目でわかる．角膜，眼球ともに高次収差は認めず，右側のシミュレーション像はきれいな像を示している

出するため，上方に比べて下方の波面が遅くなる．角膜形状の上下非対称性に由来する垂直コマ収差の増加が特徴的であり，図 5a のように角膜，眼球高次収差のカラーマップにおいて下方が青色を示し，ランドルト環シミュレーションでは下方が尾を引く特徴的な彗星パターンを示す．

KR-1W では「ゼルニケベクトルマップ」というゼルニケベクトル解析プログラムが導入されており，コマ収差，球面収差，矢状収差などそれぞれの係数どうしをベクトル合成して表示するため，より比較がしやすい（図 5b）．forme fruste keratoconus などの潜在的円錐角膜[†]においては，角膜形状解析よりも収差解析が診断に有用であったとの報告もあり，より早期の発見に役立つと考えられる[7]．

なお，Scheimpflug 式角膜形状解析を備えた Pentacam® (OCULUS Optikgeräte GmbH) では，角膜前面だけでなく角膜後面，角膜全面の収差測定が可能であり，角膜後面の形状変化もきたす円錐角膜では有用と考えられる．シリーズ最新機種である Pentacam® AXL wave は，Hartmann-Shack 波面センサーも搭載しており，角膜前

[†]潜在的円錐角膜：片眼は明らかな円錐角膜で，少なくとも臨床所見，角膜前面に異常を認めない対側眼．

文献 7

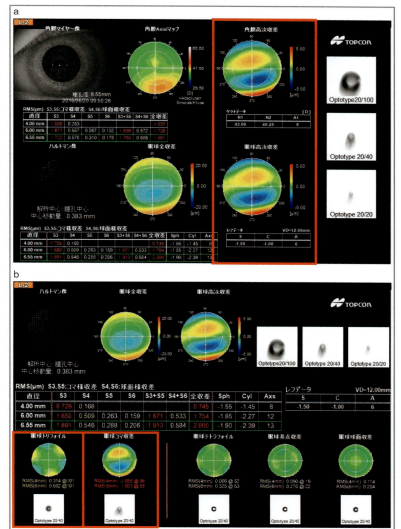

図 5 円錐角膜の評価（KR-1W）
a. マルチマップ．角膜と眼球高次収差両方において（赤枠部），上方が暖色，下方が寒色のパターンを示している．右側のシミュレーション像で，円錐角膜に特徴的な彗星パターンを示す
b. ゼルニケベクトルマップ．a の眼球収差についてゼルニケ解析を行い，それぞれの係数どうしをベクトル合成したもの．4，6 mm 径のどちらにおいても，トリフォイル（矢状収差），コマ収差ともに（赤枠部）90°パターンとなっている

Chapter 1 屈折検査と視力検査

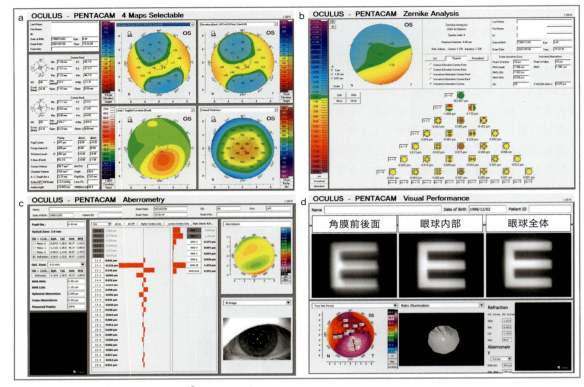

図6 円錐角膜の評価（Pentacam® AXL wave）
a. 角膜前後面についてそれぞれ解析可能であり，任意のマップを4つ選んで表示することができる
b. ゼルニケ解析画面．角膜前面，後面，前後面についてそれぞれ検討することができる
c. 眼球全体の波面収差解析
d. Eチャートで実際の見え方をシミュレーション可能である

文献8

面，角膜後面，角膜全面，眼球全体の収差の評価が可能である（図6）[8]．

■ 白内障

　眼球全体と角膜前面の収差を比較すれば，角膜後面，水晶体（あるいは眼内レンズ（intraocular lens：IOL））を含む眼球内部の収差を知ることができる．従来の検査では，矯正視力が良好な白内障症例においても，水晶体の混濁による視機能低下を客観的に示すことができた．

　三重視を訴える核白内障症例（図7a）では，眼球高次収差が増大し，シミュレーション網膜像でも三重視を示していることがわかる．カラーコードマップをみると，矢状収差の増加に加え，水晶体の核の部分の屈折力が増すため中央の波面が遅れ，中心部は青色を示している[9]．

文献9

　また「IOLセレクションマッププログラム」では，①角膜高次収差，②角膜形状，③角膜球面収差，④角膜正乱視成分について術前に評価することができる（図7b）．①角膜不正乱視の有無を評価し，多焦点IOLの適応を，②屈折矯正術後の見直しを防ぎ，特殊なIOL度数計算式の必要性を，③非球面・球面IOLの適応を，④乱視矯正（トーリック）IOLの適応を検討する．

　カラーコードマップでは正乱視成分，球面収差，高次収差がそれぞれ角膜，眼球，内

1.8 波面収差解析検査

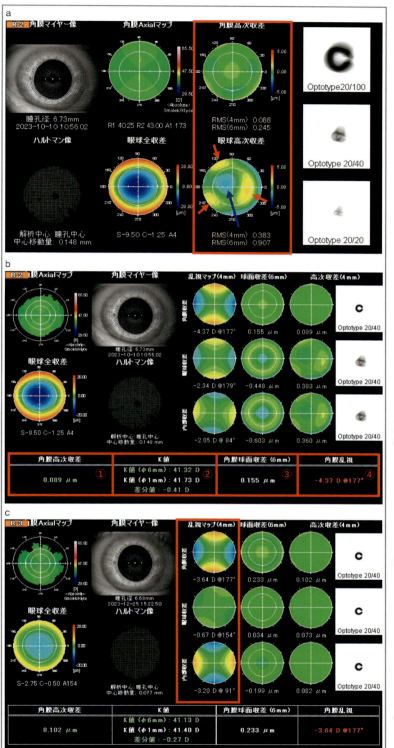

図7 核白内障の評価

a. マルチマップ．角膜高次収差は正常だが，眼球高次収差は異常を示しており（赤枠部），高次収差の原因が眼球内部由来であることがわかる．眼球高次収差において，三つ葉状の矢状収差（赤矢印），負の球面収差の増加（青矢印）を認める．右側のシミュレーションマップにおいても三重視を示している

b. IOLセレクションマップ．aの解析を行ったもの．右側の9つのマップは，それぞれ上段から角膜，眼球，内部の収差を表している．下の4つの赤枠内には，①4mm径での角膜高次収差，②ケラトの値（K値），③6mm径での球面収差，④4mm径での角膜正乱視成分が示されており，IOLの選択に役立つ．この症例では角膜不正乱視はないが，角膜正乱視成分が多く，トーリックIOLの適応と考えられる

c. bの術後．真中の乱視マップにおいて（赤枠部），角膜収差が内部収差に打ち消され，眼球収差が減少している

59

Chapter 1 屈折検査と視力検査

部の順で上から表示されており，トーリック IOL 挿入後の評価にも有用である．**図 7c**
をみると，乱視マップにおいて角膜収差がトーリック IOL による内部収差に打ち消さ
れ，全収差マップが緑色になっており，固定軸が良好であることがわかる．

　近年，術中にリアルタイムで収差解析を行うことができる ORA SYSTEM（Alcon
社）が発売されて，光学的眼軸長測定が困難な症例や，角膜形状異常が強い症例，極度
の長眼軸・短眼軸眼において有用とされている[10]．

文献 10

1.8.5 おわりに

　高次収差を含む収差を定量的に評価できる波面収差解析装置は，その発展とともに，
屈折矯正手術だけでなく日常診療を行ううえで，非常に重要な役割を担うようになっ
た．角膜前面のみならず，後面の形状解析や術中リアルタイム測定が可能な装置も登場
しており，今後もさらなる発展が期待される．本節では触れることができなかったが，
連続波面収差解析を行うことにより，ドライアイに伴う視機能低下を他覚的に示すこと
も可能である[11]．

文献 11

　それぞれの装置における結果の解釈，患者の自覚症状との細かい相関については，ま
だ明らかになっていない点も多く，さらなる検討が必要である．

（岩本悠里，高　静花）

文献

1) Maeda N. Clinical applications of wavefront aberrometry - a review. *Clin Exp Ophthalmol* 2009；37：118-29.
2) Mello GR et al. Applications of wavefront technology. *J Cataract Refract Surg* 2012；38：1671-83.
3) Thibos LN. Principles of Hartmann-Shack aberrometry. *J Refract Surg* 2000；16：S563-5.
4) 二宮さゆりほか．Hartmann-Shack センサーの臨床応用．あたらしい眼科 2001；18：1357-61.
5) Koh S et al. Comparison of Ocular Wavefront Aberration Measurements Obtained Using Two Hartmann-Shack Wavefront Aberrometers. *Eye Contact Lens* 2023；49：98-103.
6) Visser N et al. Evaluation of the comparability and repeatability of four wavefront aberrometers. *Invest Ophthalmol Vis Sci* 2011；52：1302-11.
7) Saad A et al. Evaluation of total and corneal wavefront high order aberrations for the detection of forme fruste keratoconus. *Invest Ophthalmol Vis Sci* 2012；53：2978-92.
8) Koh S et al. A Comprehensive Wavefront Assessment of Keratoconus Using an Integrated Scheimpflug Corneal Tomographer/Hartmann-Shack Wavefront Aberrometer. *Eye Contact Lens* 2024；50：16-22.
9) Lee JH et al. Spherical aberration reduction in nuclear cataracts. *Graefes Arch Clin Exp Ophthalmol* 2016；254：1127-33.
10) Kaufman AR et al. Intraoperative aberrometry：an update on applications and outcomes. *Curr Opin Ophthalmol* 2023；34：48-57.
11) Koh S. Irregular Astigmatism and Higher-Order Aberrations in Eyes With Dry Eye Disease. *Invest Ophthalmol Vis Sci* 2018；59：DES36-40.

1.9 眼軸長計測（1） IOL 度数処方

　眼内レンズ（intraocular lens：IOL）度数処方においてどの計算方法を選択したとしても、眼軸長測定は必須項目である。眼軸長の測定方法には超音波 A モード法と光学式の 2 種類がある。

　超音波 A モード法は全ての症例で測定可能であるが、測定精度がやや劣り、術後屈折誤差が生じる原因になりやすい。そのため操作が簡便であり、測定値のばらつきも少ないレーザー光干渉法を用いた光学式の測定装置が発売された。眼軸長のみならず角膜曲率半径（角膜屈折力）や前房深度・角膜横径などの眼内寸法も 1 台で測定できることから、IOL 度数計算にはなくてはならない装置である。

1.9.1 光学式眼内寸法測定装置

■ 光学式の測定原理と特徴
　レーザー光干渉法を利用し、光源には半導体ダイオードレーザーを使用している。指向性の高いレーザー光を直接中心窩に当ててその反射を捉えているため、視軸を測定しており、涙液表面から網膜色素上皮までを測定している。実際には、超音波 A モード検査のイマージョン法による測定値と相関するように一次関数をかけて補正されて、内境界膜までの値に換算して表示されている。

　この眼軸長補正のプロセスとしては、まずレーザー光で角膜表面から網膜色素上皮までの光路長を取得、次に測定波長に応じた屈折率を適用し、光路長から「光学式眼軸長測定装置で測定した眼軸長」という幾何学長に変換した値を表示している。非接触測定のため超音波プローブによる圧平の影響がなく、通常の超音波 A モード法の測定値よりも 0.2 〜 0.3 mm 長く表示される。超音波 A モード法と光学式の眼軸長が異なるということは、IOL 度数計算のときに使用する IOL 定数も光学式専用のものを使用しなくてはならない。

　光学式の唯一の弱点は、視軸上に混濁があると測定不能となることであったが、搭載されるレーザー光干渉方式がタイムドメイン（TD）方式から 2014 年以降フーリエドメイン（FD）方式[†]の OCT に進化したため、眼軸長測定可能率が TD 方式の 90 ％前後から FD 方式では 98 ％程度にまで向上した。測定値のばらつきも小さくなっている。

■ 眼軸長測定の屈折率
　前述の「光学式眼軸長測定装置で測定した眼軸長」を表示するにあたり、現行の大方の機種は先行機種の IOL マスター（Carl Zeiss Meditec 社）にならい、等価屈折率を採用している。等価屈折率とは、各組織によって屈折率が異なる眼球を「おおむね押し並べて、ほぼ同一」と考える方法で、従来の TD 方式である IOL マスターは測定光源波長が 780 nm で等価屈折率 1.3549 を採用しており、これが全ての基本となっている。

　これに対して、区分屈折率とは角膜・房水・水晶体・硝子体それぞれに固有の屈折率を割り当てるもので、ARGOS®（Alcon 社）のみに採用されている。本装置は眼球水平

[†]FD 方式搭載の光学式を推奨：TD 方式では黄斑浮腫や黄斑前膜ではダブルピークとなるため、後方ピークでの測定値を採用するには手動補正が必要とされる症例も存在した。これに対して、FD 方式では自動認識される。

Chapter 1 屈折検査と視力検査

断二次元画像をもとに自動でセグメンテーションを行い，各組織に応じた屈折率を適用して，各セグメント長の総和を眼軸長として表示している．区分屈折率の眼軸長は，等価屈折率で測定したものと比較して，短眼軸長眼では長めに，長眼軸長眼では短めに測定されるという特徴がある．

等価屈折率，区分屈折率のどちらを採用しても，標準眼軸長眼であれば光学式眼軸長測定装置で測定した眼軸長はほぼ同じであり，それを用いた術後屈折誤差も臨床上問題にならないような僅差である．これは，等価屈折率がよく考え抜かれたもので，実臨床に即したものであることを証明するものであろう．

市場のシェアをみても，依然として等価屈折率の装置が多数派である．そのため早急に区分屈折率測定へシフトすることもないが，短眼軸長・長眼軸長眼においては眼軸長に占める水晶体の割合が標準眼軸長眼とは大きく異なるため，等価屈折率と区分屈折率による測定値の差がIOL度数選択に影響する．そのためIOL定数の互換使用は避けたほうが望ましいとされる．水晶体を正しくセグメンテーションできていることが前提とはなるが，特に長眼軸長眼の場合は区分屈折率でのIOL度数選択のほうが，術後成績は良好であるとの報告[1]がある．2023年には，区分屈折率での測定値採用の計算式（Barrett True AL式）も登場しつつある．

文献1

■ 眼軸長以外の測定項目

角膜屈折力，前房深度，水晶体厚，角膜横径など，測定機種により複数の眼内寸法が測定可能で表示される．自動測定が可能で検査手技は簡便であるが，その測定値を採用できるかどうかを確認し，見極める力も必要となる．測定時の確認ポイントを**表1**にまとめた．

正常眼であれば，オートレフケラトメータでの角膜屈折力の測定は容易かつ高精度であるが，翼状片や重症ドライアイ，角膜屈折矯正手術後眼においてはIOL度数計算時に誤差を生じやすくなる．

測定領域も機種によりさまざまである．オートレフケラトメータのみの測定時間に比べると，光学式はシームレスに眼軸長や前房深度，水晶体厚等も測定しているため，やや時間がかかり，特にドライアイ患者では涙液層の破綻が生じることもある．その場合は瞬目を促すか，角膜表面の涙液が保持できない場合は人工涙液を点眼してから測定すると測定誤差が少ない．また，角膜反射像（Purkinje-Sanson第1像）を正しくアライメントして検査することが重要である．

表1 測定時の確認ポイント

①眼内のステータスの確認：測定前に有水晶体・無水晶体・IOL素材・シリコーンオイルを選択しておく
②正しい測定時の姿勢の確認：顎台に顔をのせた際に頭位が傾いているようなら修正する
③固視確認：測定前に，固視灯が測定眼の中心に見えているかを確認する．低視力で固視不良な場合は，他眼を遮蔽し測定眼で正面を固視するように誘導する
④角膜曲率半径測定時の涙液状態：睫毛や眼瞼が角膜測定エリアにかからないように開瞼させ，涙液層の破綻がないかをマイヤー像で確認しながら瞬目を促す
⑤測定値のチェック：取得した測定値に警告マークがついていないかを確認する．警告がでた場合は，測定し直すかIOL度数計算に支障がないかを判断する
⑥見極め力：測定値のばらつきの大小や標準偏差など，表示された測定値を鵜呑みにせずに，採用できる測定値なのかを確認する

1.9.2 IOL 度数計算の重要性

現在の白内障手術は，手術手技の確立，周辺機器の安全性の向上から完成度の高い手術となり，屈折矯正手術としての意味合いが大きくなっている．安全に白内障手術が施行できても，術後に患者の希望する屈折値に仕上がっていなければ，患者満足度は低い[†]．IOL 度数注文は手術前に行っておくため，患者満足度はすでに手術前から決まっているともいえる．実は執刀医の評価も，術後屈折誤差によって決まるといっても過言ではない．つまり，IOL 度数計算抜きでは白内障手術は成り立たないのである．

IOL 度数計算式は，光学式眼球寸法測定装置に搭載されているため，実際の計算式を目にすることはない．特にここ 20 年間の測定技術の進化とともに，術後屈折誤差の少なさを競う計算式が開発され，バージョンアップされている[2]．IOL 度数計算式の情報をアップデート[†]し，自施設で何を基本とするのか検討しておくことが重要である[3]．

[†]IOL 交換：屈折ずれは患者の不満対象であるため，IOL 交換は術後半年以内と早い時期に行われることが多い．一方，IOL 偏位や混濁は術後 10 年程度経過していることが多い．

文献 2

1.9.3 IOL 度数計算式の変遷

最初は，Fyodorov が模型眼を用いて幾何光学に基づく理論式を，50 年以上も前に考案した．第 1 世代とされるこの時代は，虹彩支持型 IOL であったので，虹彩平面を IOL 固定位置としており，前房深度の個体差のため誤差も大きかった．

第 2 世代では，IOL 定数という概念で個々の眼軸長によって加減されるように改良されたのが SRK Ⅱ 式である．

第 3 世代では，角膜屈折力も加えて術後 IOL の固定位置（effective lens position：ELP）を予測するようになったのが SRK/T 式であり，すでに 30 年の実績を持つ．そのため，標準的な眼軸長眼であれば精度が高いが，異常眼軸長や角膜形状異常などの屈折ずれしやすい症例はこの計算式の限界である．IOL 度数処方時には，過去の実績による臨床的勘に頼るしかなかったが，それでも依然として国内では汎用実績の高い計算式である．

第 4 世代では，術前の前房深度を組み込んでいる Holladay2 式，Haigis 式が代表であるが，Haigis 式のみ角膜屈折力を使用していないことが特徴である．その後は光学式眼球寸法装置の普及により，複数の測定項目を自動で測定可能になったことから，「世代」という表現から，「変数」での分類（表 2）[4]が 2017 年に提起された．

[†]IOL 度数計算式のアップデート：日本眼科学会のホームページにも，数年前から「IOL 度数計算式およびトーリック度数計算式の使用にあたって」として各種計算式の出典が掲載されている．

1.9.4 次世代の IOL 度数計算式

角膜や IOL の表面曲率，厚み，屈折率をもとに Snell の法則で光線の軌跡を計算する光線追跡法がいくつか開発され，代表的なものとして OKULIX 式や Olsen 式がある．大きな誤差因子となる ELP の推定が重要となるが，OKULIX 式では眼軸長からの回帰式で計算している．Olsen 式では，前房深度や水晶体厚を含んだより多くの術前データを組み込んでいる．

近年，Barrett Universal Ⅱ（BU Ⅱ）式の有用性が数多く報告されている．SRK/T 式に比較して，個々の角膜形状や眼軸長の影響を受けにくいことが知られており，特別

文献 4

表2 2017年に提唱されたIOL度数計算式の分類

1. Historical/Refraction based	最初の試みでありすでに時代遅れ
2. Regression	線形回帰：SRK，SRK II
3. Vergence	ガウス光学に基づく．変数でさらに分類
・2変数（AL, K）	Holladay 1，SRK/T，HofferQ
・3変数（AL, K, ACD）	Haigis，Ladas Super Formula
・5変数（AL, K, ACD, LT, CD）	Barrett Universal II（BU II）
・7変数（AL, K, ACD, LT, CD, pre-RF, Age）	Holladay 2
4. Artificial intelligence	Clarke neural network，Hill-RBF
5. Ray tracing	OKULIX，Phacooptics（Olsen）

AL：眼軸長　K：角膜屈折力　ACD：前房深度　LT：水晶体厚　CD：角膜横径
preRF：術前屈折値　Age：年齢
（文献4をもとに作成）

な補正も不要であることから，臨床上の有用性が高い．BU II式は，Gauss原理に基づいた近軸光線による厚肉レンズ計算式で，詳細は非公表だが，角膜後面形状を反映した前眼部と眼球形状を反映した後眼部の2つの球体からなる光学的モデルを用いている．SRK/T式を凌駕する計算式として人気が高まっており，広く普及しつつある．

　Hill-RBF式は，人工知能の応用である放射基底関数（radial basis function：RBF）を使った計算方法である．術前の生体計測データ（眼軸長，角膜屈折力，前房深度）および術後の等価球面度数を用いて学習させ，最適なIOL度数を出力する．既知の情報とは無関係にデータだけを基準として学習する特徴を有しており，実際のIOL度数誤差が少なくなるように，症例数を増加させて繰り返し学習を行い，予測精度を継続的に改善していくモデルである．

　2024年の話題としては，AIの進化に押されるように，AIを使用しているかどうかによって分類がなされるよう提唱（表3）[5]され始めた．表2のVergence式でくくられ

文献5

ADVICE

いったい何を使ったらよいのか

　何をどう選択するかは各施設・術者の好みによるが，臨床実績のベースを持つSRK/T式は大事にしつつ，何か1つ新しい計算式を使って計算をしてみることをお勧めしたい．

　筆者は，BU II式とHill-RBF式の活用を勧める．理由は，BU II式が近軸光線追跡理論式とすると，Hill-RBFはビッグデータに基づくAIを駆使した計算方法であり，どちらもバージョンアップされていること，他の計算式よりも実績が良いこと，そしてIOL度数計算という課題に異なるアプローチ方法で度数を算出するからである．

　SRK/T式のVergence方式と，BU II式の光線追跡法のハイブリッド型の2式で解離のある度数が導きだされたら，Hill-RBF式で検証してみる．Hill-RBF式はIOL度数を計算するだけでなく，計算の精度までがわかるからである．"in bounds"と表示されたら，術後屈折誤差が0.5D以内におさまるレベルが90％であるとの確証つきでもある．

表3 2024年に提唱されたIOL度数計算式の分類

詳細は未公開，未発表の計算式もあるが，原図を改変して記載した

Vergence	Thin lens	No AI（old）	Haigis, Hoffer Q, Holladay1/2, SRK/T
		No AI（new）	Castrop, Cooke K6, Panacea, T2, VRF, VRF-G
		AI	3C Calculator, Hoffer QST, Kane, Ladas AI
	Thick lens	No AI	EVO2.0, Naeser 2
AI			Hill-RBF, Karmona, Nallasamy
Ray-tracing	Paraxial	No AI	BU Ⅱ, O Formula, Olsen, Z-Calc
		AI	Zeiss AI IOL Calculator
	Exact	No AI	CSO, OKULIX, Olsen

（文献5をもとに作成）

るものの中でも，薄肉（thin）レンズか厚肉（thick）レンズかで細分類される．Ray tracingにおいても，近軸法（paraxial）と厳密法（exact）に分かれ，近軸法の中ではAIを使用しないBU ⅡやOlsen，AIを使用しているものはまだ未公開のZeiss AI IOL Calculatorがあてはまり，今後も情報を更新していく必要がある．

1.9.5 屈折矯正手術後眼でのIOL度数計算式

LASIKや放射状角膜切開術（radial keratotomy：RK）などの角膜屈折矯正手術を受けた眼では，IOL度数計算が難しい．角膜換算屈折率1.3375が当てはまらなくなり，角膜全屈折力（total keratometry：TK）測定が不正確となること，もともとが強度近視眼であるため眼軸長が長いこと，さらに裸眼視力へのこだわりが強いためである．そのために，角膜屈折矯正術後眼用のIOL度数計算式が必要になる．

Barrett True-K式は厚肉光学を用いたBU Ⅱ式がもとになっており，計算に必要なパラメータは眼軸長，K値，前房深度で，水晶体厚，角膜横径は任意である．lens factor（LF）という独自の定数を用いるが，詳細は非公表である．

Haigis-L式では，角膜屈折力を用いず，眼軸長と術前前房深度の重回帰式からELPを予測する．屈折矯正手術前のデータが不要である．

国際学会認定というお墨付きがあるのが米国白内障屈折矯正手術学会（ASCRS：American Society of Cataract and Refractive Surgery）のウェブサイト（www.ascrs.org）で，とても有用である．各種のIOL度数計算式が無料で使えるようになっており，"Post-Refractive IOL Calculator"から適切な項目を選択してデータを入力すると数種類の計算式の結果が表示される．表示結果のうちの平均値～中央値を参照して度数を決定するとよい．アジア太平洋白内障屈折矯正手術学会（APACRS：Asia-Pacific Association of Cataract & Refractive Surgeons）のウェブサイトでも同様の計算が可能である．

Chapter 1 屈折検査と視力検査

1.9.6 円錐角膜眼の IOL 度数計算式

円錐角膜は多様な角膜形状を呈し，不正乱視により角膜屈折力の測定誤差が生じるため，術後屈折誤差が生じやすい．Amsler Krumeich 分類の Stage 2 以上では，角膜屈折力の過大評価から術後に遠視化しやすいことが知られており，若干近視ねらいにしておくことが推奨されてきた．進行性の場合，術後にハードコンタクトレンズ（hard contact lens：HCL）で矯正可能なため，遠視になるよりは近視に設定し，術後も HCL を合わせやすいようにしておくのも一案である．最近は Kane 式の中でも円錐角膜用のものが公表され，術後成績の評価が待たれる．

1.9.7 乱視矯正におけるトーリック IOL 度数計算式

術前から存在する角膜乱視を手術時に軽減し，矯正効果をだすために用いられるのが，トーリック IOL である．この際に，推奨されるトーリック IOL の円柱度数（D），固定すべきトーリック軸の方向（度），予測される術後残余乱視の量（D）と方向（度）を計算するために使用されるのが，トーリック度数計算式（トーリックカリキュレーター）である．術前の強・弱主経線の角膜屈折力，その角度，手術による惹起乱視（surgically induced astigmatism：SIA）が必要となる．SIA は術者ごとの値であり，あらかじめ計算しておく．

角膜乱視とトーリック IOL の乱視をベクトル合成するために，IOL 面の乱視を角膜面の値に換算しなくてはいけないが，初期のトーリック度数計算式では，どの眼に対しても同じ定数を用いていた．現在では個々の眼に対して ELP が計算されるようになり，Barrett Toric 式では BU II 式で ELP を算出している．また角膜後面乱視を考慮するにあたり，Barrett Toric 式では，角膜後面乱視を含む角膜全屈折を数学的モデルで構築している．

Abulafia-Koch 回帰式は，術後自覚乱視から作成した回帰式に基づき，角膜後面乱視を考慮している．

一方 IOL マスター 700（Carl Zeiss Meditec 社）においては，TK が測定可能なため，Barrett TK Toric では角膜後面乱視の予測値ではなく，TK の実測値を使用して計算を行っている．

Kane 式は光学理論と人工知能を組み合わせた計算式で，IOL 度数計算とともに，トーリック度数計算も可能である．詳細は非公開で，眼軸長，角膜屈折力，前房深度以外に，性別を考慮に入れており，オプションとして，水晶体厚と中心角膜厚を加えている．

乱視矯正レンズにおけるトーリックカリキュレーターは，例えば，Alcon 社は Barrett Toric 式，AMO 社は Holladay 1 式，HOYA 社は Abulafia-Koch 回帰式というように異なるものを採用しているが，"後面乱視を考慮する"にチェックを入れれば，自動計算される．データは手入力となるため，誤入力がないように注意して行う．入力ミス予防には，光学式眼球寸法装置搭載の乱視矯正用の計算式を使用するのも一案である．

（須藤史子）

ADVICE

目標屈折値の設定のコツ

挿入 IOL の度数処方は，術後患者の生活の質のみならず視覚の質にも影響するため，必ず術前に，術後の見え方および眼鏡使用に関して，患者の意思確認をしておく．特に患者の望む生活環境，仕事や趣味の活動性，術前の屈折度，他眼とのバランスを把握して，度数決定するこ

とが望ましい．正確な術前生体計測・適切な計算式の選択・最適化 IOL 定数の使用により，質の高い IOL 度数処方が可能となる．**表 4** におおよその目標屈折値（等価球面値による予測値）を示した．

表 4　患者の希望屈折値と目標屈折値（予測値）

条件	目標屈折値に入力する値（D）
正視希望	−0.5 から−0.25
近視希望	−2.0（近見焦点距離 50 cm 希望） −2.5（近見焦点距離 40 cm 希望） −3.0（近見焦点距離 30 cm 希望） −5.0（病的近視の脈絡膜萎縮強い場合）
乱視矯正 IOL	−0.25
多焦点 IOL	限りなく 0 に近い

文献

1 ） Omoto MK et al. Ocular biometry and refractive outcomes using two swept-source optical coherence tomography-based biometers with segmental or equivalent refractive indices. *Sci Rep* 2019；9：6557.
2 ） Savini G et al. Recent developments in intraocular lens power calculation methods—update 2020. *Ann Transl Med* 2020；8：1553.
3 ） 須藤史子. 白内障の眼内レンズ度数計算式はどれを使えばよいでしょうか？. 臨床眼科 2022；76：95-9.
4 ） Koch DD et al. Pursuing perfection in intraocular lens calculations：Ⅰ. Logical approach for classifying IOL calculation formulas. *J Cataract Refract Surg* 2017；43：717-8.
5 ） Savini G et al. IOL power formula classifications. *J Cataract Refract Surg* 2024；50：105-7.

1.10 眼軸長計測(2) 小児における眼軸長測定

1.10.1 小児期の屈折と眼軸に関する前提知識

文献1

非接触型機器である光学的眼軸長計測装置の再現性は高く、誤差範囲は小児でも50μm以下であり[1]、屈折度数に換算すると多くてもSD ± 0.12 D以下で、非調節麻痺下自覚的屈折検査よりも10倍正確である。さらに眼軸長計測であれば、調節麻痺薬による副作用の問題がなく、計測時間も短時間である。小児期に近視の進行を管理する目的などでは、眼軸長がより適している。

文献2

図1[2]に、さまざまな屈折における小児の眼の眼軸の伸展形式を示す[2]。「正視化過程にある遠視」が正常な小児の眼であり、正常な屈折度数は、正視ではなく年齢に応じた軽度の遠視である。

一般的に成人のGullstrandの模型眼では、眼軸長1 mmの伸展は、屈折度数に換算すると3.0 Dもしくは2.7 Dに相当する。しかし近視進行抑制治療のターゲットとなる年齢の低い小児では、そのような単純換算ができない。6歳までの小児では年間1 mmの眼軸長の伸展は、屈折度に換算してわずか0.45 Dの変化にしか相当しない[3]。

文献3

発育に伴う眼軸長の伸展に対して、水晶体や角膜の屈折力が弱まることで代償が生じる幼少期では、同じ眼軸伸展量であっても屈折度数に与える影響力が異なることに留意する必要がある。

1.10.2 小児期の近視進行を管理する方法

小児期の近視進行を管理するには、年齢別に異なる眼軸伸展の管理目標を立てる必要

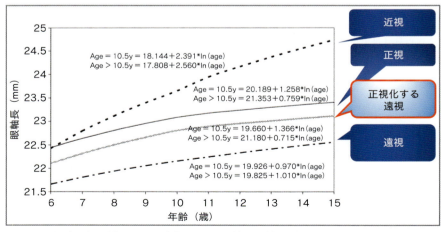

図1 さまざまな屈折における小児の眼の眼軸長の伸展形式
屈折異常によって、眼軸長の年間当たりの伸展量は異なる
(文献2をもとに作成)

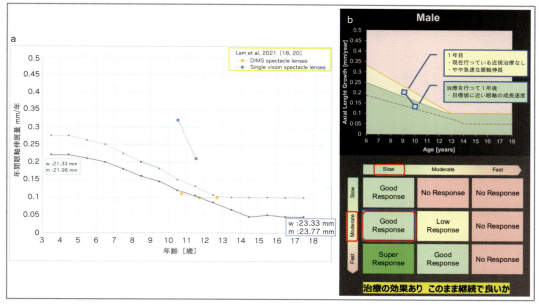

図2 年間眼軸長伸展量による治療効果判定表
a．ドイツ人小児のための治療効果判定表
Kaymak らは，ドイツでの正視眼に該当する 50 パーセンタイルまでの小児のデータから，正視眼における年齢ごとの年間眼軸伸展量を算出し，有効性の評価表を作成した．濃い実線が，ドイツ人小児の正視眼における年齢別の眼軸伸展量であり，薄い実線が信頼区間の上限である．薄い実線までが治療有効と判断する許容範囲とされている．青丸で示す単焦点眼鏡の対照群の眼軸伸展量と異なり，黄色丸で示す DIMS 眼鏡群は，3 年間継続して有効な眼軸伸展抑制効果を維持している
（文献 4 をもとに作成）
b．HAAG-STREIT 社製 LS900 Myopia AMMC® の治療効果判定表
HAAG-STREIT 社製 LS900 Myopia AMMC® や OCULUS 社製 Myopia Master® では，治療効果判定表が搭載されており，治療効果が自動的に判定される

がある．そのため「小児の正常眼」の年齢別の年間眼軸伸展量を標準値として眼軸管理を行う考えや（図2）[2,4]，パーセンタイル曲線を用いて眼軸管理を行う方法（図3）[5]が提唱されるようになった．

近年は，各社が眼軸長計測装置に，小児の近視管理に特化したさまざまな優れたソフトウェアをアップデートしている（図4）．表1に近視管理が可能な眼軸長計測装置の詳細をまとめる．年間眼軸長伸展量の自動計測や（図2b），パーセンタイル曲線を用いた眼軸管理（図3）は基本であり，治療者も患者も，治療効果を視覚的に瞬時に判定することが可能である．

文献 4

文献 5

1.10.3 まとめ

発育に伴う眼軸長の伸展に対して，水晶体や角膜の屈折力が弱まることで代償が生じる幼少期では，屈折度数に与える影響力が成人とは異なることに留意する必要がある．近視進行抑制治療を提供する場合は，今後，眼軸長を用いた管理が重要視されると予測される．

（五十嵐多恵）

Chapter 1 屈折検査と視力検査

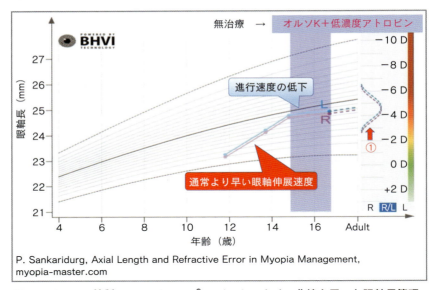

図3 OCULUS 社製 Myopia Master® のパーセンタイル曲線を用いた眼軸長管理

25,000 眼近い中国人小児の眼軸長データをもとにパーセンタイル曲線が作成されている．将来的な無治療での屈折度数の予後予測が，サイプレジン調節麻痺下屈折度数，角膜曲率，性別，眼軸長などのデータに基づいて算出され，95% 信頼区間±1.85 D の幅で表示される（①）．初診時に近視進行抑制治療を実施する動機付けとなる．この症例は，無治療では通常よりも早い眼軸伸展が認められたが，併用療法実施以後は進行速度が低下したことが視覚化されており，患者への説明も容易である

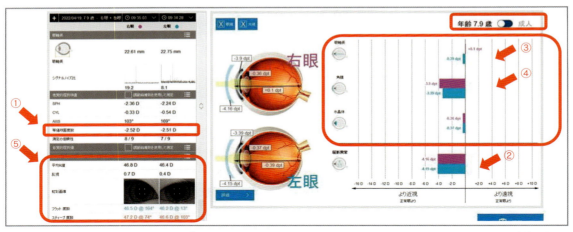

図4 OCULUS 社製 Myopia Master® に搭載された Gullstrand Refractive Analysis System による軸性近視と屈折性近視の鑑別と成分分析

初診時に 7.9 歳の年齢で，①に示すように等価球面度数が−2.5 D 程度の近視であった．7.9 歳の年齢相当の模型眼では＋1.64 D の遠視が正常であるため，4 D を超えて近視化していることが②に示されている．各屈折要素の状態を確認してみると，③から明らかな軸性近視を生じていない．将来的な眼疾患のリスクを軽減するために，抑制治療の対象となる近視は軸性近視である．一方で，④から角膜の屈折度数は近視化が進行しており，ここ 1 年あたりで近視が進行したのは，角膜に原因がある可能性がある．⑤から角膜屈折力は平均よりも強めであり，角膜形状解析などの精査を行い，経過観察する方針とした

文献
1) Carkeet A et al. Repeatability of IOLMaster biometry in children. *Optom Vis Sci* 2004；81：829-34.
2) Jones LA et al. Comparison of ocular component growth curves among refractive error groups in children. *Invest Ophthalmol Vis Sci* 2005；46：2317-27.
3) Guo X et al. Significant Axial Elongation with Minimal Change in Refraction in 3- to 6-Year-Old

1.10 眼軸長計測（2）　小児における眼軸長測定

表 1　近視を管理する眼軸長計測装置のまとめ

		近視治療用				白内障手術用	
	機種名	Myopia Master®	MYAH	AL-Scan M ＋ Myopia Viewer MV-1（オプションソフト）	レンズスター MYOPIA APS ＋ AMMC ライセンス	OA-2000 ＋ Axial Manager	AL-Scan ＋ Myopia Viewer MV-1（オプションソフト）
	製造元／販売	Oculus 社製, 販売 Nikon	Visio 社製, 販売 Topcon	NIDEK 社製	HAAG-STREIT社製, 販売ジャパンフォーカス	TOMEY 社製	NIDEK 社製
	価格	550 万円	380 万円	385 万円 ＋30 万円 (MV-1)	408 万円 ＋24 万円	560 万円 ＋45 万円	550 万円[注1] 480 万円[注2] ＋30 万円 (MV-1)
機能	眼軸長測定方式（フルオートトラッキング）	タイムドメイン（×）	タイムドメイン（×）	タイムドメイン（○）	タイムドメイン（×）	フーリエドメイン（○）	タイムドメイン（○）
	角膜形状解析	×	○	×	△（オプション）	△	×
	レフラクトメーター	○	×	×	×	×	×
	屈折度数推移のグラフ化（トレンド解析）	○	○	○	○	○	○
	眼軸長推移のグラフ化（トレンド解析）	○	○	○	○	○	○
近視管理機能	眼軸長パーセンタイル曲線（データ引用元）	中国人 Brien Holden Vision Institute データ	欧州人 Tideman ら コホート研究	欧州人 Tideman ら コホート研究	欧州人, 中国人 Tideman ら コホート研究 Dr.Hakan Kaymak	日本人 令和 3 年度 児童生徒の近視実態調査報告書	欧州人 Tideman ら コホート研究
	軸性近視, 屈折性近視の成分分析	○	×	×	×	×	×
	年間眼軸伸展量の自動計算	○	○	×	○	×	×
	予後予測	○	○	×	○	×	×
	治療効果判定表	○	×	×	×	×	×
	治療歴管理	○	×	○	○	○	×
	生活習慣管理	○	×	○	○	○	×
	患者レポート出力	○	○	○	○	○	○
その他計測機能	角膜曲率半径 （mm）	○	○	○	○	○	○
	前房深度 （mm）	×	×	×	○	○	○
	水晶体厚 （mm）	×	×	×	○	○	△[注3]
	中心角膜厚 （mm）	○	×	○	○	○	○
	角膜横径 （mm）	○	○	×	○	○	○
	瞳孔径 （mm）	○	○	○	○	○	○

注 1：オプションソフトあり　注 2：オプションソフトなし　注 3：A モード測定では可

Chinese Preschoolers The Shenzhen Kindergarten Eye Study. *Ophthalmology* 2017；124：1826-38.

4）Kaymak H et al. Myopia treatment and prophylaxis with defocus incorporated multiple segments spectacle lenses. *Ophthalmologe* 2021；118：1280-6.

5）He X et al. Normative data and percentile curves for axial length and axial length/corneal curvature in Chinese children and adolescents aged 4–18 years. *Br J Ophthalmol* 2023；107：167-75.

Chapter 2
屈折異常

2.1 屈折異常とは（総論）

2.1.1 眼の屈折要素

　眼の屈折状態を決める要素として，角膜屈折力，水晶体屈折力，眼軸長が主要な因子である．眼をカメラに例えると，カメラのレンズは眼の角膜と水晶体に相当する．カメラのレンズ前面から受光素子までの距離は眼軸長に相当する（図1）．

　角膜の屈折力は，主として角膜前面の曲率半径と，界面での媒質の屈折率の比（空気の屈折率と角膜の屈折率の比）で決まる．Snellの法則（$\sin\theta_1/\sin\theta_2 = n_2/n_1$）（図2）によると，界面での光線の屈折角は，境界面での媒質の屈折率の比が大きいほど増大する．

　Gullstrand模型眼[1]によると，角膜屈折率は1.376，前房水の屈折率は1.336で，その差は空気と角膜の屈折率の差より小さく，したがって前房水と接する角膜後面での屈折は，空気と接する角膜前面での屈折より小さくなる．

　Gullstrand模型眼では，角膜前面屈折力（48.83 D）は，角膜後面屈折力（−5.88 D）の約8倍大きく（符号は反対），角膜の全屈折力は43.05 Dとなる．角膜の曲率半径 r

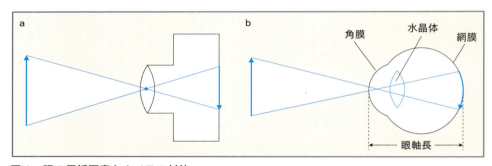

図1　眼の屈折要素とカメラの対比
カメラのレンズ（a）に対応するのが眼（b）の角膜と水晶体．眼軸長は，カメラのレンズと受光素子までの距離に対応する

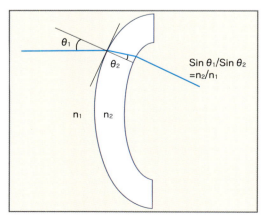

図2　角膜表面での光の屈折
角膜の表面ではSnellの法則（$\sin\theta_1/\sin\theta_2 = n_2/n_1$）に従って光は屈折する．$n_1$：空気の屈折率，$n_2$：角膜の屈折率

(m) と角膜の前面の屈折力 Da（D）の関係は，Da（D）＝(n_2－n_1)/r（m）で表される（n_1 は空気の屈折率，n_2 は角膜の屈折率（$n_2＞n_1$））．

水晶体の屈折力は，水晶体前後面の曲率半径，水晶体の屈折率，水晶体厚，前房深度などで規定され，Gullstrand 模型眼では 19.11 D となる．

眼軸長は，当初は超音波を用いて測定されてきた．この方法では，眼軸長は角膜前面から網膜の内境界膜までの距離が測定されるが，最近行われている光学的な測定法では，角膜前面から網膜色素上皮までの距離が測定される．

角膜の曲率半径の測定は，コンタクトレンズ（contact lens：CL）の処方には欠かせないものであり，角膜屈折力と眼軸長の測定は眼内レンズの度数の決定に必須である．

2.1.2 屈折異常の種類

外界から入ってきた平行光線は角膜および水晶体で屈折を受け，網膜に焦点を結ぶ．平行光線が網膜面に像を結ばないものを屈折異常といい，これには近視，遠視，および乱視がある．

■近視

水晶体がリラックスした状態（遠くを見ているとき）で眼に平行光線が入ったとき，網膜の前に像を結ぶ眼の屈折状態を近視という．近視は凹レンズで矯正される（図3）．

近視には軸性近視と屈折性近視がある．軸性近視は眼軸長が伸びておこる近視で，小児の近視の多くはこれに属する．屈折性近視には，水晶体の核の硬化による核性近視，角膜前面の曲率の急峻化による円錐角膜，毛様体浮腫に伴う水晶体の前方移動（前房深度の低下），眼内レンズの前方移動などがある．

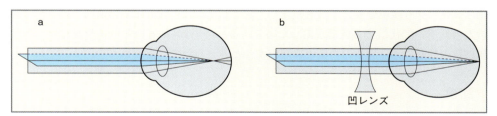

図3　近視眼に平行光線が入射した場合の焦点の位置と矯正法
近視眼に入射した平行光線は，網膜より前方に焦点を結ぶ（a）．凹レンズを眼前 12 mm に置いて光線が網膜上に焦点を結んだ場合（b），そのレンズ度数が近視の度数となる

■遠視

水晶体がリラックスした状態（遠方視時）で眼に平行光線が入ったとき，網膜より後ろに像を結ぶ眼の屈折状態を遠視という．遠視は凸レンズで矯正される（図4）．小児の遠視は，基本的に眼軸長が先天的に短いことによりおこる．小児の強い遠視は弱視あるいは内斜視の原因になるので，早期に遠視の度数を調節麻痺薬を用いて正確に測定し，屈折矯正をする必要がある．

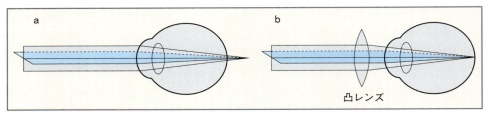

図4　遠視眼に平行光線が入射した場合の焦点の位置と矯正法
遠視眼に入射した平行光線は，網膜より後方に焦点を結ぶような光路をとる（a）．凸レンズを眼前12 mmに置いて光線が網膜上に焦点を結んだ場合（b），そのレンズ度数が遠視の度数となる

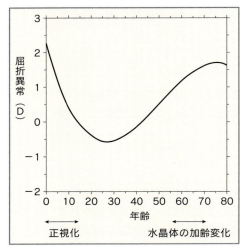

図5　等価球面値の加齢変化
乳幼児期は軽度の遠視であり，学童期になると正視化する．老視期になると再度遠視化する
（文献2をもとに作成）

　屈折の加齢変化をみると，小児期は軽度の遠視であり，学童期になると正視化する．その後近視化し，初期老視にまた正視化し，高齢になると遠視化する[2]．小児期の正視化は成長に伴う眼軸延長による近視化を，主として成長に伴う水晶体前面の扁平化（屈折力の低下）で代償する機構が働くためである[3]．一方高齢者における遠視化は，水晶体皮質の加齢に伴う屈折力の低下に起因すると考えられている[4]（図5）[2]．

■ 乱視

　眼の屈折力が方向により異なり，眼に入った平行光線が凹レンズまたは凸レンズを使っても一点に焦点を結ばない眼の屈折状態を乱視という．乱視は，角膜あるいは水晶体のひずみによりおこり，円柱レンズで矯正できる正乱視と矯正できない不正乱視に分類される．通常，乱視とは正乱視のことをいう．
　正乱視では，カーブの強い軸（強主経線）とカーブの弱い軸（弱主経線）が直交する．このような眼に平行光線が入射すると，それぞれの経線方向で異なる屈折がおこり，これらは2つの異なる線として結像する．これらを前焦線，後焦線という（図6）．前焦線と後焦線の中央に全光束が最も接近する位置があり，これを最小錯乱円という．遠視のある乱視眼で調節力がある場合，最小錯乱円で物を見ている．強主経線の方向が垂直の場合を直乱視，水平の場合を倒乱視，斜めの場合を斜乱視という．
　乱視は角膜乱視と水晶体乱視の和（全乱視）で評価される．若年層では，全乱視は直乱視で度数は角膜乱視より少ない．これは，水晶体の倒乱視により代償されているため

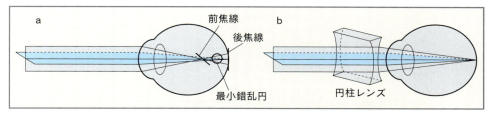

図6 近視性直乱視眼に平行光線が入射した場合の焦線の位置と矯正法
直乱視の眼に入射した平行光線は，角膜寄りに水平方向の前焦線を，網膜よりに垂直方向の後焦線を結ぶ（a）．円柱レンズを眼前 12 mm に軸を水平方向に置いて，光線が網膜上に焦点を結んだ場合（b），そのレンズ度数が乱視の度数となる

である．加齢とともに全乱視は倒乱視化するが，これは加齢により角膜の直乱視が減少し，水晶体倒乱視が増加するためである．これも角膜および水晶体の加齢性変化と考えられる[5]（図7）．この点は，中高年者に対するハードコンタクトレンズ（hard CL：HCL）処方時に注意を要する．若年者では，角膜乱視は HCL で矯正され，全乱視も HCL 装用で低下するが，中高年者では HCL で角膜乱視を矯正すると，水晶体倒乱視が顕在化し，全乱視がかえって増える可能性がある（図8）[6]．

不正乱視は，角膜の表面のカーブが不正となる円錐角膜に代表される角膜不正乱視と，水晶体の屈折率が不均一になる核白内障に代表される水晶体不正乱視に分けられる．角膜不正乱視は HCL で矯正可能だが，水晶体不正乱視に対しては一般に白内障手術が必要になる．

核白内障では，三次の高次収差（矢状収差）が増加し[7]，球面値も近視化することが多く，見え方として三重視を訴える例がある．この場合は，球面値を矯正すると三重視は消失する可能性があるので，眼鏡矯正を試す価値がある（図9）．

文献 6

文献 7

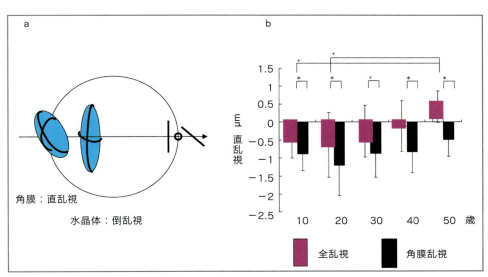

図7 加齢に伴う乱視の変化
乱視は角膜乱視と水晶体乱視の和（全乱視）で評価される．若年層では角膜は一般に直乱視で，水晶体は倒乱視，全乱視は直乱視で度数は角膜乱視より少ない傾向にある（a）．加齢とともに角膜の直乱視が減少し水晶体倒乱視が増加するため，全乱視は倒乱視化する（b）

Chapter 2 屈折異常

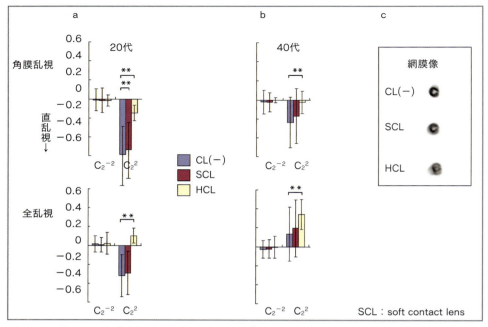

図8 CL装用下の角膜乱視・全乱視の加齢変化[6]
20代の若年者では，角膜乱視はHCLで矯正され，全乱視もHCL装用で低下する（a）．40代の中高年者では，HCLで角膜乱視を矯正すると水晶体倒乱視が顕在化し，平均すると全乱視がかえって増える（b）．シミュレーション画像でも，HCL矯正で像のにじみが大きくなることが示される（c）

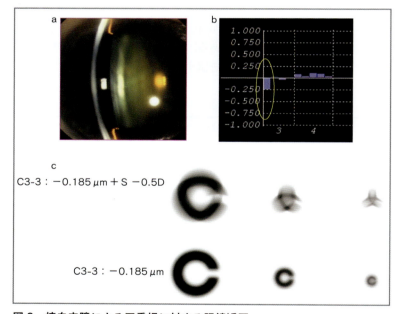

図9 核白内障による三重視に対する眼鏡矯正
76歳男性．右眼に三重視を訴えて来院．細隙灯顕微鏡では核白内障を認めた（a）．波面収差解析では，矢状収差（三次の高次収差）が高かった（b）．この症例の矢状収差と球面値によるランドルト環の見え方のシミュレーションでは，矢状収差に球面値（－0.5 D）が加わると三重視となるが，球面値を矯正すると，三重視がなくなることが推察された（c）．本症例は，眼鏡を変えると三重視が消失した

■ 不同視

　不同視とは左右眼の屈折異常の程度が異なるもので，一般に屈折度差が 2.00 D 以上のものをいう．不同視は一般に先天的な素因のうえに発生する．発育期に不同視がある場合には，屈折矯正は調節麻痺薬を点眼して屈折の左右差を正確に測定し，この左右差を矯正する眼鏡の処方が重要である．小児の場合には，3.00～4.00 D の不同視でも眼鏡装用が可能である．特に小児の遠視性不同視は弱視になる可能性があり，両眼にアトロピンなどによる調節麻痺薬点眼後，屈折検査を行って完全矯正の眼鏡を処方し，必要に応じて弱視訓練をしなければならない．

　近視性不同視では，若年者で正視側の眼の裸眼視力が良好な場合，日常生活に不便がないので，眼鏡装用のコンプライアンスが悪いことが多い．近視性の不同視は，加齢とともに増加する傾向がある．増加の程度は両眼視機能が良好な場合は 0.5 D 程度で少ないが，両眼視機能不良の場合は 3 D 程度増加する場合もあるため，眼鏡処方は両眼視機能維持のためにも必要と考えられる．軽度の不同視は，老視年齢になった場合モノビジョンに移行できれば問題ないが，優位眼の優位性が強い場合は固視交代ができず，眼精疲労をきたす場合もあることに留意すべきである．

2.1.3 屈折矯正

■ 眼鏡レンズの矯正効果

　眼鏡レンズは角膜頂点の前方 12 mm に装用されるので，眼鏡レンズによる眼の矯正効果は眼鏡レンズそのものの屈折力ではなく，補正が必要になる（図 10）．眼鏡を眼から離して装用した場合（12 mm 以上とした場合）には，凹レンズではその効果は弱くなり，凸レンズでは強くなる．頂点間距離が短くなれば，効果は逆になる．

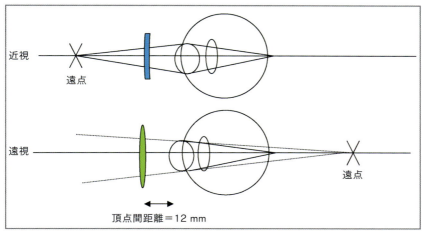

図 10　屈折矯正の基本概念
　眼の屈折値は，眼前 12 mm に置かれた矯正レンズの値で定義される．屈折矯正のためのレンズ値は，眼の遠点を焦点とするようなレンズ値で決定される．遠点は，近視の場合眼前にあり，遠視では眼の後方に存在する

■遠視の矯正

小児の遠視の屈折矯正は，視力矯正のほか，弱視や調節性内斜視の矯正のために行われる．5歳以上の遠視の小児で，斜視がなく矯正視力が良好な場合，眼鏡を処方する基準として調節麻痺薬点眼後の屈折度が+2.00 D以上の遠視が考えられる．

■近視の矯正

1．偽近視

偽近視は，毛様筋が過緊張し，水晶体が遠くを見たときにも屈折力が低下しない状態が維持されておきる．正視か軽度の遠視の小児に時々見られ，自覚的屈折検査では近視であっても，調節麻痺薬の点眼後に屈折状態が正視または軽度遠視になることで診断される．調節緊張の状態は，準静的調節力検査で可視化される[8]（図11）．

2．近視

検眼レンズによって良好な視力が得られ，その他の視機能障害を伴わない，いわゆる学校近視に対しては，眼鏡が処方される．小学校で黒板の字が見える視力として，教室の最前列では0.3以上，最後列では0.7以上である．黒板が見にくくなった時点で眼鏡が必要になる．

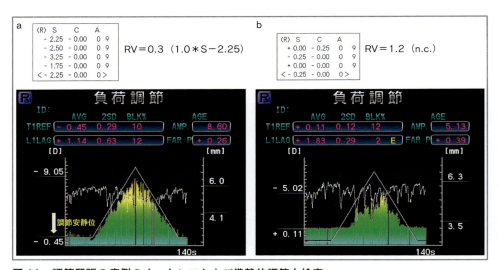

図11　調節緊張の症例のオートレフおよび準静的調節力検査
a．調節緊張（正視眼）　b．調節緊張（正視眼・改善後）
8歳女児．初診時オートレフの値は軽度近視でばらつきが大きく，裸眼視力は低下していた．準静的調節力検査では，調節安静位での屈折度の近視化がみられた（a）．トロピカミド点眼による治療後オートレフ値は安定し，裸眼視力は1.2に回復した．準静的調節力検査では，調節安静位での屈折度は正視化した（b）

■乱視の矯正

乱視の眼鏡矯正は，円柱レンズによる完全矯正が原則であるが，初回の眼鏡処方で耐え得る円柱レンズ度は，視野の歪曲などから小児ではおおよそ3～4 D，成人では1 Dが限界である．完全矯正ができない場合には，円柱レンズを装用に耐えられるまで弱め，弱めた円柱レンズ度の1/2に当たる度数を球面レンズ度に加える方法をとる．

■ 不同視の矯正

1. 遠視性不同視

乳幼児の遠視性不同視は，遠視の強いほうの眼が弱視になりやすい．小児の場合には3.00～4.00 D の不同視であっても，完全矯正眼鏡の処方が原則である．

2. 近視性不同視

軸性の近視性不同視は，Knapp の法則により眼鏡矯正が一般に有効だが，屈折性不同視を眼鏡で矯正すると不等像視を生じるため，CL 矯正が必要となる場合がある．しかし軸性の近視眼では視細胞間の距離が延びており，網膜像の大きさが同じでも中枢では小さく感じられるため，軸性の近視性不同視の矯正にも眼鏡よりも CL のほうがよいことが多い．ただし，小児の軸性不同視の場合は中枢神経系の適応能力が高いため，眼鏡で3～4 D の不同視の矯正は可能である．一方屈折性の不同視（片眼の無水晶体眼など）で，不等像視の限界（4～7％）を超える場合には，CL による矯正が必要になる．

（不二門　尚）

文献

1）所　敬. 屈折異常とその矯正（第6版）. 金原出版；2014. pp.16-20.
2）Saunders H. Age-dependence of human refractive errors. *Ophthal Physiol Opt* 1981；1：159-74.
3）Gordon RA et al. Refractive development of the human eye. *Arch Ophthalmol* 1985；103：785-9.
4）Kuroda T et al. Wavefront analysis in eyes with nuclear or cortical cataract. *Am J Ophthalmol* 2002；134：1-9.
5）不二門　尚ほか. 眼科検査診断法　新しい視機能評価システムの開発. 日本眼科学会雑誌 2004；108：809-35.
6）Hirohara Y et al. Effect of Soft and Rigid Gas-permeable Contact Lenses and Aging on Wavefront Aberrations. ARVO Annual Meeting Abstract. *Invest Ophthalmol Vis Sci* 2003；44：3691.
7）Fujikado T et al. Wavefront analysis of monocular triplopia in the eye of nuclear cataract. *Am J Ophthalmol* 2004；137：361-3.
8）中島伸子ほか. 調節異常（調節緊張・調節痙攣,IT 眼症など）の診断と治療について. 眼科 2022；64：453-8.

2.2 近視（1） 小児・学童の近視と近視進行抑制

2.2.1 小児の近視の現状とそのリスク

　小児の近視有病率の上昇は，全世界において公衆衛生上そして社会経済上の重要な課題となっている．近年のスマートフォンやデジタルデバイスの急速な普及により，近視発症の低年齢化や進行速度の増大が懸念されている．近視が進行することによる視覚の質の低下だけでなく，長期的な問題としては，高度近視眼における網膜剝離，緑内障などの合併症の罹患率の上昇があげられる．合併症のリスクを減らすために，小児期におけるタイムリーな介入が必要とされ，近視進行抑制の介入法としては，環境因子による予防対策や，治療としては薬物治療，光学的治療，光線治療，またそれらの併用療法のエビデンスが報告されている．

■学童や未就学児の近視の現状

　過去数十年の間に多くの国，とりわけ東アジア先進国での若年層の近視有病率の増加が報告されており，若年者の近視および高度近視の有病率は，それぞれ80〜90 %，20 %程度にまで上昇している[1]．

　我が国でも，令和4年度の学校保険統計調査にて，裸眼視力1.0未満の子供の割合は小学校，中学校，高等学校でそれぞれ37.9 %，61.2 %，71.6 %と報告され，いずれも過去最高の値を示している[2]．数十年前から緩徐に増加傾向を示していた小児の近視有病率であるが，2019年に発生したコロナ禍での外出制限による屋外時間の減少やデジタルデバイスの使用時間の増加により，有病率が一気に加速したことは否めない．しかしながら，コロナ禍が落ち着いた現在においても，まだ増加の一途をたどっている．

　6〜8歳を対象とした香港の近視有病率の研究では，コロナ禍前の2015年〜2019年は23.5〜24.9 %と緩徐な増加傾向，コロナ禍による制限が入った2020年には28.8 %と著しい上昇，そして制限後の2021年も36.2 %と上昇していることが示された[3]．これは近視の環境因子である屋外時間やスクリーン時間が，コロナ禍以前の状態に改善していないことを指摘している．

　タブレット学習などが普及した学童の視環境の変化だけでなく，未就学児での近視増加も問題視されており，中国の69か所の幼稚園における336,608人の未就学児（3〜6歳）を対象とした報告では，調節麻痺下屈折値の近視有病率は，2011年の2.5 %から2021年の6.5 %と著しい増加が認められている[4]．発症年齢の低年齢化も懸念されており，2005〜2021年に受診した4〜18歳の患者870,372人を対象とした病院ベースの研究では，近視の平均発症年齢は，2005年の10.6歳から2021年の7.6歳へと低年齢化したことが報告されている[5]．

■近視進行のメカニズムと危険因子

　近視進行に影響する危険因子として，近業時間の増加，教育，両親の近視歴，屋外時

文献2

文献3

文献5

間の減少などがあげられる．近視が進行するメカニズムの仮説としては，視距離が短くなるに比例して眼の自動調節反応が鈍り，中心窩上で遠視性デフォーカス（網膜焦点の後方へのずれ）がおきることにより眼軸長が伸長するという調節ラグ説と，中心窩上で焦点が合っていても，眼球形態の関係から周辺網膜部でおきた遠視性デフォーカスが原因となる周辺部軸外収差説があり，現在のところは後者が主流となっている．

1．近業時間の増加

近年では，学校や塾での学習活動においてもデジタルデバイスの使用が主流となってきている．これまでの紙ベースの読み書きと同様に近業作業の一部であることによるのか，それともデジタルデバイスそのものの特徴である照度，解像度，動画注視等がリスクになるかについては不明であるが，視距離が20 cm未満となるスマートフォンの使用には注意が必要である．

20 cm未満の近業作業はオッズ比1.17とリスクがあり，テレビやプロジェクターを使用する小児よりも，スマートフォンやタブレットを使用する小児のほうが近視への移行が大きいことが示されている[6,7]．令和5年度のこども家庭庁の実態調査結果では，一日のインターネット利用時間は，高校生で6時間14分，中学生で4時間42分，小学生（10歳以上）で3時間46分であり，インターネット使用をスマートフォンで行っている割合は，高校生で97％，中学生で79％，小学生で43％と報告されており，適切な使用時間の指導が望まれる[8]．

デジタルデバイスが普及する以前から緩やかに増加傾向であった近視有病率を考えると，紙ベースの勉強法が解決にはならない可能性もあるが，娯楽を含めた利用ができるデジタルデバイスの過度な使用や習慣性を減らすことが重要と考える．

文献6

文献7
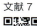

文献8

2．両親の近視歴

近視は遺伝因子と環境因子の相互作用で発症するため，両親の近視歴は重要な因子であり，比較的早期から影響している．近視発症する以前の6か月から6歳の年齢においても，両親の近視歴を持つ子供は片親が近視または両親ともに近視がない小児よりも，近視寄りの等価球面度数を示すことがわかっている（図1）[9]．

両親の近視度数を実際に測定した研究では，両親の近視が軽度（－3D未満）であれ

文献9

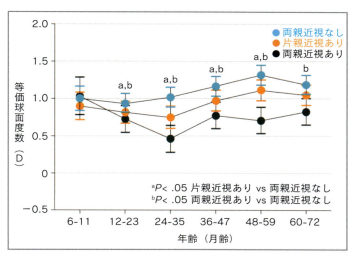

図1　低年齢小児における親の近視歴による等価球面度数の違い

近視発症する以前の低年齢において，12か月以降はすべての時点で，両親が近視歴を持つ子供は片親が近視または両親ともに近視がない小児よりも，等価球面度数が有意に小さい（文献9をもとに作成）

ば子供の近視リスクは増加しない一方で，中等度近視（−3D以上～−6D未満）であれば片親のみでもリスクが生じ，特に両親ともに高度近視の場合，リスクは11.22倍となることが報告されている[10]．そのため両親が高度近視であった場合は，眼科の定期受診を促し，早期発症近視のより早い発見に結びつけることが重要である．

3．屋外時間の減少

中国と香港では，コロナ禍中に小児の近視進行が加速したことが示されており，コロナ禍前後の屋外時間の減少との相関が示唆されている[3,11]．この結果は，冬と比較して夏の近視進行が遅いことを示す報告と一致している[12,13]．

太陽光による近視保護効果のメカニズムはいまだ十分には解明されていないが，動物実験による仮説では，視細胞によって得られる画像のコントラストや光の照度が，ドーパミンの放出と近視の発症に関与しているとされる．システマティックレビューでは，屋外時間の増加と近視発症率減少の用量反応効果が証明されており，屋外時間を介入として用いた場合，3年間で対照群と比較して，近視眼も非近視眼も0.30Dの近視抑制効果があったことを報告している[14]．また年齢の影響は横断研究とコホート研究の両方で検討され，横断研究では，3つの年齢群（6歳未満，6～18歳，18歳以上）間で屋外時間の予防効果に有意差はなかったが，コホート研究では，11～12歳に比べ，6歳の低年齢の小児がより強い予防効果を示した．

屋外時間を促す際の説明として，両親の近視歴がある小児でも2時間の屋外時間でリスクが軽減されること，また帽子，サングラスを使用して日焼け対策をしたうえでも，近視発症抑制に必要とされる十分な光量が入ると伝えることも重要である[15]．

2.2.2 小児における近視抑制

■ 環境因子の改善

早期教育に関する文化があるアジアの先進諸国では，小児の近視の増加が問題視されており，国家プログラムでの近視予防対策により早い段階で近視早期発症の予防を行っている国もある．特に，幼稚園から小学校において予防対策を実施し，成功を収めた台湾の例を示す．

小学校においては，屋外活動を中心とした包括的な対策を取り入れたTian Tian Outdoor 120という政策を実施し，1日120分の屋外活動および近見作業時間30分ごとの休憩を推奨し，さらに，500 lx以上の室内照明を確保して，十分な視距離を確保できる机の高さの調節も行った．その結果，50.0％近くあった裸眼視力0.8以下の近視有病率を46.1％へ減少させることに成功した[16]．また，プリスクールにおいても同様の介入と年に一度の眼科検診を行い，平均5.15歳の21,761人の近視有病率は2014年の15.5％から2016年の8.4％へと順調に減少し，コロナ禍の期間においても有病率を約8～10％に維持できたことを報告している[17]．

このように，近視予防として屋外活動の機会を増やすことは，非侵襲的で安全かつ費用対効果が高い介入方法であるが，1日2時間の屋外時間は現実的に困難である．中国ではより短い時間での介入研究も行われており，小学生6,295人を対象とした無作為化試験では，小学校の休み時間に屋外時間を40分間，80分間介入した群と対照群の3群間にて近視発症率を検討したところ，40分間での介入群では20.6％，80分間の介入群

では 23.8 % と対照群の 24.9 % に比較し，両群とも発症率が低下した[18]．今後は適切な屋外時間の介入プログラムを決定するうえでも，近視予防に最適な時間，パターン，頻度などのより詳細な介入研究が求められる．

文献 18

また，台湾では小児のスクリーンタイムを規制する法案も可決しており，より積極的な視環境改善対策に取り組んでいる．WHO（世界保健機関）によると，小児におけるスクリーン時間は，乳児（1歳未満）は一切なし，1〜2歳は最小限，3〜4歳は1時間以内，6〜10歳は1.5時間以内，11〜13歳は2時間以内を推奨している．特に低年齢の小児に対しては，デジタルデバイスが習慣となった屋内中心の生活から解放することで，近視予防だけでなく，肥満予防や精神的安定などの情緒的健康も期待できる．

■ 近視進行抑制治療

このような背景から，世界中で近視抑制治療に注目が集まっており，発展の著しい分野である．他国では，遠方視用の中心のクリアゾーンの周囲に+3.50 Dの加入度数を持つ直径1 mmの微小レンズが配置されたデザインや[19]，微小の非球面レンズを同心円状に配置したデザインなどの効果の高い特殊眼鏡の選択肢もあるが[20]，現在，本邦で選択可能な治療としては，低濃度アトロピン点眼，オルソケラトロジー（オルソK），多焦点ソフトコンタクトレンズ（soft contact lens：SCL），レッドライト療法などがある．

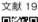
文献 19

文献 20

近視進行抑制治療はどれも自費診療であり，治療も長期になるため，それぞれの治療法のメリットやデメリットをしっかり伝え，患児や保護者に納得して選択してもらう必要がある．眼球は全体として正常な成長と近視の進行の両方から拡大すると考えられるため，近視進行抑制治療にて近視眼の過剰な眼軸長伸展が抑制される一方で，年齢相当の生理的眼軸伸展は残る．そのため治療にて正視眼の眼軸伸長量になるべく近づけることが理想とされている．

1．低濃度アトロピン点眼

アトロピンは非選択的ムスカリン受容体拮抗作用による散瞳・調節麻痺薬であるが，近視進行抑制の根本的なメカニズムはまだ不明である．副作用が少ないとされる低濃度アトロピン点眼が普及したのは，2012 年にシンガポールで行われた ATOM2 試験の影響が大きい．

ATOM2 試験では，6〜12 歳の 400 名の近視小児（≦−2.00 D）を対象とし，近視抑制に対する低濃度の 0.01 %，0.1 %，0.5 % アトロピン点眼を 2 年間評価したところ，有効性は濃度依存性であるが，0.01 % アトロピン点眼が副作用が少なく，リバウンドがないという点でバランスのとれた結果を示した[21]．

文献 21

本邦でも，2 年の RCT（ランダム化比較試験）による 0.01 % アトロピン点眼の評価（ATOM-J 研究）が行われた．6〜12 歳の 171 名の近視小児（−1.00〜−6.00 D）の中で[22]，0.01 % アトロピン点眼とプラセボ群の 2 群間差は屈折値で 0.22 D，眼軸長は 0.14 mm と有意であったが，抑制率に関しては，屈折値において 15 %，眼軸長において 18 % であり，中等度であった[22]．その一方で，6〜16 歳の 153 名の近視小児を対象としたオーストラリアの報告では，2 年間の観察で 2 群間差は屈折値で 0.14 D，眼軸長で 0.04 mm と統計学的に有意差は認められず[23]，同様に 5〜12 歳の 187 名の近視小児を対象とした米国の報告でも，2 群間差は屈折値で 0.02 D，眼軸長で 0.002 mm と統計学的有意差を認められなかった[24]．このように 0.01 % アトロピン点眼の有効性は，地

文献 22

文献 23

文献 24

文献25

文献26

文献27

文献28

文献29

文献30

文献31

文献32

文献33

文献34

文献35

域や母集団が異なった研究において結果に幅がある．

現在では適正濃度を評価する研究が世界中で行われており，0.01％，0.025％，0.05％の低濃度アトロピン点眼を比較した香港のLAMP研究は，5年の長期結果を報告している[25]．5年間の累積平均屈折値進行度は，初回0.01％，0.025％，0.05％アトロピン点眼を使用した治療継続群でそれぞれ−2.34D，−1.97D，−1.34Dであり，累積平均眼軸伸長率は1.24mm，1.11mm，0.79mmとどちらも有意差を認め，長期での0.05％アトロピン点眼の有効性が示された．

0.05％アトロピン点眼は，治療抵抗性が高いとされる低年齢への適応を推奨しているが，2年間の治療後に1年間の点眼中止を行ったリバウンド評価では，0.05％アトロピン点眼群のリバウンドは他の0.01％群，0.025％群に比較して大きいことが示されている（図2）[26]．この濃度を使用した際は，より低濃度へのテーパリング後に離脱，近視の進行が少なくなる高年齢での治療中止などに留意されたい．瞳孔径や調節力に影響する低濃度アトロピン点眼の副作用としては，羞明や近見障害があげられ，その場合は調光レンズの使用や濃度の変更を検討する．

2．オルソケラトロジー（オルソK）

オルソKによる眼軸伸長の抑制効果について，多くのエビデンスが蓄積されつつある（表1）[27-35]．メタアナリシスでは2年間で対照群と比較し0.27mm眼軸伸長が減少し，50％程度の抑制効果があることや，低年齢や瞳孔径の大きい小児のほうがオルソKの効果が得られることなどが報告されている[36]．

オルソKは0.01％アトロピン点眼との併用療法の有効性も高く，本邦における2年間の観察研究では，眼軸長進行はオルソK単独群で0.40mm，オルソKと0.01％アトロピン点眼の併用療法群で0.29mmであり，併用療法は28％のさらなる抑制効果で

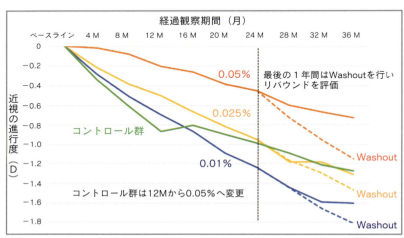

図2　LAMP研究による0.01％，0.025％，0.05％アトロピン点眼の近視抑制効果とリバウンド効果

最初の2年間の結果からは，0.01％や0.025％と比較して，0.05％アトロピン点眼群の近視進行が有意に少なく，濃度依存性に近視進行が抑制されていた．最後の1年間はそれぞれの濃度のアトロピン点眼を中止してリバウンド評価したところ，0.01％群，0.025％群に比較して0.05％アトロピン点眼群のリバウンドが大きい（文献26をもとに作成）

2.2 近視（1） 小児・学童の近視と近視進行抑制

表1 オルソKの眼軸長抑制効果

著者（出版年）	国名	研究	年齢	対象	近視度数	研究期間	対照群	眼軸長抑制率（％）
Cho（2005）[27]	香港	臨床観察研究	7～12	近視	−0.25～−4.50 D	2年	単焦点眼鏡	46
Walline（2009）[28]	USA	臨床観察研究	8～11	近視	−0.75～−4.50 D	2年	単焦点SCL	55
Kakita（2011）[29]	日本	臨床観察研究	8～16	近視	−0.50～−9.00 D	2年	単焦点眼鏡	36
Hiraoka（2012）[30]	日本	臨床観察研究	8～12	近視	−0.50～−5.00 D	5年	単焦点眼鏡	30
Santodomingo（2012）[31]	スペイン	臨床観察研究	6～12	近視	−0.75～−4.00 D	2年	単焦点眼鏡	41
Cho（2012）[32]	香港	RCT	6～10	近視	−0.50～−4.00 D	2年	単焦点眼鏡	43
Charm（2013）[33]	香港	RCT	8～11	高度近視	−5.00 D≧	2年	単焦点眼鏡	63
Chen（2013）[34]	香港	臨床観察研究	6～12	乱視	−0.50～−5.00 D（乱視−1.25～−3.75 D）	2年	単焦点眼鏡	52
Santodomingo（2017）[35]	スペイン	臨床観察研究	6～12	近視	−0.75～−4.00 D	7年	単焦点眼鏡・SCL	33

RCT：ランダム化比較試験　SCL：ソフトコンタクトレンズ

あった[37].

有効性の高いオルソKであるが，角膜感染症には注意が必要である．オルソKの角膜感染症の主な原因菌は緑膿菌とアカントアメーバであり，推定発生率は1万人当たり7.7例（95％CI, 0.9～27.8）と報告されている[38]．角膜感染症の危険因子としては，不適切なレンズケアや装用手順，定期受診の中断，不快感のあるレンズを装用し続けることなどがあげられる．リスクを最小限に減らすためにはレンズケアが重要であり，界面活性剤によるこすり洗い，ポピヨンヨードによるつけ置き消毒，さらに2週間に一度強力タンパク除去剤によるつけ置き消毒の3ステップケアを遵守させる．夜間就寝時のレンズケースの自然乾燥や，レンズケース本体および装脱時に使用するスポイトの定期的な交換も指導する．

3. 多焦点SCL

近年，世界では近視抑制を目的とした多焦点SCLが数多く登場し，デザイン別に有効性も変わっている（表2）[39-45]．最も一般的なデザインは，遠方矯正の中央光学ゾーンと周辺に加入度を同心円状にまたは交互に配置することにより，遠方視力の矯正と同時に網膜周辺部の遠視性デフォーカスの改善を促す設計である．小児に使用されるのは使い捨てSCLが望ましいことから，現在本邦で使用が多い多焦点SCLは，1dayPure EDOF（SEED社）になる．

こちらのレンズは，2019年にBrien Holden視覚研究所によって開発されたMYLO®（Mark'ennovy社）と同様のデザインを採用している．光学ゾーン全体にわたってさまざまな付加度数が同心円状に不規則に配列され，それにより網膜上や網膜前方では，網膜中心部および周辺部の両方の網膜像の質（retina image quality：RIQ）が向上し，網膜後方では逆にRIQが低下する．このRIQの低下が眼軸伸展のリスクを低減させると

文献37
文献38
文献39
文献40
文献41
文献42

Chapter 2 屈折異常

表2 近視進行抑制効果のある多焦点SCLの代表製品の一覧

レンズデザイン	レンズ名	製造会社名	レンズ種類	近視抑制効果
同心円状（2重焦点）	Misight®	CooperVision	1 Day	59 %（3年RCT 対照群：SVSCL）[39]
多焦点（EDOF）	MYLO®	Mark'ennovy	1 Month	32 %（3年RCT 対照群：SVSCL）[40]
	1dayPure*	SEED	1 Day	59 %（1年RCT 対照群：SVSCL）[41]
	NaturalVue®	Visioneering Technologies	1 Day	約90 %が年間の近視進行減少（後ろ向き多施設研究：ベースライン比較）[42]
多焦点（累進屈折）	Menicon Duo (Low)*	Menicon	2 Weeks	32 %（1年RCT 対照群：SVSCL）[43]
	Biofinity® (High)*	CooperVision	2 Weeks	43 %（3年RCT 対照群：SVSCL）[44]
同心円状（特殊デザイン）	ACUVUE® Abliliti™	Johnson & Johnson	1 Day	0.11 mmのAL抑制（6MRCT 対照群：SVSCL）[45]

＊：本邦で使用可能な製品
RCT：ランダム化比較試験　SVSCL：単焦点SCL　AL：眼軸

文献43

文献44

文献45

文献46

文献47

文献48

文献49

考えられている．

1dayPure EDOF（Mid）と同様の周辺加入度＋1.50 Dを持つMYLO®は，近視管理用医療機器としてのCEマークを取得している．インドで行われた1年間のRCTにおいては1dayPure EDOFと単焦点SCLと比較し，SEMで59 %（－0.20 D vs. －0.48 D），眼軸で49 %（0.11 mm vs. 0.22 mm）の良好な近視進行抑制を認めたが，今後の長期の結果が待たれる[41]．

処方の際は，乱視の矯正は不可であるため，乱視眼では視覚の質が落ちることに注意されたい．装用感としては，82 %の参加者が快適に使用していたが，11 %が時々乾燥感を感じると報告しており[41]，その際は人工涙液や防腐剤フリーのドライアイ点眼で対処する必要がある．

4．レッドライト治療

近年，波長650 nmの赤色光を1日2回，1回3分間（週5日），卓上型機器で照射するレッドライト治療の有効性が中国から報告され，現在世界中でさまざまな研究が行われている[46,47]．

8～13歳の調節麻痺下屈折値－1.00～－5.00 Dの近視小児264人を対象とした1年のRCTでは，単焦点眼鏡の対照群と比較し，屈折値で76.6 %（2群間差0.59 D），眼軸長で69.4 %（2群間差0.26 mm）と高い近視進行抑制が認められた[46]．異なる光波長を比較し近視抑制効果の順位付けをしたシステマティックレビューでは，赤色光のみが対照群と比較して眼軸長伸長を有意に遅らせ，最も効果的であったことを報告している[48]．

しかしながら，網膜障害の症例報告もあることから[49]，羞明や残像の蔓延があった場合は中止が必要であること，遺伝性網脈絡膜疾患の家族歴がある場合や，低濃度アトロピン点眼併用眼は使用禁忌であることに留意されたい．今後の長期的な安全性と有効性の評価が必要である．

（松村沙衣子）

2.2 近視（1） 小児・学童の近視と近視進行抑制

文献

1）Matsumura S et al. Global Epidemiology of Myopia：Springer Singapore；2020.
2）文部科学省．令和 4 年度学校保健統計調査．
3）Zhang XJ et al. Prevalence of Myopia in Children Before, During, and After COVID-19 Restrictions in Hong Kong. *JAMA Netw Open* 2023；6：e234080.
4）Pan Z. Prevalence and Time Trends in Myopia Among Preschool Children in China. ARVO2023.
5）Chen Z et al. Significant myopic shift over time：Sixteen-year trends in overall refraction and age of myopia onset among Chinese children, with a focus on ages 4-6 years. *J Glob Health* 2023；13：04144.
6）Wen L et al. Objectively measured near work, outdoor exposure and myopia in children. *Br J Ophthalmol* 2020；104：1542-7.
7）Ma M et al. COVID-19 Home Quarantine Accelerated the Progression of Myopia in Children Aged 7 to 12 Years in China. *Inves Ophthalmol Vis Sci* 2021；62：37.
8）こども家庭庁．令和 5 年度「青少年のインターネット利用環境実態調査」報告書．
9）Jiang X et al. Association of Parental Myopia With Higher Risk of Myopia Among Multiethnic Children Before School Age. *JAMA ophthalmol* 2020；138：501-9.
10）Tang SM et al. Independent Influence of Parental Myopia on Childhood Myopia in a Dose-Related Manner in 2,055 Trios：The Hong Kong Children Eye Study. *Am J Ophthalmol* 2020；218：199-207.
11）Chang P et al. Comparison of Myopic Progression before, during, and after COVID-19 Lockdown. *Ophthalmology* 2021；128：1655-7.
12）Gwiazda J et al. Seasonal variations in the progression of myopia in children enrolled in the correction of myopia evaluation trial. *Inves Ophthalmol Vis Sci* 2014；55：752-8.
13）Donovan L et al. Myopia progression in Chinese children is slower in summer than in winter. *Optom Vis Sci* 2012；89：1196-202.
14）Xiong S et al. Time spent in outdoor activities in relation to myopia prevention and control：a meta-analysis and systematic review. *Acta Ophthalmol* 2017；95：551-66.
15）Lanca C et al. The Effects of Different Outdoor Environments, Sunglasses and Hats on Light Levels：Implications for Myopia Prevention. *Transl Vis Sci Technol* 2019；8：7.
16）Wu PC et al. Increased Time Outdoors Is Followed by Reversal of the Long-Term Trend to Reduced Visual Acuity in Taiwan Primary School Students. *Ophthalmology* 2020；127：1462-9.
17）Yang YC et al. Prevalence Trend of Myopia after Promoting Eye Care in Preschoolers：A Serial Survey in Taiwan before and during the Coronavirus Disease 2019 Pandemic. *Ophthalmology* 2022；129：181-90.
18）He X et al. Time Outdoors in Reducing Myopia：A School-Based Cluster Randomized Trial with Objective Monitoring of Outdoor Time and Light Intensity. *Ophthalmology* 2022；129：1245-54.
19）Lam CSY et al. Long-term myopia control effect and safety in children wearing DIMS spectacle lenses for 6 years. *Sci Rep* 2023；13：5475.
20）Bao J et al. One-year myopia control efficacy of spectacle lenses with aspherical lenslets. *Bri J Ophthalmol* 2022；106：1171-6.
21）Chia A et al. Atropine for the treatment of childhood myopia：safety and efficacy of 0.5 %, 0.1 %, and 0.01 % doses（Atropine for the Treatment of Myopia 2）. *Ophthalmology* 2012；119：347-54.
22）Hieda O et al. Efficacy and safety of 0.01 % atropine for prevention of childhood myopia in a 2-year randomized placebo-controlled study. *Jpn J Ophthalmol* 2021；65：315-25.
23）Lee SS et al. Low-concentration atropine eyedrops for myopia control in a multi-racial cohort of Australian children：A randomised clinical trial. *Clin Exp Ophthalmol* 2022；50：1001-12.
24）Repka MX et al. Low-Dose 0.01 % Atropine Eye Drops vs Placebo for Myopia Control：A Randomized Clinical Trial. *JAMA Ophthalmol* 2023；141：756-65.
25）Zhang XJ et al. Five-Year Clinical Trial of Low-concentration Atropine for Myopia Progression（LAMP）Study：Phase 4 Report. *Ophthalmology* 2024；131：1011-20.
26）Yam JC et al. Three-Year Clinical Trial of Low-Concentration Atropine for Myopia Progression（LAMP）Study：Continued Versus Washout：Phase 3 Report. *Ophthalmology* 2022；129：308-21.
27）Cho P et al. The longitudinal orthokeratology research in children（LORIC）in Hong Kong：a pilot study on refractive changes and myopic control. *Curr Eye Res* 2005；30：71-80.
28）Walline JJ et al. Corneal reshaping and myopia progression. *Br J Ophthalmol* 2009；93：1181-5.
29）Kakita T et al. Influence of overnight orthokeratology on axial elongation in childhood myopia. *Invest Ophthalmol Vis Sci* 2011；52：2170-4.
30）Hiraoka T et al. Long-term effect of overnight orthokeratology on axial length elongation in childhood myopia：a 5-year follow-up study. *Invest Ophthalmol Vis Sci* 2012；53：3913-9.
31）Santodomingo-Rubido J et al. Myopia control with orthokeratology contact lenses in Spain：refractive and biometric changes. *Invest Ophthalmol Vis Sci* 2012；53：5060-5.
32）Cho P et al. Retardation of myopia in Orthokeratology（ROMIO）study：a 2-year randomized clini-

cal trial. *Invest Ophthalmol Vis Sci* 2012；53：7077-85.

33) Charm J et al. High myopia-partial reduction ortho-k：a 2-year randomized study. *Optom Vis Sci* 2013；90：530-9.

34) Chen C et al. Myopia control using toric orthokeratology (TO-SEE study). *Invest Ophthalmol Vis Sci* 2013；54：6510-7.

35) Santodomingo-Rubido J et al. Long-term Efficacy of Orthokeratology Contact Lens Wear in Controlling the Progression of Childhood Myopia. *Curr Eye Res* 2017；42：713-20.

36) VanderVeen DK et al. Use of Orthokeratology for the Prevention of Myopic Progression in Children：A Report by the American Academy of Ophthalmology. *Ophthalmology* 2019；126：623-36.

37) Kinoshita N et al. Efficacy of combined orthokeratology and 0.01 % atropine solution for slowing axial elongation in children with myopia：a 2-year randomised trial. *Sci Rep* 2020；10：12750.

38) Liu YM et al. The Safety of Orthokeratology--A Systematic Review. *Eye Contact Lens* 2016；42：35-42.

39) Chamberlain P et al. A 3-year Randomized Clinical Trial of MiSight Lenses for Myopia Control. *Optom Visi Sci* 2019；96：556-67.

40) Sankaridurg P et al. Myopia control with novel central and peripheral plus contact lenses and extended depth of focus contact lenses：2 year results from a randomised clinical trial. *Ophthalmic Physiol Opti* 2019；39：294-307.

41) Manoharan MK et al. Randomised clinical trial of extended depth of focus lenses for controlling myopia progression：Outcomes from SEED LVPEI Indian Myopia Study. *Br J Ophthalmol* 2024；108：1292-8.

42) Cooper J et al. Reduction of Myopic Progression Using a Multifocal Soft Contact Lens：A Retrospective Cohort Study. *Clin Ophthalmol* 2022；16：2145-55.

43) Fujikado T et al. Effect of low-addition soft contact lenses with decentered optical design on myopia progression in children：a pilot study. *Clin Ophthalmol* 2014；8：1947-56.

44) Walline JJ et al. Effect of High Add Power, Medium Add Power, or Single-Vision Contact Lenses on Myopia Progression in Children：The BLINK Randomized Clinical Trial. *JAMA* 2020；324：571-80.

45) Cheng X et al. Randomized Trial of Soft Contact Lenses with Novel Ring Focus for Controlling Myopia Progression. *Ophthalmol Sci* 2022；3：100232.

46) Jiang Y et al. Effect of Repeated Low-Level Red-Light Therapy for Myopia Control in Children：A Multicenter Randomized Controlled Trial. *Ophthalmology* 2022；129：509-19.

47) Xu Y et al. Repeated Low-Level Red Light Therapy for Myopia Control in High Myopia Children and Adolescents：A Randomized Clinical Trial. *Ophthalmology* 2024：S0161-6420(24)00318-X.

48) Zaabaar E et al. Light exposure therapy for myopia control：a systematic review and Bayesian network meta-analysis. *Br J Ophthalmol* 2024；108：1053-9.

49) Liu H et al. Retinal Damage After Repeated Low-level Red-Light Laser Exposure. *JAMA Ophthalmol* 2023；141：693-5.

2.3 近視（2） 強度近視

近視の程度が強いものを強度近視と呼ぶ．高度近視と呼ばれることもあるが，日本眼科学会の眼科用語集には強度近視（high myopia）と記載されており，成書でも強度近視という用語が多く用いられているため，以降は強度近視という用語を使用して解説する．

2.3.1 強度近視の定義

強度近視の定義には，屈折度数と眼軸長が使用されることが多い．屈折度数については，欧米では−5.0 D を基準として強度近視を定義することもあるが，日本では−6.0 D を基準として強度近視を定義するのが一般的である（表1）．眼軸長については，26.0 mm または 26.5 mm 以上のものを強度近視とすることが多い．

2.3.2 強度近視の疫学

強度近視は急速に増加してきているため，その有病率については調査がいつ行われたものであるかに注意しておく必要がある．日本では−6.0 D を基準とした場合の強度近視の有病率は，2021年に神奈川県で行われた調査では4～6歳で0.2%と報告されており[1]，2017年に東京で行われた調査では小学生（6～11歳）で4.0%，10歳では9.8%，中学生（12～14歳）では11.3%と報告されている[2]．この東京で行われた調査では眼軸長も測定されており，眼軸長が26.0 mm 以上の割合は小学生で1.2%，中学生で15.2%となっている（表2）．

文献1

文献2

表1　強度近視の定義

	屈折度数	眼軸長
近視	−0.5 D から−6.0（または−6.5）D	26.0（または 26.5）mm 未満
強度近視	−6.0（または−6.5）D よりも強度	26.0（または 26.5）mm 以上

表2　強度近視の罹患率

研究名	場所	検査施行年	対象年齢	屈折度数 −6.0 D 以下	屈折度数 −5.0 D 以下	眼軸長 26.0 mm 以上	眼軸長 26.5 mm 以上
	神奈川	2021	4～6	0.20 %			
	東京	2017	6～11	4.00 %		1.20 %	
	東京	2017	10	9.80 %			
	東京	2017	12～14	11.30 %		15.20 %	
Tajimi	岐阜	2000～2001	≧40	5.60 %			
Hisayama	福岡	2005	≧40		5.80 %		6.20 %
Hisayama	福岡	2012	≧40				11.30 %
Hisayama	福岡	2017	≧40		9.50 %		10.50 %

2000年から2001年に岐阜県多治見市で行われたTajimi Studyでは，−6.0 D以上の強度近視の有病率は40歳以上で5.6 %と報告されている[3]．福岡県の久山町で行われたHisayama Studyでは−5.0 D以上の強度の近視を強度近視としているが，40歳以上の強度近視が2005年には5.8 %であったのが，2017年には9.5 %に増加していたと報告されている[4]．なお，Hisayama Studyでは眼軸長も調べられており，40〜49歳で眼軸長が26.5 mm以上であった割合は2005年には6.2 %，2012年には11.3 %，2017年には10.5 %となっていたと報告されている（表2）．

2.3.3 強度近視の発症背景

近視の発症には環境因子と遺伝因子が関与しており，近視の発症と同様に強度近視の発症にも環境因子と遺伝因子が関与している可能性がある．近視の発症に関わる環境因子としては，野外活動と近見作業が広く研究されてきたが，これらの因子が近視の発症だけに関与しているのか，近視から強度近視に進行する段階にまで影響を与えているのかどうかについては，定まった見解はない．

一方，遺伝因子については近視の発症に関与している遺伝子の多くが強度近視の発症にも関与していることがわかっている[5]．近視および強度近視の発症に関連がある遺伝子は，すでに500以上も発見されている（表3）[6]．

1つの遺伝子だけが近視や強度近視の発症に大きく関わっているわけではないため，近視の発症に関わっている遺伝子の1つだけをターゲットとして，近視の発症予防をする方法を開発することは難しいと考えられている．これまでに発見された近視の発症に関わる遺伝子の多くが眼球内に発現しているもので，その多くが視機能に関わっていることから，ピントのずれなどの見え方が近視発症の機序となっているのではないかと考えられている．

表3 近視および強度近視の主な感受性遺伝子

| ● GJD2 | ● LAMA2 | ● KCNQ5 | ● RBFOX1 | ● LRRC4C | ● RDH5 |
| ● TOX | ● PRSS56 | ● SHISA6 | ● RASGRF1 | ● ZMAT4 | ● ZIC2 |

2.3.4 強度近視と病的近視

強度近視眼の一部には黄斑症や視神経障害をきたすことがあり，このような合併症を生じたものを病的近視と呼ぶ．黄斑症には萎縮性の変化と牽引性の変化があり，萎縮性の変化についてはカテゴリー分類が広く用いられている[7]．黄斑病変がないものをカテゴリー0，紋理眼底が認められるものをカテゴリー1，びまん性萎縮病変が認められるものをカテゴリー2，限局性萎縮病変が認められるものをカテゴリー3，黄斑部萎縮が認められるものをカテゴリー4と分類する（表4）．

このカテゴリーは進行の順番を示しているわけではないため，全ての病的近視がカテゴリー0からカテゴリー1，カテゴリー1からカテゴリー2，カテゴリー2からカテゴ

COLUMN

近視の感受性遺伝子

疾患の中には遺伝子の変異だけが原因となって発症するものや，遺伝子の変異と環境因子の両方が発症に関与しているものがあり，遺伝因子と環境因子の両方が関与している疾患を多因子疾患と呼ぶ．また，遺伝子の変異の中にはあまり多くの人には認められないものや，比較的多くの人に認められるものがあり，人口の1％以上の頻度で存在する遺伝子変異を遺伝子多型と呼ぶ．

遺伝子の変異が直接的に疾患の発症に関わっている場合にはその遺伝子を原因遺伝子と呼ぶが，近視のように遺伝因子と環境因子の両方が発症に関わる多因子疾患の発症に関与している遺伝子を感受性遺伝子と呼ぶ．近視のようなcommon diseaseの発症には感受性遺伝子の遺伝子多型が関わっていることが多い．

表4　近視性黄斑症の分類（萎縮性変化）

カテゴリー0	黄斑病変なし
カテゴリー1	紋理眼底
カテゴリー2	びまん性萎縮病変
カテゴリー3	限局性萎縮病変
カテゴリー4	黄斑部萎縮

表5　近視性黄斑症の分類（プラス病変）

ラッカークラック	あり	なし
脈絡膜新生血管	あり	なし
フックス斑	あり	なし

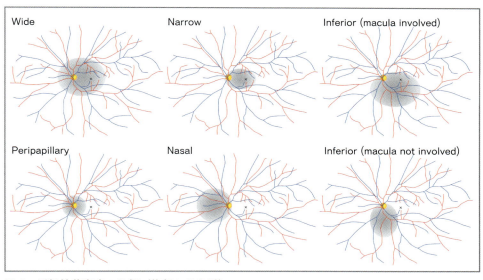

図1　近視性黄斑症の分類（後部ぶどう腫）

リー3，カテゴリー3からカテゴリー4に進行するわけではないことに注意が必要である．

また，このカテゴリー分類とは別に，ラッカークラック，脈絡膜新生血管，フックス斑の有無についても判断して，プラス病変として記載することになっている（表5）．眼球後部が後方に突出した後部ぶどう腫については，図1の分類に基づいて評価する．

近視性牽引黄斑症は，後極の強膜の形状変化に網膜や脈絡膜の進展性が対応できないために生じる疾患群で，網膜分離や網膜剝離，黄斑円孔が生じる．

2.3.5 病的近視の発症に関わる遺伝子

　病的近視の多くは強度近視に続発するが，近視や強度近視の発症に関わる遺伝子が病的近視の発症にも関わっているのかどうかについてはまだわかっていない．近視や強度近視の発症には関わっておらず，病的近視の発症だけに関わっている遺伝子としてはCCDC102Bがある[8]．この遺伝子は萎縮性変化の発症に関与していると考えられるが，どのような機序で病的近視の発症に関与しているのかはまだ解明されていない．その機序が解明されれば，強度近視まで進行した後でも病的近視の発症を予防する方法が開発できるかもしれない．

文献8

（山城健児）

文献

1) Matsumura S et al. Prevalence of Myopia and Its Associated Factors Among Japanese Preschool Children. *Front Public Health* 2022；10：901480.
2) Yotsukura E et al. Current Prevalence of Myopia and Association of Myopia With Environmental Factors Among Schoolchildren in Japan. *JAMA Ophthalmol* 2019；137：1233-9.
3) Sawada A et al. Refractive errors in an elderly Japanese population：the Tajimi study. *Ophthalmology* 2008；115：363-70. e3.
4) Ueda E et al. Trends in the Prevalence of Myopia and Myopic Maculopathy in a Japanese Population：The Hisayama Study. *Invest Ophthalmol Vis Sci* 2019；60：2781-6.
5) Tideman JWL et al. Evaluation of Shared Genetic Susceptibility to High and Low Myopia and Hyperopia. *JAMA Ophthalmol* 2021；139：601-9.
6) Tedja MS et al. Genome-wide association meta-analysis highlights light-induced signaling as a driver for refractive error. *Nat Genet* 2018；50：834-48.
7) Ohno-Matsui K et al. International photographic classification and grading system for myopic maculopathy. *Am J Ophthalmol* 2015；159：877-83e7.
8) Hosoda Y et al. CCDC102B confers risk of low vision and blindness in high myopia. *Nat Commun* 2018；9：1782.

2.4 近視（3） 近視と緑内障

　眼球は物を見るための緻密な光学系であり，カメラに似たような機能を有している．眼内に入った光はレンズの役割をはたす角膜および水晶体で屈折され，フィルムの役割をはたす網膜に結像することで像を検知し，脳に視覚情報を送ることができる．

　本来，人の目は無調節時に無限遠からくる平行光線が網膜面に結像するように設計されており，この状態を「正視」と定義している．「近視」とは眼軸延長や角膜・水晶体の屈折力の変化により眼内に入った光が網膜より手前で結像してしまう状態を指している（図1）．近視眼では焦点距離より近い物体ははっきりと見えるが，焦点距離より遠くなると像がぼやけてしまう現象が生じる．

　近視は緑内障をはじめとするさまざまな眼疾患との関連が知られているが，本節では近視の発生過程や近視による眼球の形態変化を通して，近視と緑内障の関係を探索してみたいと思う．

2.4.1 近視の発生

　ヒトは出生時にはまだ身体が小さく，眼軸長も短いため遠視である．生活圏内の物体はすべてぼやけた状態で見えており，視力も非常に悪い．乳幼児が物を見る行為を繰り返すことにより，眼球が拡大し眼軸長が伸びていく．視力がおおむね完成する6〜10歳くらいまでに，遠視だった目が正視状態になる．

　本来，この段階で眼軸延長は止まり，そのままの眼軸を維持して大人になるのが正常であるが，近方視作業過多や遺伝素因などさまざまな理由で，眼軸延長が止まらないと近視化が始まる．眼軸延長はおおむね身長の成長速度と似たようなパターンを示すため，小児期・学童期には非常に速い速度で伸びるが，12歳を過ぎると速度が緩やかになり，成人前後を目安に延長が止まると考えられている．このため小児期や学童期で近視を発症した場合は，思春期に発症した場合に比べてより近視化が進む症例が多いと考

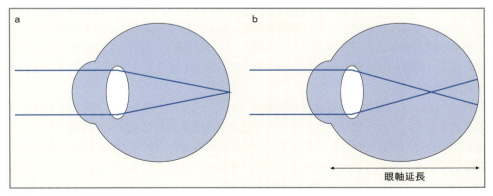

図1　眼軸延長と近視の関係
a．正視眼では，眼内に入る光線が網膜で結像する
b．近視眼では，眼軸延長などにより光線が網膜より手前で結像する

えられている[1].

健康な成人の正視眼の屈折度数は−0.5 D〜+0.5 Dであり，該当する眼軸長はおおむね22〜24 mm程度とされている[2]．近視の程度分類は屈折をもとにすると−0.5 D〜−3 Dを弱度近視，−3 D〜−6 Dを中等度近視，−6 D以下を強度近視とするのが主流であるが，明確な基準はない．また眼軸長をもとにすると，22.5 mm〜24 mmを弱度近視，24〜26.5 mmを中等度近視，26.5 mm以上を強度近視と分類することが多い．

40歳以上の日本人の平均等価球面度数は，多治見スタディによると−0.9 D[3]，平均眼軸長は久米島スタディによると23.4 mmであり[4]，平均的な中高年の日本人は弱い近視気味であることがわかる．しかし，近視の有病率は年齢が若くなるとともに増加することが知られており，近年は都会への人口集中や子供のタブレット学習やゲームの影響により，近視人口は増える一方となっている．

2022年の文部科学省による学校保健統計調査[5]では，日本の高校生の約70％が近視を有していると報告されており，若年層では近視でない人を探すほうが困難な状況となりつつある．また，近視人口の増加は日本のみならず世界的な問題であり，WHO（世界保健機関）は2050年までに世界の人口の約50％が近視に，約10％が強度近視になるのではないかと推定している[6]．

2.4.2 近視と緑内障

近視に伴って生じる病気はたくさんあるが，代表的なものに緑内障，網膜剝離，近視性黄斑変性症などがある．近視は緑内障の最大のリスクファクターであり[7]，緑内障の有病率の高さを考えると，近視と緑内障の関係は非常に深い．近視があるとなぜ緑内障になるのかはいまだ解明されていないが，眼軸延長とともに生じるさまざまな眼球形態変化が関係していると考えられている．眼軸が延長する際に眼球が大きくなるが，組織伸展は鋸状縁で最も少なく，黄斑部から視神経乳頭周囲を含む後極部で最も顕著であることが報告されている[8]．

近年のOCT技術の進歩により，生体内の後極部で眼軸延長とともに生じる形態変化の詳細な観察が可能となってきている．その結果，正常眼ではブルフ膜と強膜の相対的位置がずれる現象が，最も眼軸延長と関連していたことがわかっている[9]．これは臨床的にはgamma-zone peripapillary atrophy（PPA-gamma）の拡大に相当している．また，そのほかにも乳頭周囲の脈絡膜の菲薄化，乳頭周囲の強膜の後弯，視神経管の一部である強膜管の拡大などが眼軸延長と関連していた（図2）．これらの変化は病的近視ではなく，臨床的に正常と診断される中等度近視眼でおきる変化であることが重要なポイントである．

PPA-gammaの拡大は，篩状板の栄養を司っているZinn-Haller輪が乳頭から離開する原因となる．また，脈絡膜は非常に血管豊富な組織であるため，乳頭周囲の脈絡膜菲薄化が視神経の栄養状態に影響を与えている可能性も考えられる．さらに乳頭周囲の強膜は篩状板を支持する役割を担っているが，強膜の変形は篩状板の変形にもつながるため，篩状板の圧負荷に対する耐性を脆弱化させている可能性も考えられる．

文献1

文献2

文献3

文献4

文献6

文献7

文献8

文献9

2.4 近視(3) 近視と緑内障

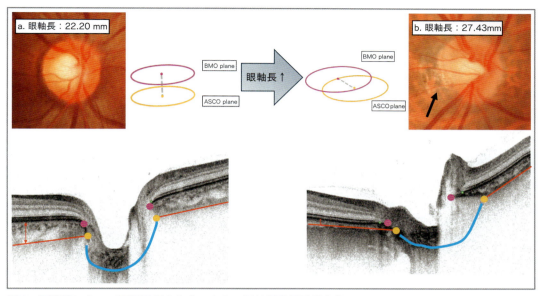

図2 正常眼において眼軸延長とともにおきる視神経乳頭形状変化
a. 眼軸 22.20 mm の正視正常眼　b. 眼軸 27.43 mm の近視正常眼
近視眼ではブルフ膜開口部（Bruch's membrane opening：BMO，ピンク丸）が前部強膜開口部（anterior scleral canal opening：ASCO，黄色丸）より耳側に偏位している．眼底写真上では PPA（黒矢印）が認められる．また近視眼では，前部強膜表面（赤線）が後弯，乳頭周囲の脈絡膜の菲薄化（赤両端矢印），前部強膜開口部の拡大に伴う篩状板（青線）の形状変化を認める

2.4.3 病的近視と視野異常

　近視性変化が強くなると，先述した眼球形態変化よりも著しい組織変形や断裂がおきてしまう．近視学会によると，病的近視とは「屈折度数にかかわらず，びまん性萎縮病変以上の黄斑病変を有する目」と定義されている．同程度の眼軸長であっても，生じる組織変形は千差万別であるため，結果として生じた変形が著しい目を病的近視と定義しているのである．病的近視による組織変化は，黄斑付近のみならず乳頭周囲でもおきることが知られており，これらの変化が視野異常の原因となることも多い．

　病的近視に随伴する代表的な乳頭周囲の所見としては，peripapillary retinoschisis（乳頭周囲網膜分離），peripapillary intrachoroidal cavitation（傍乳頭脈絡膜内洞様構造），lamina cribrosa defect（篩状板欠損），prelaminar schisis（篩状板前組織分離）（図3）などが知られているが[10]，どの所見も眼軸長や視野異常との詳細な関係はまだ明らかにされていない．これらの組織変形による視野異常は，眼圧上昇による視神経障害とは異なる機序に由来している．ただし，これらの変化が視神経付近の脆弱性を生みだし，眼圧感受性を高めることにより眼圧依存性の神経障害をもたらしている可能性もあり，病的近視眼の視野変化をいわゆる緑内障性変化と捉えるべきなのかについてはまだ議論が続いている．

文献 10

Chapter 2 屈折異常

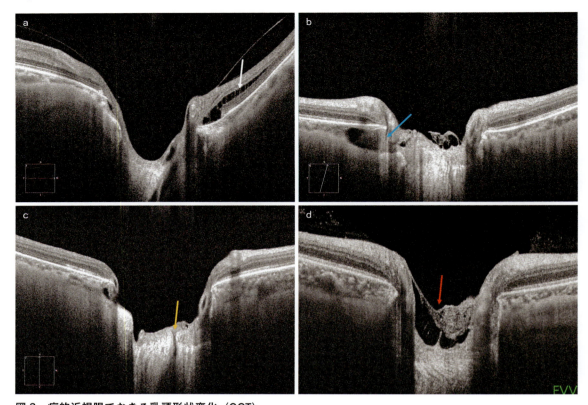

図3　病的近視眼でおきる乳頭形状変化（OCT）
a. 乳頭周囲網膜分離（白矢印）　b. 傍乳頭脈絡膜内洞様構造（青矢印）　c. 篩状板欠損（黄色矢印）　d. 篩状板前組織分離（赤矢印）

2.4.4 近視と緑内障の進行

　近視が緑内障発症のリスクファクターであることは，数多くのエビデンスに裏付けされているが[7]，近視が緑内障進行のリスクファクターであるかどうかは，いまだ意見が分かれるところである．近視の程度が強くなるにつれて，緑内障の進行速度が上がったとする報告[11]，近視の程度と進行速度が関連しかなったとする報告[12]，また強度近視眼のほうが非強度近視眼と比較して進行が遅かった[13]とする報告までさまざまある．これは，研究間で近視の定義や緑内障の診断基準が必ずしも一定でないことも関係している．

　アジア人の強度近視眼では，無治療にもかかわらず全く視野異常が進行しない目も少なからずあることが報告されているが[14]，このような目の中には前述の病的近視での組織断裂による進行しない視野異常も含まれているかもしれない（図4）．反面，近視眼は中心視野障害との関連が示唆されており[15]，低眼圧にもかかわらず中心視野が著しく進行する症例もあることに注意が必要である（図5）．

　このような症例に眼圧下降治療が奏効するかどうかはわからないが，近視による眼球形態変化が圧負荷に対する脆弱性を生みだしているのであれば，低眼圧症例であってもさらに眼圧を下降させるメリットはあるのかもしれない．しかし，強度近視眼の濾過手

文献 11

文献 12

文献 13

文献 14

文献 15

2.4 近視(3) 近視と緑内障

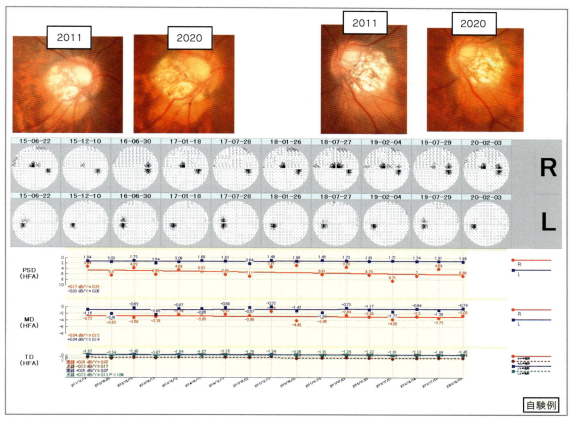

図4 傍乳頭脈絡膜内洞様構造を伴う進行を認めない正常眼圧緑内障眼
40代女性．Vd＝(1.0× S−8.5 D◯C−0.75 D Ax 20°)，Vs＝(1.2× S−8.75 D)，Td＝Ts＝13 mmHg
両眼とも下方に傍乳頭脈絡膜内洞様構造（peripapillary intrachoroidal cavitation：PICC）を伴う強度近視眼．上方の視野に軽度の感度低下を認めるが，無治療で10年近く進行を認めていない

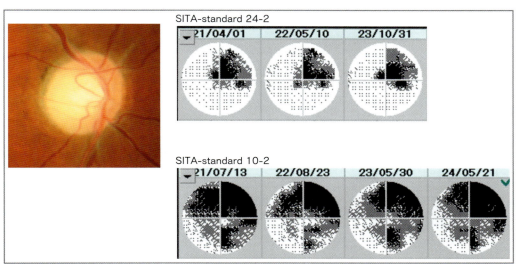

図5 低眼圧にもかかわらず中心視野が進行する近視眼
50代男性．Vd＝(0.6×S−7.75 D◯C−1.25 D Ax180°)
点眼下でTd＝14 mmHgで推移．視野検査（SITA-standard 24-2）のmean deviationは−8.30 dBと中期緑内障相当だが，視野異常が中心で著しいため視力低下をきたしている．SITA-standard 10-2でも中心視野障害が強く，進行傾向にあることがうかがえる

ADVICE

診断の難しい近視を伴う緑内障眼，どうする？

近視眼では，検眼鏡的に観察される視神経乳頭形状のバリエーションも大きくなり，PPA-gammaの拡大，乳頭の傾斜，眼底の豹紋状様変化などの特徴的な所見を認める．これらの所見は，乳頭の辺縁部の観察や神経線維層の評価を困難にするため，近視眼は緑内障の診断に苦戦することが多い．そこで，重要な補助診断器機となるのがOCTであるが，残念ながら，OCTでも強度近視眼の診断能は必ずしも高くない[16]．

近視眼では眼軸延長に伴って，網膜が伸展されて網膜神経線維層（retinal nerve fiber layer：RNFL）も菲薄化すると考えられていたが，近年の研究によると近視眼のRNFL菲薄化はOCT画像の拡大率エラーによるもの，もしくは正視眼と分布が異なることによる判定エラーであることがわかっている．

拡大率エラーを補正したRNFLは眼軸とは相関しないが[17]，網膜伸展により視神経乳頭周囲の動脈の位置が耳側偏位するので，RNFLのピーク値も動脈の位置と相関して偏位してしまう．この現象はtemporal shiftと呼ばれている（図6）．多くのOCT機種は器械内に搭載しているデータベースに強度近視眼を含まないため，近視眼のRNFL分布をデータベースと比較すると，上下の耳側で分布のミスマッチが生じ，疑陽性判定がでてしまうことに注意が必要である．

Temporal shiftによる疑陽性が疑われる症例では，確率マップだけでなく，厚みマップを確認し，明らかな神経線維層欠損がないことを確認する必要がある．また，TSNIT graphで上耳側と下耳側のRNFLピーク値に差がないかどうかをみるのも，有用な判定方法である．

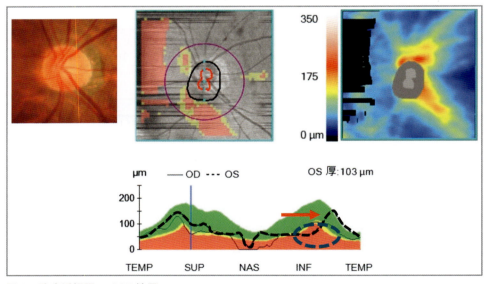

図6　強度近視眼のOCT結果
50代男性．眼軸長29.8 mm
下耳側の網膜神経線維層厚のピークにtemporal shiftを認める（赤矢印）．その結果，下耳側に異常判定がでているが（青点線丸），これは上下の耳側のピークに厚みの差がなく，偽陽性所見である

術は合併症も多くなりやすく，治療をどこまで強化するかは主治医と患者本人でよく相談したうえで決めることが望ましい．

（齋藤　瞳）

文献

1) Thorn F et al. Myopia progression is specified by a double exponential growth function. *Optom Vis Sci* 2005；82：286-97.
2) Ip JM et al. Ethnic differences in refraction and ocular biometry in a population-based sample of 11-15-year-old Australian children. *Eye (Lond)* 2008；22：649-56.
3) Sawada A et al. Refractive errors in an elderly Japanese population：the Tajimi study. *Ophthalmology* 2008；115：363-70. e3.
4) Yamashita T et al. Differences of body height, axial length, and refractive error at different ages in Kumejima study. *Graefes Arch Clin Exp Ophthalmol* 2019；257：371-8.
5) 文部科学省学校保健関連委託事業　令和3年度児童生徒の近視実態調査　調査結果報告書.
6) Holden BA et al. Global Prevalence of Myopia and High Myopia and Temporal Trends from 2000 through 2050. *Ophthalmology* 2016；123：1036-42.
7) Suzuki Y et al. Risk factors for open-angle glaucoma in a Japanese population：the Tajimi Study. *Ophthalmology* 2006；113：1613-7.
8) Jonas JB et al. IMI-Nonpathological Human Ocular Tissue Changes With Axial Myopia. *Invest Ophthalmol Vis Sci* 2023；64：5.
9) Saito H et al. Deep Optic Nerve Head Structures Associated With Increasing Axial Length in Healthy Myopic Eyes of Moderate Axial Length. *Am J Ophthalmol* 2023；249：156-66.
10) Xie S et al. Structural Abnormalities in the Papillary and Peripapillary Areas and Corresponding Visual Field Defects in Eyes With Pathologic Myopia. *Invest Ophthalmol Vis Sci* 2022；63：13.
11) Lee YA et al. Association between high myopia and progression of visual field loss in primary open-angle glaucoma. *J Formos Med Assoc* 2008；107：952-7.
12) Han JC et al. Clinical Course and Risk Factors for Visual Field Progression in Normal-Tension Glaucoma With Myopia Without Glaucoma Medications. *Am J Ophthalmol* 2020；209：77-87.
13) Lee JY et al. Effect of myopia on the progression of primary open-angle glaucoma. *Invest Ophthalmol Vis Sci* 2015；56：1775-81.
14) Doshi A et al. Nonprogressive glaucomatous cupping and visual field abnormalities in young Chinese males. *Ophthalmology* 2007；114：472-9.
15) Mayama C et al. Myopia and advanced-stage open-angle glaucoma. *Ophthalmology* 2002；109：2072-7.
16) Kim KE et al. Diagnostic classification of macular ganglion cell and retinal nerve fiber layer analysis：differentiation of false-positives from glaucoma. *Ophthalmology* 2015；122：502-10.
17) Kambayashi M et al. Effects of Deep Optic Nerve Head Structures on Bruch's Membrane Opening-Minimum Rim Width and Peripapillary Retinal Nerve Fiber Layer. *Am J Ophthalmol* 2024；263：99-108.

文献16

文献17

2.5 遠視（1）　小児の遠視・弱視

2.5.1 小児の遠視

■遠視の症状や割合

　遠視は，眼に入ってきた平行光線が網膜の後方に焦点を結ぶ状態である．遠視があっても小児は自覚症状を訴えないことが多く，日常生活では気づかれない．成人のように，調節を働かせることで眼精疲労の症状を訴えることは稀である．別の症状で受診した際や，3歳児健康診査などの健診で遠視を含んだ屈折異常や弱視が発見される．

　遠視の割合は，新生児が64.2～98.7％，2歳までが78％，3～5歳が66％，6～7歳が47％，小学生が49％となり，出生直後は遠視の割合が多いが，成長とともに減少する[1]．また遠視の程度は，新生児が+3.15 D，生後3か月が+3.90 D，1歳が+1.91 D，2歳が+0.93 D，3歳が+0.84 Dとなり，成長とともに正視化する[2]．

■遠視がもたらす弱視や斜視

　小児は視覚機能の発達途中であり，その発達を妨げる要因のひとつに遠視がある．弱視に関しては中等度から高度の遠視がある場合，屈折矯正が未矯正であれば視力の発達が妨げられて屈折異常弱視や不同視弱視となるように，遠視は弱視の原因となる．

　また中等度から高度の遠視がある場合，ものをはっきり見ようと調節することで調節性輻湊が生じ，調節性内斜視を発症したり，中等度遠視の矯正により輻湊や立体視が改善した間欠性外斜視の報告[3]があるように，遠視は斜視の原因にもなる．

■視覚の感受性期間

　視力は，出生時0.02程度で，出生直後から発達を始める．視覚の感受性は，出生直後は低く，生後1か月頃から高くなり，生後18か月が最も高く，その後緩やかに低下し8歳頃まで続くと考えられている（図1）[4]．正常な視力発達には，この感受性期間に網膜の中心窩に鮮明な像を結像させる必要があり，さまざまな要因で視的環境が損なわ

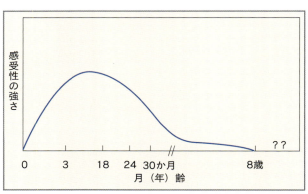

図1　ヒトの視覚の感受性期間[4]

れると弱視を生じる．

■ 3歳児健康診査

弱視の発生率は1.4％と報告されている[5]．3歳児健康診査（3歳児健診）の最も重要な目的のひとつは，弱視を早期発見することである．視覚の発達は感受性期間があり，3歳児健診で弱視を見逃してはいけない．

3歳児健診は，一次検査，二次検査，精密検査からなる．一次検査は，家庭で保護者による視力検査と目に関するアンケート記入を行う．二次検査は，家庭での視力検査ができなかった児，左右眼いずれかでも0.5の視力が確認できなかった児は，保健センター等で保健師または視能訓練士が視力の再検査を行う．その結果，問診票にひとつでも該当項目があった児，視力の再検査で左右眼いずれかでも0.5の視力が確認できない児，医師の診察で異常所見がある児に対して「3歳児健康診査（眼科）精密検査依頼票」にて精密検査受診勧告を行う．

近年，屈折検査を導入する自治体が増えており，二次検査で受診児全例に屈折検査を実施する．スポットビジョンスクリーナー（Spot[TM] Vision Screener：SVS，Welch Allyn社）における弱視リスクファクターの検出については感度87.7％，特異度75.9％と報告されている[6]．また，3歳児健診におけるSVS使用前後の要治療検出率が0.1％から2.3％に向上している[7]．

精密検査は，眼科医療機関を受診して行われる．視力が0.5以上であっても，弱視の原因となる屈折異常が潜んでいることがあり，他覚的屈折検査によって弱視の見逃しを防ぐことができる．また視力検査ができない児であっても，他覚的屈折検査を実施することで，弱視のリスクが高ければ治療に進むことができる．

文献6

■ 小児の調節

調節は眼の屈折力を変化させるが，調節力は10歳頃から低下する（図2）[1]．小児は調節力が大きいため，遠視があっても不自由ない程度に見えていることもある．そのため，小児の屈折値の評価は調節麻痺下で行うことが必須となる．

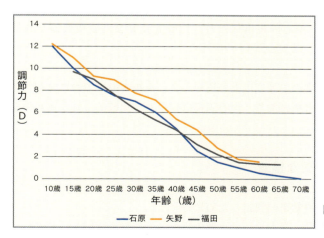

図2　年齢と調節力の関係
（文献1をもとに作成）

Chapter 2 屈折異常

2.5.2 小児の弱視

　医学的弱視（amblyopia）は，視覚器に器質的病変がなく，視覚感受性期内に適切な視刺激を受けて見ることが妨げられることによっておこるが，早期に発見し，視覚発達の感受性期間内に原因となる疾患や眼異常の治療を行うことにより視力が改善する．医学的弱視は，治療可能な疾患である．

　一方，さまざまな原因で生じた回復困難な視力障害を「ロービジョン（low vision）」といい，「医学的弱視」とは区別している．WHO（世界保健機関）のロービジョンの基準は，視力が 0.05 ～ 0.3 未満としている．

■弱視の分類

　弱視は原因によって形態覚遮断弱視，斜視弱視，微小斜視弱視，不同視弱視，屈折異常弱視に分類される．全ての弱視に屈折異常の矯正や症例に応じた弱視訓練が必要となるが，適切な時期に治療を開始すれば良好な視力を獲得する可能性が高い．

1．形態覚遮断弱視

　視覚の未発達な乳幼児期に，白内障や眼瞼下垂など視覚刺激が網膜の前方で遮断されて生じる弱視である．早期発症で，片眼性の形態覚遮断弱視は特に予後が不良である．

2．斜視弱視

　斜視眼の視力が低下している弱視である．斜視は内斜視の頻度が高い．弱視眼の固視異常を伴い，両眼視機能は不良である．間欠性の斜視であっても斜視の頻度が高い場合や，固視の頻度に左右差があるものは弱視となることもある．

3．微小斜視弱視

　10△以下の小さな顕性の眼位ずれが原因で生じ，不同視弱視を合併していることが多い．偏心固視や抑制暗点があり，偏心固視点を網膜対応点とする調和性異常対応を示す．視力や立体視の予後は不良である．不同視弱視で視力が改善しない症例は，微小斜視弱視との鑑別が必要である．

4．不同視弱視

　左右差のある屈折異常が原因で，屈折異常の強いほうの眼におこる弱視である．遠視または乱視に発症しやすい．中心固視は保たれ，比較的良好な両眼視機能を有している．

5．屈折異常弱視

　屈折異常弱視は，両眼同程度の中等度以上の遠視および乱視が原因でおこる弱視である．近視が原因でおこることも稀にある．中心固視は保たれ，比較的良好な両眼視機能を有している．

■弱視の診断や治療に必要な検査

1．視力検査

　視力検査は弱視の程度や治療効果の判定のために行う．

　小児の視力は発達段階にあり，視力検査は小児の視機能の特徴を理解し，年齢や患児の理解度に応じた検査方法を選択する．小児は検査に集中できる時間が短く，検査結

2.5 遠視（1） 小児の遠視・弱視

果は月齢による差が大きく，個人差も大きい．

検査方法は年齢により異なる．生後2か月からは，乳児が無地よりも縞模様を好んで見るという選好注視特性を利用した検査である preferential looking 法（PL法）が用いられる．2歳頃からは動物の目が描かれたドットカードが用いられる．小児の興味を引き付けやすく，時間をかけずに視力検査が可能である．また2歳頃は動物の名前などが言えるようになるため，絵・図形視標を用いた検査も可能となる．

ランドルト環を用いた視力検査は，3歳頃から検査が可能である．8歳頃までは視覚の発達段階で未熟であり，読み分け困難が生じるので，字ひとつ視標を用いる．ランドルト環を用いた字ひとつ視力検査による平均視力は3歳0か月で0.55，3歳6か月で0.82，4歳になると0.88，4歳後半で1.0に達する[8]．

2．屈折検査

小児期は調節力が強いため，通常の屈折検査では屈折異常を正確に評価できない．そのため，弱視の診断と治療には調節麻痺薬であるアトロピン硫酸塩やシクロペントラート塩酸塩が用いられる．トロピカミドは調節麻痺効果が小さいため適さない．シクロペントラート塩酸塩の調節麻痺効果は，アトロピン硫酸塩より0.30～1.00Dほど弱いことがある．調節麻痺薬の選択においては，内斜視がある場合，内斜視がなくても強度な遠視性の弱視が疑われる場合，シクロペントラート塩酸塩での調節麻痺下で得られた屈折値をもとに屈折矯正治療中であるが視力改善が芳しくない場合などは，アトロピン硫酸塩を選択する．

アトロピン硫酸塩は自宅で1日に朝夕の2回点眼し，点眼開始日から7日後に検査を行う．副作用は顔面紅潮や発熱，心悸亢進などがある．効果が消失するまでには約2週間を要する．シクロペントラート塩酸塩は外来で5分おきに2回点眼し，点眼開始から1時間後に検査を行う．副作用は眠気や視覚幻覚などがある．効果が消失するまでに約2日間を要する（表1）．

3．固視検査

視力の発達には中心固視が必要である．3歳以上の小児では，ビズスコープを用いた眼底を観察する方法が可能となり，眼底を直接観察することで固視点の位置や固視の安定性が評価できる．能動的方法は視標の中心を見てもらい，中心窩反射と視標の中心の位置関係，また不安定さがないかを観察する．受動的方法は，視標を中心窩反射に重ねたときの位置関係を確認する．

4．眼軸長検査

屈折を構成する要素には角膜，水晶体，眼軸長がある．これらの不均衡により屈折異常が生じる．角膜は扁平化することで3歳前後までは大きく遠視化し，水晶体は円盤化

	麻痺効果	最大効果	持続効果	副作用
アトロピン硫酸塩	完全	7日	約2週間	顔面紅潮 発熱 心悸亢進
シクロペントレート塩酸塩	不完全	60～90分	約2日間	眠気 充血 発赤 幻覚

表1 調節麻痺薬の効果や副作用

Chapter 2 屈折異常

することで5歳頃まで遠視化する．しかし眼軸長は，13歳頃まで伸展することで近視化する．屈折を構成する要素は年齢とともに変化するが，眼軸長の変化期間は長期であり，その都度測定が必要となる．

5. 眼位検査

両眼視が正常に発達する条件のひとつに，斜視がないことがあげられている．また遠視に斜視を伴うことは少なくないため，眼位検査が必要となる．眼位異常の有無や種類，顕性か潜在性か，恒常性か間欠性かなど，遮閉試験，遮閉 − 遮閉除去試験，交代遮閉試験を組み合わせることで定性評価を行う．斜視の偏位量を求める定量検査は単眼プリズム遮閉試験や交代プリズム遮閉試験で測定する．

6. 両眼視機能検査（立体視検査）

弱視の治療中には，両眼視機能の評価も必要である．特に，健眼遮閉治療を行っている児の立体視が低下しないか確認することは重要である．

7. 前眼部，中間透光体，眼底検査

弱視は機能弱視を指す．器質弱視でないかを除外する検査に加え，前眼部や中間透光体，眼底を観察することで眼球や視路に形態的な異常がないか確認する．

■ 弱視の治療

1. 屈折矯正

米国眼科学会（American Academy of Ophthalmology：AAO）から年齢別の眼鏡処方の基準（表2）が示され，これを目安に眼鏡を処方する．遠視の場合は斜視の有無で眼鏡処方の基準が大きく異なるため，正確な眼位検査が求められる．また不同視に対する年齢別の眼鏡処方基準（表3）も示されている．2〜3歳の遠視性不同視の場合は，1.50 D以上の不同視が眼鏡装用基準となる．しかし，実際の臨床現場ではAAOの基準未満の屈折異常であっても弱視を発症する例があるので，個々の症例で判断する必要がある．

眼鏡度数は，5歳未満であればオートレフラクトメータ（据置型，手持型）で測定された調節麻痺下他覚的屈折度数の完全矯正度数で処方する．小児は成人と異なり，左右差の大きな不同視や強度の乱視があっても眼鏡を装用することができる．また3歳から5歳で低矯正眼鏡を装用したことで内斜視を発症したとの報告[9]があることから，潜在的な調節性内斜視の発症を防ぐためにも完全矯正度数で処方しなければならない．

しかし，5歳以上であれば完全矯正度数から生理的調節緊張（0.50〜1.00 D）を差し引いた屈折度数で処方する．その際，調節は両眼等量に生じるため，両眼とも同じ度数を減弱させる．完全矯正度数の眼鏡を装用すると，生理的な調節緊張により過矯正の状

表2 年齢別の眼鏡処方基準（AAO）

	0〜1歳	1〜2歳	2〜3歳
近視	≧−5.00	≧−4.00	≧−3.00
遠視（斜視なし）	≧＋6.00	≧＋5.00	≧＋4.50
遠視（斜視あり）	≧＋3.00	≧＋2.00	≧＋1.50
乱視	≧＋3.00	≧＋2.50	≧＋2.00

表3 不同視に対する年齢別の眼鏡処方基準（AAO）

	0〜1歳	1〜2歳	2〜3歳
近視性不同視	≧−2.50	≧−2.50	≧−2.00
遠視性不同視	≧＋2.50	≧＋2.00	≧＋1.50
乱視性不同視	≧＋2.50	≧＋2.00	≧＋2.00

態となる．そのため眼鏡視力が低下してしまい，完全矯正度数の眼鏡を装用できなくなることで，装用可能な低矯正眼鏡に処方し直すことがある．

3歳から7歳の斜視のない遠視性弱視に対して，完全矯正眼鏡と低矯正眼鏡の6年後の評価では視力改善に差はなく，遠視度数の減少にも差はなかった[9]ことから，5歳未満と5歳以上の年齢を基準とした眼鏡度数の選択をする必要がある．

眼鏡装用後は1〜2か月に一度の定期検査・診察を行う．作成された眼鏡が処方箋通りに作成されているか，眼鏡の装用状況，眼鏡装用時の視力，眼鏡のフィッティングを確認する必要がある．眼鏡装用に関しては，小さな子供に眼鏡を装用させたくない保護者もいる．そのため眼鏡装用の必要性，治療に反応する期間が限られていること，眼鏡を外せるようになることが治療の目的ではないことを保護者に説明し，理解してもらわなければならない．

2．健眼遮閉

眼鏡による屈折矯正のみでは弱視眼の視力が改善しない場合は，健眼遮閉を行う．眼鏡装用と健眼遮閉は同時に開始せず，眼鏡を処方して1〜2か月経過を観察した後，必要な場合に健眼遮閉を併用開始する．

健眼遮閉には遮閉具を用いる方法と，点眼薬を用いるペナリゼーションがある．遮閉具には絆創膏型遮閉具（アイパッチ®）や布パッチを用いる完全遮閉法と，Bangerter遮閉膜や不透明なテープを用いる不完全遮閉法がある．遮閉時間は1日2時間の部分遮閉から開始し，改善効果がなければ遮閉時間を増加させ，終日遮閉を行うこともある．

中等度の弱視では，遮閉具を用いた健眼遮閉はペナリゼーションに比べて早期に弱視改善がみられるが，最終的な治療成績では同等であるとの報告もある[10]．そのためアイパッチによる皮膚のかぶれや心理的ストレスにより遮閉具を用いた健眼遮閉が行えない場合に，アトロピンペナリゼーションを行う．点眼方法は1％の点眼液を健眼に毎日1回点眼した場合と，土曜日と日曜日の週末に2回点眼した場合で効果は変わらないため，週末2回の点眼で十分であるとされている[11]．

3．遠視が原因となる弱視の治療効果

弱視の予後は，治療開始時の年齢，弱視の程度や種類に左右される．

屈折異常弱視は，＋4.00 D以上の3〜10歳までの小児に対する治療効果が，10歳以下の大部分の症例で1年以内に視力が0.8以上に改善することから，弱視の中でも予後は良好である．

不同視弱視は3〜7歳までの小児に眼鏡による屈折矯正のみで治療をした場合，視力改善は77％にみられ，27％は屈折矯正のみで完治したと報告されており[11]，眼鏡装用を開始してから4か月間は眼鏡装用のみで治療し，視力の改善が停滞した場合に健眼遮閉を開始することが勧められている．

4．治癒の終了や再発

弱視眼の視力が十分に発達しても，視覚の感受性期間は眼鏡装用による屈折矯正を継続する．本人が眼鏡を外すことを希望した場合は，視覚の感受性期間を過ぎたとしても，屈折や眼位の状態，良好な遠見・近見裸眼視力が得られているかを総合的に評価し，眼鏡装用の継続ならびに中断を判断しなければならない．

健眼遮閉による弱視治療は少数視力が1.0に達し，3か月間視力を維持できた場合が終了のタイミングである．しかし治療を突然終了することで弱視の再発が生じるため，

文献10

文献11

遮閉時間や点眼回数を漸減し，視力の低下がみられないかを確認してから終了する．

また弱視治療終了後に，2段階の視力低下が2.2％，1段階が27.3％にみられ，視力低下がみられた95％は2年以内に生じていた[12]ことから，2年間は経過観察を行う必要がある．弱視治療の終了後に視力低下がみられた際は，速やかに弱視治療を再開することで視力の改善や維持が行える．

5．感受性期間を過ぎて発見された弱視

弱視は早期発見，早期治療が望ましい．しかし，感受性期間を終了した後に弱視が発見されることがある．10歳から16歳の弱視患者が週6日間の終日遮閉を行い，81％に視力改善がみられた[13]ことから，視覚の感受性期間を過ぎたとしても視力が発達する可能性があり，あきらめずに治療を開始することが大切である．

（福留隆夫，杉山能子）

文献

1) 所　敬．屈折異常．屈折異常とその矯正．金原出版；2014．pp.89-92．
2) 山本　節．小児の視力と屈折異常．日本視能訓練士協会誌 1986；14：35-7．
3) 清水有紀子．屈折矯正．あたらしい眼科 2020；39：925-31．
4) 栗屋　忍．形態覚遮断弱視．日本眼科学会雑誌 1987；91：519-44．
5) 瀧畑能子ほか．三歳児健診で見つかった弱視の治療成績．第107回日本眼科学会総会．2003．
6) Peterseim MMW et al. The effectiveness of the Spot Vision Screener in detecting amblyopia risk factors. *J AAPOS* 2014；18：539-42.
7) 板倉麻里子ほか．群馬県3歳児眼科健診における手引きに準じた屈折検査導入の成果．臨床眼科 2021；75：891-97．
8) 神田孝子ほか．保育園における3.4歳児の視力検査．臨床眼科 1993；87：288-95．
9) Li C-H et al. Different corrections of hypermetropic errors in the successful treatment of hypermetropic amblyopia in children 3 to 7 years of age. *Am J Ophthalmol* 2009；147：357-63.
10) Pediatric Eye Disease Investigator Group. A randomized trial of atropine vs patching for treatment of moderate amblyopia in children. *Arch Ophthalmol* 2002；120：268-78.
11) Repka MX et al. A randomized trial of atropine regimens for treatment of moderate amblyopia in children. *Ophthalmol* 2004；111：2076-85.
12) Weger CD et al. Termination of amblyopia treatment.：when to stop follow-up visits and risk factors for recurrence. *J Pediatr Ophtalmol Strabismus* 2010；47：338-46.
13) Erdem E et al. Eye patching as a treatment for amblyopia in children aged 10-16 years. *Jpn J Ophtalmol* 2011；55：389-95.

文献12

文献13

2.6 遠視（2） 遠視と緑内障

2.6.1 遠視の眼球形状

　遠視の矯正では凸レンズを用いるので，近視，正視と分類されるが，眼球形状という観点から考えると，それぞれの屈折状態の間に境界はない．遠視は無調節状態で遠方視したときに網膜より後方に焦点を結ぶ眼であり，角膜曲率半径が大きく，水晶体が薄く，眼軸長が短いほど遠視の程度が強くなる．ただし遠視は小さい眼であり，角膜曲率半径は通常小さい．眼軸長が短い眼では焦点を手前の網膜に合わせようとするため，水晶体は近視化すなわち厚くなる[1]．つまり，水晶体による補正をもってしても網膜後方に焦点を結ぶ眼が遠視となる．

2.6.2 遠視の頻度

　2000〜2001年にかけて行われた緑内障の疫学調査である多治見スタディでは[2]，遠視（>0.5 D）の割合は，70代で男性56.5 %，女性63.8 %に対して，40代では男性2.1 %，女性2.9 %と若い世代では急激に減少している．現在（2024年）は多治見スタディから24年ほど経過しているので，当時の70代は今の94〜105歳であり，当時の40代は今の64〜73歳ということになる．

　現在の100歳前後から70歳前後の世代では，急速な遠視の減少，別な言い方をすれば近視の増加がおこっている．日本人はほぼ日本人どうしで結婚しているため，全体的な遺伝的傾向は変化しておらず，この世代間の近視頻度の変化は環境要因が原因である．

　最も大きい環境要因としては，戦後の栄養状態の改善で身長が伸びたために，眼軸長も伸びて近視が増加したと考えられている[2]．世界的にみても，第2次世界大戦後に平均身長が大きく伸びたアジア，南米，中東，ヨーロッパ，オセアニアでは近視の頻度が増加しているのに対し，平均身長があまり伸びていないインド，バングラディッシュでは近視は増加していない[3]．そして，体格と同様に男性よりも女性は眼球も小さいため，女性のほうが遠視眼になりやすくなる．

　現代ではアジアのほとんどの国で近視の頻度が高いが，その中でも寒い地域に比較して暖かい地域のほうが遠視は多い．日本の疫学調査でも，岐阜県で行われた多治見スタディと比較して，沖縄県で行われた久米島スタディではより身長が低く，遠視が多く，閉塞隅角緑内障の有病率が高かった[3,4]．

文献2

文献3

文献4

2.6.3 眼球成長と遠視

　成人で遠視となる眼は，どのような成長をした眼であろうか．出生時にすでに眼軸長や角膜厚には個人差があるが，眼球が小さいため眼球形状としては遠視傾向の眼が多

い．特殊な眼を除いては，6歳頃までは前眼部も後眼部も大きくなる球状の眼球拡大を呈するため，網膜に対する焦点位置はほとんど変化せず屈折に大きな変化はない．つまり角膜曲率半径が大きくなりつつ，眼軸長も伸びて，さらに非常に柔らかい水晶体が補正するので，近視になりにくいのである．

この時期の眼球拡大の主要因は，眼圧と眼球壁の柔軟性である[5]．6歳頃からは前眼部と黄斑部はあまり変化せず，主に赤道部が伸びるため前後に卵型の眼球形状となる眼が多く出現する．卵型に大きくなった眼では，網膜の手前に焦点を結ぶため近視となる．

本節の主題からは外れるが，近視眼的傾向が強い眼では逆瞳孔ブロックを生じ，若年時に色素散布症候群を発症する（図1）．逆に，あまり眼軸長が伸びない眼，またはもともと遠視が強く眼軸長が伸びても正視まで到達しない眼が最終的に遠視となる．このような小さな眼では，水晶体は網膜に焦点を合わせるべく厚くなる．つまり，前房が浅く，眼軸長が短く，水晶体が厚い，将来閉塞隅角緑内障になるような眼ができ上がるのである（図1）．

6歳頃までは水晶体が非常に柔らかいので，安定した屈折検査をしたければ調節麻痺薬が必要である．8歳頃からは，調節麻痺薬が必要でなくなるほどに水晶体が硬くなってくる．それに伴って瞳孔ブロックや逆瞳孔ブロックが生じて，前後房の圧格差がでてくる．後房圧が前房圧より高ければ虹彩は前弯し，前房圧が後房圧より高ければ虹彩は後弯する．成人と同様に瞳孔ブロックは眼軸長の短い眼，逆瞳孔ブロックは眼軸長の長い眼でより大きくなる．

8歳までに眼軸長が大きく成長した眼では逆瞳孔ブロックとなり，後房圧すなわち硝子体圧が低くなり，年あたりの眼軸伸長は減速していく．逆に8歳の時点で前房が浅く，水晶体が厚く，眼軸長が短い眼ほど，後房圧すなわち硝子体圧が高くなって，年あたりの眼軸伸長は一時的に加速する[6]．

眼軸伸長が加速する眼では10歳前後から急に近視が進行し，成人になったときには

文献6

遠視		近視
厚い	角膜	薄い
浅い	前房	深い
前弯	虹彩	後弯
厚い	水晶体	薄い
短い	眼軸長	長い
大きい	瞳孔ブロック力	小さい
高い	硝子体圧	低い
加速	学童期の眼軸伸長	減速

遠視眼的眼球形状

加齢による水晶体膨化により原発閉塞隅角病

前眼部が小さくプラトー虹彩形態

近視眼的眼球形状

逆瞳孔ブロックによる色素散布症候群

図1 遠視眼的傾向と近視眼的傾向による違い

前眼部は遠視傾向（前房が浅く，水晶体が厚い）にもかかわらず，眼底は近視傾向となる矛盾した眼球形状となる[6]．このような眼もあるため，臨床では紋理・コーヌス・傾斜した視神経乳頭のような近視性眼底を持つ眼であっても，前房が深いはずであると思い込まずに，前房・隅角は独立して評価する必要がある．

2.6.4 加齢変化と遠視

次に加齢変化であるが，ほとんどの眼では眼球の成長は20歳前後でほぼ停止するため，眼球全体の形状はあまり変化しない．しかし，水晶体は加齢に伴い徐々に厚くなるため，遠視眼的傾向の眼ではさらに前房が浅く，瞳孔ブロック力が高まり，虹彩が前弯することで，閉塞隅角緑内障を発症する．70歳以上では，水晶体核が厚くなって近視化する核性近視が進行する[2]．

ここで注意が必要なのは，水晶体が厚くなって近視化すると本来の遠視がマスクされ，屈折としては正視や近視であるにもかかわらず，閉塞隅角緑内障を発症する眼がでてくることである．さらに高齢者，特に落屑を伴う眼ではチン氏帯が脆弱となるため，水晶体が前方にシフトして急に閉塞隅角となる眼もでてくる．高齢者では，遠視や正視であっても閉塞隅角かどうかに注意を払う必要がある．

2.6.5 閉塞隅角緑内障の減少

遠視をリスクファクターとする主な緑内障病型は，閉塞隅角緑内障である．閉塞隅角緑内障のリスクファクターには，遠視以外にも上述したように高齢，女性，暖かい地域がある[4]．遠視は現在の70歳前後で数％であり，閉塞隅角緑内障は減少傾向である．最近では急性閉塞隅角緑内障による緑内障発作をほとんど診察したことのない若い眼科医が増えてきている．

一方で日本人の平均寿命は80歳を超えており，より高齢になって水晶体膨化とチン氏帯の脆弱性が大きくなることで，遠視が強くなくても緑内障発作をおこす危険性がでてくる．閉塞隅角緑内障の定義・検査・治療に関しては緑内障ガイドラインに詳しいので，ぜひ参照していただきたい[7]．

定義に関しては，慢性では閉塞隅角の所見のみの「原発閉塞隅角症疑い」，眼圧上昇や周辺虹彩前癒着を生じると「原発閉塞隅角症」，緑内障性視神経萎縮があれば「原発閉塞隅角緑内障」となる．急性では眼圧上昇のみであれば「急性原発閉塞隅角症」，緑内障性視神経萎縮があれば「急性原発閉塞隅角緑内障」となる．これらすべてを総称して「原発閉塞隅角病」と定義されている．

検査に関しては van Herick 法，隅角検査，前眼部画像検査による閉塞隅角の検出が重要である．前眼部画像検査は閉塞隅角の検出に特に有効である．図2は瞳孔ブロックによる閉塞隅角眼で，眼圧上昇している右眼（a）とまだ正常眼圧の左眼（b）である．虹彩根部と瞳孔縁とを結ぶ線（白矢印）を引くと，虹彩が前弯していることがよりはっきりとわかる．閉塞隅角の成因として，プラトー虹彩，相対的瞳孔ブロック，水晶体因子，水晶体後方因子（毛様体因子など）が複合的に関与している．

瞳孔ブロックに関しては水晶体の膨化が主原因なので，眼内レンズを挿入する水晶体

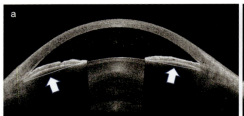
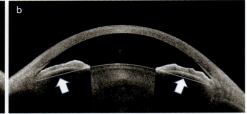

図2 前眼部画像検査の例
瞳孔ブロックによる閉塞隅角眼で眼圧上昇している右眼（a）と，まだ正常眼圧の左眼（b）

再建術が最も有効な閉塞隅角解除の方法であることは間違いない．ただ，手術を怖がる患者や白内障手術がすぐにできない地域では，レーザー虹彩切開術も有効な予防および治療法である．閉塞隅角が広範囲の眼では水晶体再建術に隅角癒着解離術，線維柱帯切開術も検討される．それでも眼圧が下降しない場合は，濾過手術となる．

遠視眼は目が良いと思っている人が多いので，眼科受診しておらず，かなり高齢になって急性閉塞隅角緑内障で初めて眼科を受診するケースがあり，認知症が合併していると全身麻酔での手術が必要になることもある．

2.6.6 遠視と眼圧測定

眼内に圧センサーを挿入することは通常の診療では困難なので，眼圧測定では角膜を圧平して，接触式では外圧と眼内圧，非接触式では圧平までの時間と眼内圧を，模擬眼で得られた相関関係で推定している．同じ眼内圧であっても，遠視眼のように角膜が厚く，角膜曲率半径が小さいほど圧平に大きな力が必要になり，測定上の眼圧は実際の眼圧よりも高めになる．逆に角膜が薄く，平坦な近視眼では測定眼圧は低めになる．

ゴールドマン眼圧計の測定値から中心角膜厚の厚みで眼圧を修正する式が，多治見スタディで報告されている．真の眼圧＝ゴールドマン眼圧計の値－0.012（中心角膜厚－520）となっており，中心角膜厚10％ごとに0.62 mmHg眼圧が変わる程度の影響がある[8]．ただ，角膜を介した眼圧測定は主に前房圧であり，後房圧すなわち硝子体圧はわからない．そのため虹彩が前弯している眼では，硝子体圧は眼圧測定値よりも高いと考えたほうがよい．眼圧は絶対的な数値と考えずに，同じ人の中で緑内障性視神経障害が進行するかどうか，相対的な眼圧の変動がどうかを評価するのが現実的である．

2.6.7 その他の遠視と緑内障の関連

上述したように遠視眼では硝子体圧が高いため，白内障手術では後囊破損・虹彩嵌頓が生じやすい．悪性緑内障は線維柱帯切除術の手術後に生じることが多く，術前の緑内障のタイプとしては閉塞隅角緑内障が最も多い[9]．閉塞隅角眼では硝子体圧が高く，線維柱帯切除術後に浅前房になりやすく，また浅前房になった際に前部硝子体，虹彩，毛様体，水晶体囊，チン氏帯が後方から押されて密着し，術後の炎症で癒着して悪性緑内障が生じると考えられている．また，遠視眼では強膜が厚く，uveal effusion（ぶどう膜滲出）を発症することもある．

文献8

文献9

成人の開放隅角緑内障を約5年間経過観察した研究では，平均して 0.035 mm の眼軸伸長を認め，初診時の眼軸長が短いほど眼軸伸長が大きい傾向があり，眼軸伸長が大きいほど下方の視野障害進行が遅い傾向があった[10]．病的近視を含まない成人で短眼軸長ほど眼軸伸長が大きいことは，学童期に遠視眼で瞳孔ブロック力が大きいと眼軸伸長が加速する傾向が，一部の眼では成人になっても持続していることを示唆している．眼球の成長が，成人後もわずかではあるが持続している眼は珍しくないと筆者は考えている．

文献 10

2.6.8 狭隅角・閉塞隅角の内科への返書

　隅角が中等度に狭いときに，内科への返書はどのように書くべきであろうか．原発閉塞隅角症の状態であれば，レーザー虹彩切開や白内障手術を勧めやすいが，隅角が狭いだけの場合は手術までは勧めにくい．若年者や両眼とも眼内レンズ挿入眼では，「アトロピンを含め，抗コリン薬の使用は可能です」とはっきりした返事が書ける．

　しかし，高齢者で前房が浅い眼では「抗コリン薬の使用は可能ですが，緑内障発作をおこす可能性が低いとはいえありますので，患者に発作時の症状（かすみ，充血，吐き気）を説明し，自覚した場合はすぐに受診するよう指示しました」とすっきりしない返事となる．また，加齢変化で，水晶体厚は徐々に厚くなり，隅角は徐々に狭くなっていくので，「現時点では抗コリン薬の使用は可能ですが，加齢とともに徐々に隅角が狭くなりますので，当院でも定期的な経過観察を行い，狭くなってきた場合は再度ご連絡いたします」と説明がましい返書を作成せざるを得ない．

　周辺虹彩前癒着が広範囲だと，レーザー虹彩切開または白内障手術後であっても散瞳によって眼圧上昇する場合もある．さらには他科の医師には原発閉塞隅角による緑内障発作と勘違いされてしまうであろうが，水晶体亜脱臼で開放隅角の状態から急に緑内障発作をおこすこともある．これはチン氏帯脆弱のある落屑を認める眼で生じやすい．いずれにせよ，高齢者の有水晶体眼では前房深度と隅角の変化に常に気を配る必要がある．

2.6.9 まとめ

　眼科医ではない人には，近視は悪い眼であり，遠視は良い眼であるという認識が多い．さらに，近視をリスクファクターとする正常眼圧緑内障，裂孔原性網膜剥離，病的近視などが報道でも取り上げられやすいため，遠視眼は眼病になりにくいと考えている患者が多い印象がある．遠視をリスクファクターとする原発閉塞隅角病は，早期発見で緑内障への進展を予防できるため，特に低身長の高齢女性には隅角検査を定期的に行うことを心掛けていただきたい．

（山下高明）

文献

1) 所　敬ほか（編）．近視―基礎と臨床．金原出版；2012．
2) Sawada A et al. Refractive errors in an elderly Japanese population：the Tajimi study. *Ophthalmol-*

ogy 2008；115：363-70. e3.

3）Yamashita T et al. Differences of body height, axial length, and refractive error at different ages in Kumejima study. *Graefes Arch Clin Exp Ophthalmol* 2019；257：371-8.

4）Sawaguchi S et al. Prevalence of primary angle closure and primary angle-closure glaucoma in a southwestern rural population of Japan：the Kumejima Study. *Ophthalmology* 2012；119：1134-42.

5）山下高明．眼球形状の経年変化．あたらしい眼科 2020；37：1467-71.

6）Terasaki H et al. Sex Differences in Rate of Axial Elongation and Ocular Biometrics in Elementary School Students. *Clin Ophthalmol* 2021；15：4297-302.

7）木内良明ほか．緑内障診療ガイドライン（第5版）．日本眼科学会雑誌 2022；126：85-177.

8）Suzuki S et al. Corneal thickness in an ophthalmologically normal Japanese population. *Ophthalmology* 2005；112：1327-36.

9）Trope GE et al. Malignant glaucoma. Clinical and ultrasound biomicroscopic features. *Ophthalmology* 1994；101：1030-5.

10）Yanagisawa M et al. Changes in Axial Length and Progression of Visual Field Damage in Glaucoma. *Invest Ophthalmol Vis Sci* 2018；59：407-17.

2.7 乱視（1） 乱視と乱視検査

乱視は，正乱視と不正乱視に分類される[1]．正乱視は，直交する2経線で屈折力が異なる眼を指す．屈折力が高い経線を強主経線，弱い経線を弱主経線と呼ぶ．網膜付近では前焦線と後焦線を結び，その間はスタームの間隔 Sturm conoid といわれる（図1）．前焦線と後焦線の中央は，正円かつ光の広がりが小さくなり，最小錯乱円という（図1）．この位置は，球面屈折度数+円柱屈折度数/2という等価球面屈折度数（D）から計算できる．

円柱レンズ等で屈折矯正可能なものを正乱視，矯正できないものを不正乱視と呼ぶ．正乱視は，物が二重に見えたり（単眼複視），ブレて見えたりする．不正乱視は，物が多重に見えたり，何となく見えにくい，明暗差であるコントラストが低下したりする症状がおこる．

角膜乱視（後述）の分布は，1.0 D 以上が約64％であり，加齢とともに直乱視は減少し，倒乱視が増える[2]．日本眼光学学会で行った多施設研究での眼球モデルにおいても，乱視は同様の傾向があり，全体として軽度乱視モデルとなっている[3]．本節では正乱視を取り上げ，その概要から検査方法について記述する．

文献3

2.7.1 乱視の分類

1. 乱視の発生部位からの分類

乱視は発生する部位によって角膜乱視，水晶体乱視，網膜乱視に分けられ，多くは角膜と水晶体で発生する．これらを合わせたものを全乱視と呼ぶ．角膜乱視では後面よりも前面で寄与が高いが，最近では後面乱視や角膜全乱視評価の重要性も高まっている．水晶体乱視は多くの場合，角膜乱視を打ち消しており，眼球全体の乱視を低減している．

2. 経線方向からの分類

経線方向，つまり乱視軸の方向により直乱視（with the rule astigmatism），斜乱視（oblique astigmatism），倒乱視（against the rule astigmatism）に分類される．報告によって分類が異なるが，目安として直乱視 0 ± 30°（0～29°，150～180°），斜乱視 45 ± 15°および135 ± 15°（30～59°，120～149°），倒乱視 90 ± 30°（60～119°）である（図2）．

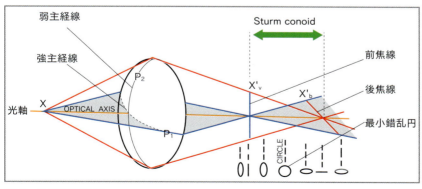

図1 乱視の概念図

Chapter 2 屈折異常

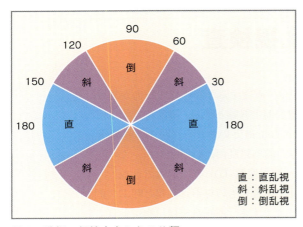

図2 乱視の経線方向からの分類

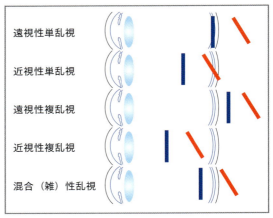

図3 乱視の焦線位置からからの分類

3. 焦線位置からの分類

屈折異常の組み合わせにより焦線位置が異なり，以下のように分類される（図3）．
①遠視性単乱視：主経線の一方が正視，他方が遠視なもの
②近視性単乱視：主経線の一方が正視，他方が近視なもの
③遠視性複乱視：両方の主経線が遠視なもの
④近視性複乱視：両方の主経線が近視なもの
⑤混合（雑）性乱視：主経線の一方が遠視，他方が近視なもの

2.7.2 乱視検査の手順と注意点

乱視検査は大別して他覚検査と自覚検査があり，他覚検査から自覚検査の流れとなる（図4）．他覚的な全乱視の計測にはオートレフケラトメータや波面収差解析装置，スキアスコープが使われる．オートレフケラトメータや波面収差からの他覚乱視は，自覚乱

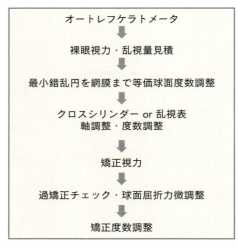

図4 乱視検査の流れ

視よりも若干低値を示すが精度が高い．角膜乱視の評価はオートケラトメータおよび角膜形状解析装置を使用し，全乱視への寄与を知ることができる．

■ 他覚乱視の計測

オートレフケラトメータや波面収差解析装置ではジョイスティックによる上下左右・奥行きのアライメントや涙液，上眼瞼，固視の影響を受けやすいため，計測に注意する．特に上眼瞼の影響や涙液の影響では，大きく値が異なるので注意する．必要に応じて上眼瞼の挙上後の計測や素早く軽い数回の瞬目後の計測，そして視標の中心固視後の計測を行う．上眼瞼の挙上では，強い圧迫を行うとかえって乱視の軸や屈折力を変化させることにもつながるので注意を要する．計測は複数データを取得し，平均（重心）あるいは精度の高い結果を採用する．

スキアスコープの乱視計測に関しては，上眼瞼の影響で垂直スキャニングの判定が難しくなることがある．その場合は，検者と患者の視線を同じ高さになるよう再度調整し，目を大きく開かせた状態で計測すると，光影が見えやすく，判定しやすくなる．短収束光でみることも乱視軸の判定には有利に働く．

■ 自覚乱視の計測

自覚乱視検査は視力検査表と検眼枠，検眼レンズを用いて，レンズ交換法により行う．自覚乱視においては，等価球面度数を調整し，その後クロスシリンダーを用いた検査か乱視表を用いた検査を行う．

調節介入により乱視が変化することがあるため，プラス側から等価球面度数の決定を行っていくとよい．調節介入が強い場合には，シクロペントラート塩酸塩など調節麻痺薬を点眼したうえで検査を行うと精度が向上する．また，等価球面屈折力レンズ装用下の視力を確認すると，乱視量がおおよそ推定できる（図5)[4]．

角膜乱視と全乱視の関係について，多くの症例では前述のごとく，角膜乱視を水晶体乱視が補償しているため，全乱視と角膜乱視は軸方向が同じで，かつ全乱視が角膜乱視よりも少し少なくなっていることが多い．もし角膜乱視よりも全乱視が大きいときは，

文献4

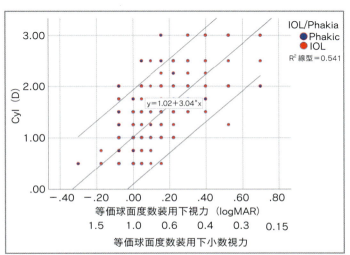

図5 等価球面屈折力レンズ装用下の視力と乱視の関係
（文献4をもとに作成）

水晶体乱視が大きくなっている可能性が高く，生まれつきの水晶体形状であることもあるが，核・皮質白内障，副病型の water clefts，水晶体偏位，調節緊張・痙攣などの影響が考えられる．不適切に乱視矯正された眼鏡やコンタクトレンズの装用でも乱視補償機構が働き，水晶体乱視が見かけ上増えていることがあり，調節麻痺薬を用いたうえでオートレフなどの他覚計測を行い，確認しておくとよい．

■ クロスシリンダーを用いた自覚乱視検査

クロスシリンダーは，± 0.25 D や ± 0.50 D，± 1.00 D などがあり，予想する乱視量に応じて選択する．クロスシリンダーを用いた自覚乱視の原理としては，最小錯乱円の位置が網膜にある状態でクロスシリンダーを振ることで乱視軸を決定し，さらに前焦線と後焦線の位置を前後させ，乱視が矯正される方向を回答させて乱視屈折力を決定する（図 6）．

手順として，軸の決定はクロスシリンダーのマイナス円柱レンズの軸に着目し，90°と 180°方向の見え方の比較，そして 45°方向と 135°方向の見え方を比較し，見やすい方向を仮の乱視軸としてレンズを組み替える．その後，その仮軸にクロスシリンダーの中間軸を当て，クロスシリンダーを回転させることで軸の微調整を行う．次に乱視屈折力の決定を行う．使用したクロスシリンダーの値を検眼枠に入っているレンズに加えて，レンズを組み替える．その後クロスシリンダーを振ることを繰り返し，見え方が変わらなくなったところで視力を計測し，終了となる．

■ 乱視表を用いた自覚乱視検査

乱視表を用いた自覚乱視検査の原理としては，等価球面の位置から始め，後焦線を網膜にのせ，その後円柱屈折力レンズで前焦線を網膜にのせるよう乱視を矯正する（図 7）．

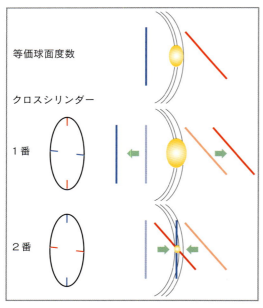
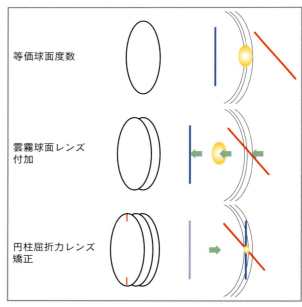

図 6　クロスシリンダーを用いた乱視検査の概念図　　図 7　乱視表を用いた乱視検査の概念図

2.7 乱視（1）　乱視と乱視検査

ADVICE

クロスシリンダーを用いた自覚乱視検査の注意点

　最小錯乱円が網膜位置よりも角膜側にある場合は，乱視が過小評価される場合が多く，球面度数の位置をしっかり決めることが重要である．また，しっかりとレンズ中心にクロスシリンダーを当てないと，誤ったパワーを比較することにつながり，乱視の検出精度が下がる．

　手順としては，等価球面位置から予想される乱視量の半分の球面屈折力を加え，雲霧する．その後，乱視表を見せ，濃く見える方向を回答させる．濃く見えるのはその方向にぼけが生じているためであり，そのぼけと直交する方向に円柱屈折力レンズの軸を置くことで乱視が矯正できる．円柱屈折力レンズを−0.25 D，−0.50 Dと増やし，乱視表が均等に見えたら止める．乱視量はあくまで予想であるため，さらに球面屈折力レンズを加えて乱視表を見せ，濃い箇所がないか確認する．濃い箇所があれば，円柱屈折力レンズをさらに加えて，これを繰り返す．

　円柱屈折力レンズのパワーは雲霧に使用したレンズの2倍を上限とする．例えば，+0.25 D雲霧を加えたら−0.50 Dまでとなる．雲霧量はオートレフを参考にしたり，0.50 Dなど一定に決めたりするなど検者や教科書によっても方法が異なる．

■ 過矯正の確認

　乱視軸と度数の決定が終わったら，視力を確認する．視力がでないようであれば，球面度数を微調整し，再度雲霧を行い，乱視が残っていないか確認する．遠視は最強度，近視は最弱度の球面屈折力とし，過矯正になっていないかを確認して終了する．場合によっては赤緑試験（二色試験）も追加で行い，赤と緑内にある円の視標が均等に見えるか，若干赤色の視標が濃く見える状態で終了させる．

（川守田拓志）

文献

1 ）魚里　博．幾何光学の基礎．西信元嗣（編）．眼光学の基礎．金原出版；1990. pp35-8.
2 ）三宅俊之ほか．白内障手術前の角膜乱視．日本眼科学会雑誌 2011；115：447-53.
3 ）Kawamorita T et al. Evaluation of ocular biometry in the Japanese population using a multicenter approach：Prospective observational study. *PloS one* 2022；17：e0271814.
4 ）Hoshikawa R et al. Prediction of distance visual acuity in presbyopic astigmatic subjects. *Sci Rep* 2021；11：6958.
5 ）Kawamorita T et al. Relationship between central and peripheral corneal astigmatism in elderly patients. *Optical Review* 2018；25：336-9.
6 ）Kobashi H et al. Effect of axis orientation on visual performance in astigmatic eyes. *J Cataract Refract Surg* 2012；38：1352-9.

ADVICE

乱視表を用いた自覚乱視検査の注意点

　検査中に濃く見える乱視の方向が変化しているときは，調節等の影響で眼球の乱視が変化しているか，加えている円柱屈折力レンズの方向がずれている（乱視は2枚のレンズの合成で軸が決まるので，軸がずれていることを示している）ということである（図8）．調節が影響している場合は，雲霧後に行うなど調節介入を減らす工夫を行い，挿入レンズの方向がずれている場合は，雲霧直後のレンズに戻して，再度濃く見える方向を聞いたり，軸の微調整を行ったりするなど，乱視軸の見直しを行うとよい．

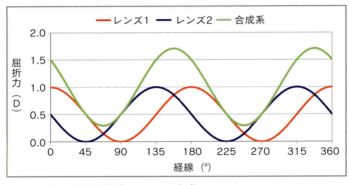

図8　2枚の円柱屈折力レンズの合成

TOPICS

両眼開放屈折検査機器の登場と乱視の瞳孔径への影響

　最近の乱視検査のトピックスとして，両眼開放での他覚的な乱視計測や，自覚検査と他覚検査を同時に行える機器も登場している（図9）．

　レフラクションシステムChronos（トプコン）は，オートアライメントによる自然な両眼開放状態で他覚と自覚の屈折検査を両眼同時に行うことができる．省スペース自動検眼システムTS-610（ニデック）も視力表一体型システムであり，非遮蔽（両眼開放）屈折測定対応プログラムを搭載しており，自動検眼に対応している．両眼開放多焦点視力表アキュパッド（ジャパンフォーカス）は，タブレット端末を使用した多機能視力表で，ホワイトスクリーンと偏光フィルターにより，両眼開放状態での片眼視力検査・コントラスト感度検査を行うことができる．

　これらは両眼開放下で検査を行うことで，眼位や瞳孔径が自然な状態（両眼視状態）で測定できる利点があり，精度の面でも検査の効率化の面でも重要な考え方に則っている．自覚検査と他覚検査の結果が大きく乖離した場合，医療スタッフを悩ませたり，検証に時間がかかったりするため，結果の乖離の解明につながることも期待したい．

　もう1つのトピックは，乱視が瞳孔径に与える影響への注目である．同じ乱視量でも瞳孔が大きくなると，網膜像への寄与が大きく異なる．瞳孔径（解析径）により乱視量が異なり，乱視が多い

症例ほど変化が大きくなる（図10）[5]．瞳孔径と乱視の関係に着目したトーリック眼内レンズや，瞳孔径を考慮した乱視矯正の流れが始まっている．乱視検査とその矯正は手間と時間がかかるが，主観的な見やすさが良くなることから読書速度を向上させ[6]，特に瞳孔が大きくなる夜間の見え方向上に大きく寄与するため，視覚の質だけではない生活の質向上が期待できる．

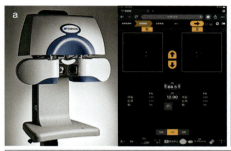
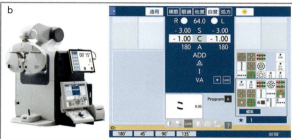
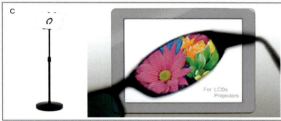

図9 新しい機構を含む自覚および他覚屈折検査機器
a. レフラクションシステム Chronos
b. 省スペース自動検眼システム TS-610
c. 両眼開放多焦点視力表アキュパッド

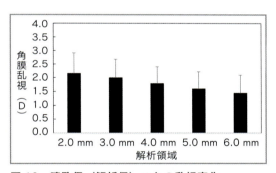

図10 瞳孔径（解析径）ごとの乱視変化
（文献5をもとに作成）

文献6

Chapter 2 屈折異常

2.8 乱視（2） 角膜形状解析と乱視

2.8.1 乱視の原因と検査法

屈折の乱視は，角膜と水晶体に起因し，それぞれ正乱視と不正乱視の両方が生じ得る．

屈折の正乱視は，他覚検査としてレフラクトメータで測定し，その値を参考に自覚的屈折検査で乱視度数と軸が決定され，眼鏡やコンタクトレンズ処方，あるいは有水晶体眼内レンズ（intraocular lens：IOL）の乱視度数と軸の決定に利用される．また，屈折の不正乱視は，波面センサーで測定され，高次収差として記録される．

一方，角膜の正乱視は，ケラトメータによって測定され，その度数と軸を参考にして白内障手術時のトーリック IOL の乱視度数と軸を計算する．また，角膜の不正乱視は，角膜形状解析装置によって測定され，角膜屈折力のマップとして定性的に表示し，あるいは各種指数によって定量的に評価され，角膜不正乱視の有無と程度を診断する．角膜正乱視と角膜不正乱視の両方を比較することで，ハードコンタクトレンズ，白内障手術におけるトーリック IOL の適応などが判断される．

2.8.2 角膜形状解析装置

文献 1

角膜形状解析装置は，プラチド角膜形状解析装置，シャインプルークカメラ，前眼部 OCT に大別される[1]．プラチド角膜形状解析装置は，プラチドリングと呼ばれる同心円の照明を角膜に投影し，角膜前涙液層の反射で生じるマイヤー像の形から角膜形状を測定する．この装置は，ケラトメータと測定原理が同一で，角膜前面のみが測定され，角膜前後面の形状が相似と考えて角膜後面の分を補正し，角膜屈折力（keratometric power）が表示される．一方，シャインプルークカメラと前眼部 OCT は，角膜断層像を回転させて撮影し，角膜前後面の形状を測定して，角膜前後面別々に，あるいは角膜前後面合計の角膜屈折力を表示することができる．

若年正常眼の角膜の前面と後面は相似形をしている．そのため，角膜直乱視では，角膜前面は直乱視，角膜後面は倒乱視となり，角膜前面の屈折力が大きいことから，合計すると角膜直乱視となる．一方高齢者の倒乱視では，角膜前面は加齢で倒乱視化しているが，角膜後面はあまり変化しないため，角膜前面も後面も倒乱視である．keratometric power で表示すると，実際と比較して角膜直乱視では直乱視が過大に表示され，角膜倒乱視では倒乱視が過小に表示されやすいことが判明し，角膜後面の乱視が注目されるようになった[2]．

文献 2

2.8.3 エレベーションマップと角膜屈折力マップ

図 1 に角膜直乱視，角膜倒乱視，円錐角膜を前眼部 OCT（CASIA2 Advance，トー

2.8 乱視（2） 角膜形状解析と乱視

メーコーポレーション）で測定した例を示す．

角膜直乱視は，ラグビーボールを横に置いたように水平方向が扁平で，垂直方向が急峻な角膜形状となり，エレベーションマップで図 1a のような鞍型のパターンを示す．角膜前後面が相似形で，角膜前面は直乱視，角膜後面は倒乱視で，角膜前後面の合計は直乱視になる．

角膜倒乱視の例を図 1b に示す．角膜前面はエレベーションも屈折力も図 1a を 90°回転させたパターンだが，角膜後面が前面と相似ではない．図 1c に円錐角膜の例を示す．エレベーションマップで島状の前方突出を認め，それに一致して角膜前後面の屈折力マップが不正乱視のパターンを示している．

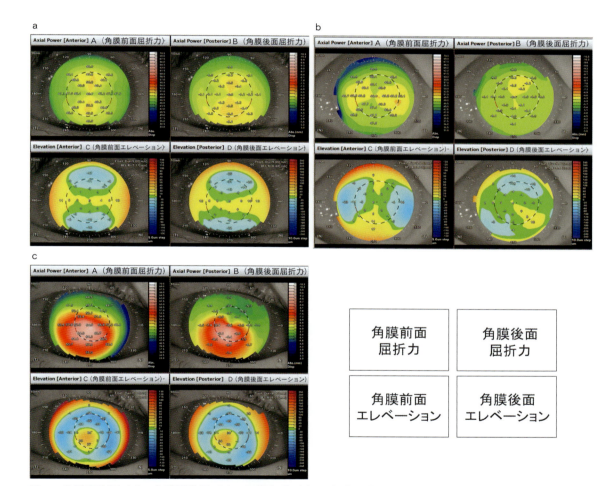

図1 角膜直乱視（a），角膜倒乱視（b），円錐角膜（c）の角膜形状
エレベーションマップでは，角膜直乱視は前面も後面も鞍型の相似形だが，角膜倒乱視では相似ではない．また，円錐角膜では島状の前方突出を認める

Chapter 2 屈折異常

2.8.4 フーリエ解析

角膜屈折力にフーリエ解析を行うと，球面成分，正乱視成分，非対称成分，および高次不整成分の4つに分離できる．ここで正乱視成分を2倍して軸を90°回転したものが角膜正乱視の度数と軸になる．また，非対称成分と高次不整成分を合わせたものが，角膜不正乱視である．

図2と図3は，それぞれ角膜直乱視と円錐角膜をフーリエ解析したものである．角膜直乱視では，角膜正乱視成分が高いが角膜不正乱視はなく，円錐角膜では，角膜正乱視成分に加えて角膜不正乱視があることが定量的に示されており，わかりやすい．

2.8.5 角膜高次収差

角膜形状をゼルニケ多項式で展開すると，正乱視は低次収差として，不正乱視は高次収差として定量化される．また，高次収差の視機能へ及ぼす影響が，ランドルト環の網膜像のシミュレーションとして視覚化される．図4に円錐角膜の例を示す．右眼の高次収差（HOAs）は高値であり，その影響で球面度数と正乱視を矯正しても，ランドルト環のシミュレーションのように，見え方が良好でないことが推測される．また，左右眼が正中線に対して非対称であることも円錐角膜の特徴である．

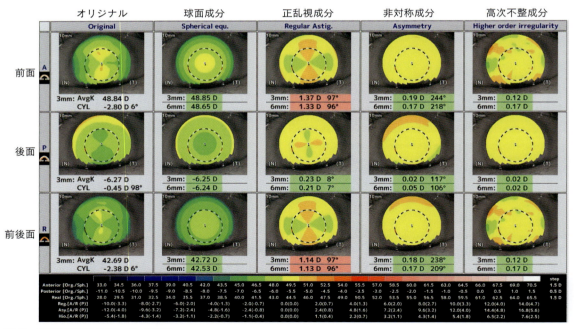

図2　角膜直乱視のフーリエ解析
正乱視成分は，前面が角膜直乱視で，後面が角膜倒乱視を示しており，その合計は角膜直乱視になっている．非対称成分と高次不整成分に異常はない

124

2.8 乱視(2) 角膜形状解析と乱視

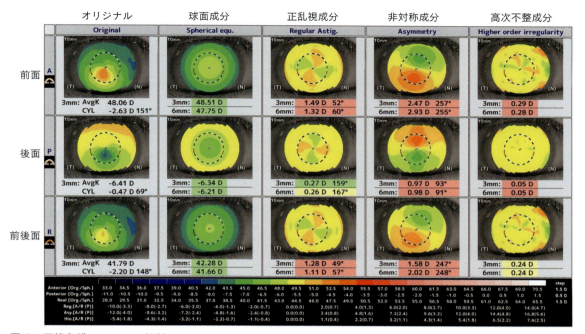

図3 円錐角膜のフーリエ解析
正乱視成分が斜乱視であり，それに加えて非対称成分と高次不整成分が高値を示し，角膜不正乱視が存在している

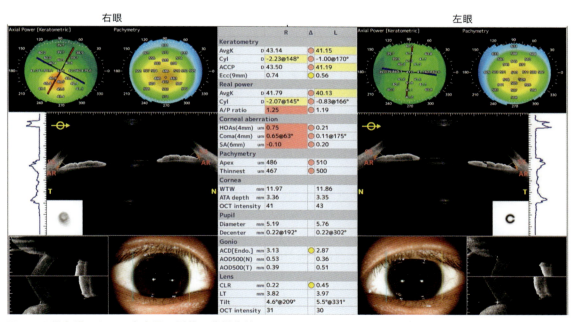

図4 円錐角膜における左右眼の形状の非対称性
右眼は，斜乱視に加えて，高次収差（HOAs）が高く，特にコマ収差によってランドルト環の網膜像のシミュレーション像が下に尾を引いている．それに対して，左眼は直乱視で，高次収差も基準範囲内にある．RとLの間（Δ）の赤丸と黄丸は，そのパラメータに左右差があることを示している

125

Chapter 2 屈折異常

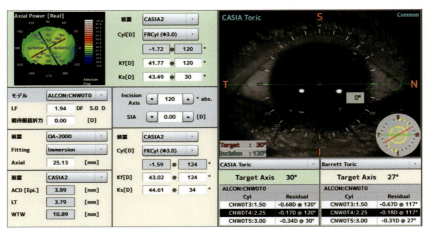

図5 斜乱視のトーリックカリキュレーター
Barrett toric は，角膜前面の keratometric power を使用して，Barrett toric calculator で計算したもの．CASIA toric は，角膜前後面の角膜屈折力をフーリエ解析で計算した正乱視（FRCyl）に基づいて計算されたトーリック IOL の乱視度数と軸で，どちらも T4 が選択されているが，軸が両者でわずかに異なる

2.8.6 トーリック IOL

　白内障手術でのトーリック IOL の適応決定には，角膜正乱視と角膜不正乱視の両方の評価が大切である．角膜不正乱視が大きいと，正乱視の度数と乱視軸の決定が難しくなるうえに，トーリック IOL を挿入しても矯正視力は不良になる．さらに，その上からハードコンタクトレンズをすると，トーリック IOL の分だけ正乱視が残余乱視となってしまう．そのため術前に角膜形状解析を施行し，カラーコードマップ，フーリエ解析，角膜高次収差などで角膜不正乱視を評価し，不正乱視が大きいものはトーリック IOL の適応外とするほうが良い．

　トーリック IOL の乱視度数と軸の決定には，角膜前後面の正乱視の評価が有用である．Barrett toric calculator では，角膜前面で測定した keratometric power の乱視を使用して，直乱視では角膜後面乱視による過矯正を，倒乱視では角膜後面乱視による低矯正を平均的な角膜形状と考えて補正する．多くの IOL メーカーの WEB カリキュレーターは，この方法を採用している．

　これに対して角膜前後面の乱視が測定可能な場合には，Holladay toric calculator を使用すれば，実測の角膜乱視を用いてトーリック IOL の度数と軸を決定できる（図5）．

〈前田直之〉

文献

1) Goto S et al. Corneal Topography for Intraocular Lens Selection in Refractive Cataract Surgery. *Ophthalmology* 2021；128：e142-52.
2) Koch DD et al. Contribution of posterior corneal astigmatism to total corneal astigmatism. *J Cataract Refract Surg* 2012；38：2080-7.

2.9 乱視（3） 水晶体乱視

　水晶体乱視は，水晶体の形状が不均一なために生じる乱視である．水晶体は眼内で光をさらに屈折させ，焦点を合わせる役割を担っている．通常は，重度の水晶体乱視は稀であり，一般に軽度の倒乱視となっている．水晶体は眼内の不正乱視，特に眼内高次収差（不正乱視）の主な原因であり，有水晶体眼において両眼対称的であることが確認されている．

　若年時に水晶体乱視を形成する原因については，古くから2つの説がある．第1は，水晶体の前面，後面の屈折面の組み合わせが，主経線方向で差があるという水晶体屈折面の静的乱視説，第2は，毛様体筋の部分収縮・緊張により水晶体の局部調節による一時的な水晶体の歪みにより乱視を惹起するという水晶体局部乱視説である[1]．

　水晶体乱視は，通常，角膜乱視と比べて影響が小さいとされているが，特定の条件下では視機能に大きな影響を与えることがある．

2.9.1 角膜乱視と水晶体乱視の相互作用

　若年者の眼においては，角膜乱視は直乱視の場合が多く，水晶体は倒乱視であるため，乱視が相互に打ち消し合い代償されている（図1）．加齢に伴い角膜が倒乱視化するが，水晶体乱視は変化が少ないことが知られており，眼球全体が倒乱視化するといわれている[1]．

　高次収差に関しても，角膜の正の球面収差は水晶体の負の球面収差によって補正されるため（眼の自己補正），全体としての眼の収差は少なくなっている[2]．しかし，この相互補正効果は年齢とともに低下し，高齢者では角膜の球面収差は比較的変化が少ないが[3]，水晶体の収差がより正に傾くため補正効果が消失し，視覚の質が低下する．

文献2

文献3

2.9.2 後天的に生じる水晶体乱視

　年齢とともに，水晶体は屈折の変化や高次収差（不正乱視）の増加を引きおこす[4]（図2）．特に，皮質白内障は乱視を引きおこすことがあり，皮質白内障を有する被検者の約1/4において水晶体乱視が増加していたと報告されている[5]．また，核・皮質白内

文献5

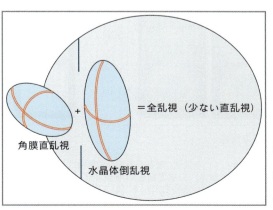

図1　若年時における水晶体倒乱視による角膜乱視の補正
若年時には，角膜は平均的に直乱視であるが，水晶体は軽度の倒乱視であるため，乱視による視機能低下が代償されている

文献6

文献7

文献9

障ともに水晶体混濁に先行して，水晶体乱視が発生する例も報告されている[6,7]．

皮質白内障のタイプには，輪状混濁，楔状混濁，車軸上混濁があるが，我々の疫学研究の結果では，赤道部周辺から瞳孔領に伸びて進展している楔状混濁や車軸状混濁では，倒乱視が直乱視に変化する症例が多いことを報告している[8]．

また，若年性の初期の皮質白内障では，皮質部や車軸状混濁部での屈折率の変化により生じた secondary astigmatism と，球面収差の相互作用で二重視を自覚することがあるといわれており[4]，核白内障では，負の大きな球面収差と近視変化を引きおこすことが多い[9]（図3）．

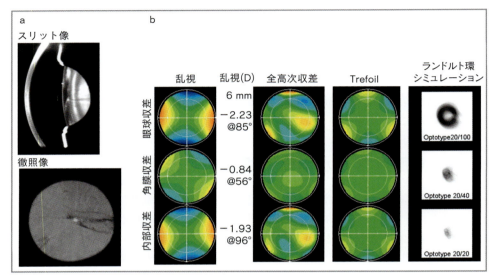

図2 皮質白内障（楔状混濁）と核混濁合併例における高度の水晶体乱視＋二重視例
a．Scheimpflug 像　b．波面センサー解析像
Y 字縫合部の離開と液化を伴う皮質白内障（楔状混濁）と核混濁合併例（a）で，ウェーブフロントアナライザー（トプコン）による波面収差の測定（b）では，高度の内部乱視と高次収差の増加を合併し，二重視が生じている．前眼部 OCT による角膜乱視（D，@ = Axis°）は，前面－1.0@62，後面－0.2@101 であり，内部乱視は水晶体に起因している．白内障術後（トーリック眼内レンズ使用）には網膜像の二重視は消失し，乱視も軽減した

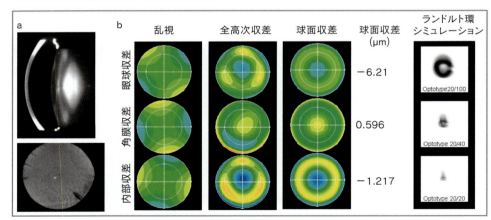

図3 核白内障を呈する眼における球面収差の増加
a．Scheimpflug 像　b．波面センサー解析像
強い核混濁（a）を認め，高度の近視化（約－7.0 D）を呈している症例．瞳孔径 6 mm の角膜乱視（－0.8@10）と内部乱視（－0.66@76）は軽度だが，眼球内（主に水晶体）の球面収差の増加（－1.217 μm）がみられ，水晶体混濁と収差の増加に伴い術前の網膜像では三重視がみられている（b）．白内障術後（トーリック眼内レンズ使用）には網膜像の三重視は消失し，乱視も軽減した

さらに初期の核白内障では，中央のY字縫合部での屈折率増大により，trefoil（矢状収差）が増加し，それに球面収差の増加が合わさると三重視を自覚する場合がある[4]．つまり，水晶体混濁が軽度でも，水晶体内の屈折率の不均一性により高次収差が生じ，視機能に影響することがあるため，波面センサーを用いた，角膜と水晶体（internal）の高次収差解析は，水晶体に起因する視機能異常の検出には有用である．

■ 後天的な進行性の乱視

後天的な進行性の乱視は，通常は角膜の病変によるものであるが，水晶体の位置異常（例えば，水晶体偏位，水晶体亜脱臼）や眼外傷後などにおいても水晶体乱視が高度に進行する症例が報告されている[10]．また，先天白内障を発症するアルポート症候群に伴う円錐水晶体において，水晶体の不正乱視を発症した症例が報告されている[11]．さらに，傾斜乳頭症候群を伴う眼においては，高度の角膜乱視とともに水晶体乱視が共存しており，水晶体が傾斜していることがその理由として示唆されている[12]．

文献10

文献11

文献12

2.9.3 治療

水晶体乱視の補正には，眼鏡や乱視用ソフトコンタクトレンズを用いた矯正が一般的である．ハードレンズを使用する場合は，水晶体乱視矯正用・前面トーリックレンズを用いると良い．

高度な水晶体乱視や白内障，水晶体脱臼，円錐水晶体などにより生じている乱視，水晶体に起因する高次収差の増加の場合は白内障手術（水晶体摘出術＋眼内レンズ挿入術）により乱視の治療が可能である．

2.9.4 まとめ

一般的には，健康な目では，水晶体が全体の乱視に寄与する割合は比較的少ないとされている．しかし，高度で進行性の水晶体乱視がみられる場合は，水晶体混濁や形態異常，位置異常が疑われるため，散瞳による詳細な水晶体観察が必要である．

視機能に影響する水晶体乱視や高次収差の増加による多重視が発生した場合には，白内障が顕在化していなくても水晶体摘出術＋眼内レンズ挿入術により視機能回復が可能である．

（久保江理）

文献

1) 所　敬. 屈折異常とその矯正（改訂第7版）. 金原書店；2019.
2) Artal P et al. Compensation of corneal aberrations by the internal optics in the human eye. *J Vis* 2001；1：1-8.
3) Guirao A et al. Optical aberrations of the human cornea as a function of age. *J Opt Soc Am A Opt Image Sci Vis* 2000；17：1697-702.
4) 不二門　尚. 不正乱視の基礎と臨床（5-2）その他の高次収差の臨床. 視覚の科学 2008；29：52-7.
5) Planten JT. Changes of refraction in the adult eye due to changing refractive indices of the layers of the lens. *Ophthalmologica* 1981；183：86-90.
6) Pesudovs K et al. Refractive error changes in cortical, nuclear, and posterior subcapsular cataracts. *Br J Ophthalmol* 2003；87：964-7.

Chapter 2 屈折異常

7）Tint NL et al. Rapidly progressive idiopathic lenticular astigmatism. *J Cataract Refract Surg* 2007；33：333-5.

8）初坂奈津子. 水晶体の病気〈8〉 屈折異常：乱視. 眼科ケア 2018；20：445.

9）Rocha KM et al. Higher-order aberrations of age-related cataract. *J Cataract Refract Surg* 2007；33：1442-6.

10）Ludwig K et al. Lens-induced astigmatism after perforating scleral injury. *J Cataract Refract Surg* 2002；28：1873-5.

11）Ninomiya S et al. Evaluation of lenticular irregular astigmatism using wavefront analysis in patients with lenticonus. *Arch Ophthalmol* 2000；120：1388-93.

12）Gündüz A et al. Lenticular astigmatism in tilted disc syndrome. *J Cataract Refract Surg* 2002；28：1836-40.

2.10 不正乱視(1) 角膜不正乱視と円錐角膜

2.10.1 角膜不正乱視

■角膜不正乱視とは
　不正乱視とは円柱レンズによって矯正できない乱視のことであり，波面収差解析における高次収差（higher-order aberration：HOA）で定性・定量化される．眼球では角膜や水晶体が主な要因となるが，中でも角膜により惹起される不正乱視を角膜不正乱視という．

■角膜不正乱視の原因
　角膜不正乱視の原因は，角膜感染症や角膜外傷後の瘢痕性角膜混濁，角膜ジストロフィ，角膜移植術，翼状片，角膜フリクテン，円錐角膜およびその類縁疾患，周辺部角膜潰瘍など多岐にわたる．角膜不正乱視の検出には角膜形状解析を用いるが，詳細は2.8「乱視（2）角膜形状解析と乱視」を参照されたい．以下，角膜不正乱視の代表疾患である円錐角膜について解説する．

2.10.2 円錐角膜

■円錐角膜とは
　円錐角膜は，角膜中央部の菲薄化および前方突出をきたす進行性の角膜疾患である．
　発症病態は不明であるが，遺伝的な背景に加え，性ホルモン，機械的刺激などの環境因子が複合的に関与していると考えられている[1]．

文献1

■円錐角膜の症状
　初期症状は裸眼視力の低下であるが，眼鏡やソフトコンタクトレンズで矯正可能である．病状が進行し不正乱視が高度になると，眼鏡やソフトコンタクトレンズでは矯正不能となり，また単眼複視が強くなる．

■円錐角膜の臨床所見と診断
　厚生労働省難治性角膜疾患研究班が作成した円錐角膜の診断基準と重症度分類を表1，2に示した．
　細隙灯顕微鏡検査では，角膜の前方突出および菲薄化が観察される（図1）．中等度以上の円錐角膜眼では，角膜実質の菲薄化に伴い，角膜実質に細かな線状の皺壁を呈するVogt's striae，角膜上皮下へのヘモジデリン沈着であるFleischer ringを認めることがある（図2，3）．さらに角膜の菲薄化が高度になると，デスメ膜破裂による急性水腫による角膜混濁を認める（図4）．角膜形状解析では，特に角膜中央～やや下方の局所的急峻化，角膜中央部の菲薄化および菲薄部角膜の前方突出が特徴的である（図5，6）．

Chapter 2 屈折異常

表1 円錐角膜の診断基準（厚生労働省難治性角膜疾患研究班）

A 症状	1.	眼鏡矯正視力 1.0 未満
	2.	コントラスト感度低下ないし単眼複視
B 検査所見	1.	細隙灯顕微鏡検査で，角膜中央部に明らかな実質の菲薄化と前方突出，ないしは Fleischer ring，Vogt's striae，急性角膜水腫後の瘢痕のいずれかを認める
	2.	角膜形状解析検査の角膜前面 axial power map で，局所的急峻化，あるいは強主経線の曲線化（lazy 8 figure）を認める
	3.	角膜形状解析検査の角膜 pachymetric map で，角膜中央部の菲薄化を認め，角膜 elevation map でその部位の前面ないし後面に島状前方突出を認める
C 鑑別診断		以下の疾患を鑑別する ペルーシド角膜辺縁変性（注1），球状角膜，テリエン角膜変性，marginal furrow，モーレン潰瘍，リウマチなど膠原病・自己免疫疾患に伴う角膜周辺部潰瘍，感染性角膜炎，その他の非感染性角膜炎，角膜外傷，コンタクトレンズによる角膜変形，角膜屈折矯正手術後
D 眼外合併症		なし（注2）
E 遺伝的診断		なし（注3）

Definite：少なくとも片眼にAの1項目以上とBの1.を認め，Cの鑑別すべき疾患を除外できる症例
Probable：少なくとも片眼にAの1項目以上とBの2.または3.を認め，Cの鑑別すべき疾患を除外できる症例
Possible：Aの項目を認めないが，少なくとも片眼にBの2.または3.を認め，Cの鑑別すべき疾患を除外できる症例
注1：ペルーシド角膜辺縁変性との合併例の存在が報告されている
注2：目をこする癖，アトピー，喘息，アレルギー疾患，ダウン症候群，floppy eyelid，睡眠時無呼吸症候群などの頻度は高いが，診断に必須ではない
注3：家族性円錐角膜1型（VSX1 遺伝子異常による）や円錐角膜を伴う先天異常（Leber 先天黒内障），Ehlers-Danlos 症候群，Dystal arthrogryposis type 9，Brittle cornea syndrome 等では遺伝子異常が報告されている

表2 重症度分類（厚生労働省難治性角膜疾患研究班）

0	本疾患の所見を認めない
I	角膜前面 axial power map で本疾患の所見を示さないが，他の検査で本疾患の所見を認める
II	角膜前面 axial power map で本疾患の所見を示すが，細隙灯顕微鏡所見で異常を認めず，かつ眼鏡矯正視力は 1.0 以上
III	細隙灯顕微鏡で本疾患の所見を認め，HCL で 1.0 以上の矯正視力が得られる
IV	細隙灯顕微鏡で本疾患の所見を認め，HCL で 1.0 以上の矯正視力が得られない
V	細隙灯顕微鏡で本疾患の所見を認め，急性角膜水腫の既往を有する

I〜Vのグレードに加え，進行性の場合はP，停止している場合にはSを記載することとし，左右眼それぞれについてグレーディングを行う（表記は右眼IS，左眼ⅢP等）

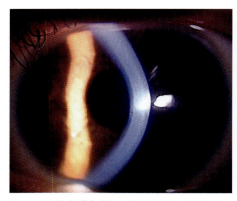

図1 円錐角膜初期の角膜の前方突出および菲薄化

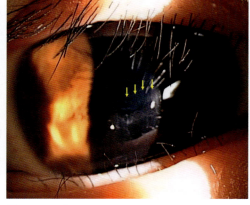

図2 Vogt's striae
角膜実質に細かな線状の皺壁を呈する（矢印）

2.10 不正乱視（1） 角膜不正乱視と円錐角膜

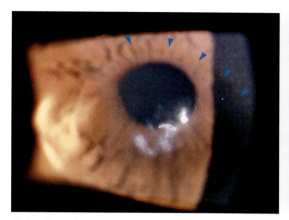

図3 Fleischer ring
角膜上皮下へのヘモジデリン沈着（矢頭）

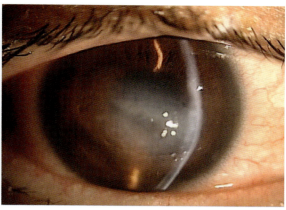

図4 急性水腫
円錐角膜が進行すると，デスメ膜が破裂・剝離して実質浮腫をきたす

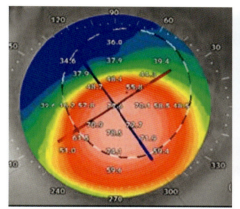

図5 前眼部 OCT による形状解析
Axial map で，中心やや下方に局所的急峻化した赤い部分がある

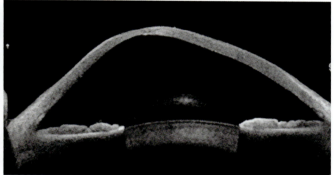

図6 前眼部 OCT の断層像
角膜中央部の菲薄化および菲薄部角膜の前方突出がある

　初期の円錐角膜眼では角膜形状変化が軽度のため，角膜形状解析を組み合わせて総合的に判断する必要がある．角膜形状解析検査機器のない施設では，オートケラトメータでの乱視度数が2D以上，強主経線上の角膜屈折力が45D以上，左右差のある角膜乱視などがあれば円錐角膜を疑い，定期的な屈折検査を行う必要がある．

■円錐角膜の治療

　円錐角膜の治療は「屈折矯正」と「進行予防」に分けられる[1]．
　初期の円錐角膜は眼鏡矯正やソフトコンタクトレンズ（soft contact lens：SCL）で矯正可能であるが，病状の進行に伴い眼鏡やSCLで十分な視力がでない場合はハードコンタクトレンズ（hard contact lens：HCL）の適応となる．しかしHCLは異物感が強いなど装用感の問題や，角膜変形が高度な症例ではコンタクトレンズが容易に脱落するといった問題がある．そのようなHCL不耐性症例に対応するため，最近では多段階カーブHCL，SCLの上にHCLを装用する piggy back lens system の利用，強膜レンズ，ハイブリッドレンズなどコンタクトレンズ治療の選択肢が広がっている．

また保険適用ではないが，角膜形状の改善目的で角膜内リングを行うこともある．さらに不正乱視や角膜変形が高度になり，いずれのコンタクトレンズでも視力矯正が不可能となった症例や，急性水腫後など角膜混濁による視力低下症例では角膜移植の適応となる．

円錐角膜に対する角膜移植術では，主に全層角膜移植（penetrating keratoplasty：PKP）や深部層状角膜移植（deep anterior lamellar keratoplasty：DALK）が選択される．角膜混濁が軽度で角膜内皮数が保たれている症例では，拒絶反応のリスクが低いDALKが良い適応である．急性水腫後などで角膜全層に混濁が及ぶ場合はPKPを考慮する．

円錐角膜は進行性の疾患であるため，屈折矯正による対症療法に加え進行予防も重要である．角膜クロスリンキング（corneal crosslinking：CXL）は，2003年に報告された科学的根拠に基づく唯一の進行予防治療である[2]．詳細は2.12「不正乱視（3）円錐角膜への対応② クロスリンキング」を参照されたい．

文献2

2.10.3 角膜移植後の不正乱視

円錐角膜に限らず，多くの角膜疾患において不正乱視は視機能低下に大きく関わるが[3-6]，その治療のひとつに角膜移植がある．

角膜移植は，その目的から主に「治療的角膜移植」と「光学的角膜移植」に分類される．

治療的角膜移植は，角膜穿孔や活動期の感染性角膜炎などに対し応急的に行うもので，眼球形状維持を目的とする．一方光学的角膜移植は，瘢痕性角膜混濁眼や円錐角膜眼に代表される高度不正乱視眼に対し，混濁除去や不正乱視の是正による視機能の改善を目的として行う．したがって，光学的角膜移植においては自ずと術後の視力改善が求められる．

そのため術前評価・手術手技・術後ケアが必要となるが，中でも術前評価は手術適応にも関わる重要なポイントである．清水らは，ヘルペス角膜炎後の瘢痕性角膜混濁眼に対しPKP（17眼）またはDALK（17眼）を行った症例について，術前後の高次収差（HOA）と視力を解析し，術前HOAが術後視機能の指標になる可能性を報告している[7]．

文献3

文献4

文献5

文献6

文献7

術前の角膜混濁が軽度〜中等度の症例では，PKP，DALKいずれにおいても，角膜混濁の程度にかかわらず術後HOAとlog MAR視力が正の相関にあること，また術前HOAと術後の視力改善に正の相関があることを示した．つまり術前HOAが大きい症例では，手術によるHOAの改善が得られやすく視力改善を期待できるが，もともとHOAの少ない症例では，手術によるHOAの改善効果ひいては術後視力改善が得られにくいということである（図7，8）．

このように角膜移植の術前評価では，眼底・視野検査による残存視機能はさることながら，角膜不正乱視の評価が大変重要である．その他，グラフト径，グラフトの偏心，ホスト角膜とドナー角膜の段差などの術中因子も術後角膜不正乱視に関わる．術後に角膜不正乱視が残存した場合は，縫合糸の調整やHCLなどにより矯正する．

2.10 不正乱視(1) 角膜不正乱視と円錐角膜

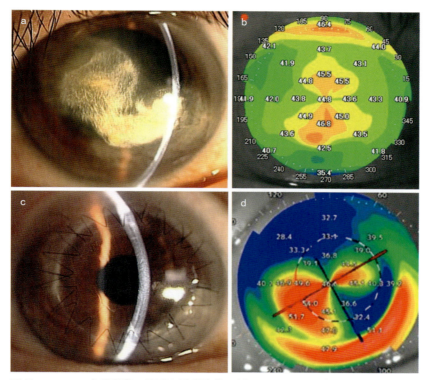

図7 ヘルペス角膜炎後の瘢痕と脂質沈着に対し PKP をした症例（1）
a, b. 術前の前眼部写真（a）と角膜形状解析（b）．角膜混濁のわりに不正乱視が少ない．術前視力 0.4
c, d. PKP 術後．角膜はきれいになっているが，不正乱視が強い．術後視力 0.3

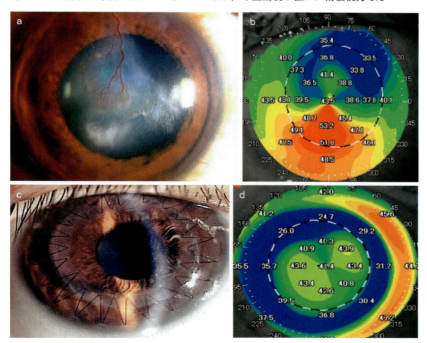

図8 ヘルペス角膜炎後の瘢痕と脂質沈着に対し PKP をした症例（2）
a, b. 術前の前眼部写真（a）と角膜形状解析（b）．角膜混濁のわりに不正乱視が強い．術前視力 0.01
c, d. PKP 術後．角膜はきれいになり不正乱視が少ない．術後視力 0.8

2.10.4 まとめ

　角膜不正乱視は，あらゆる角膜疾患において視機能を低下させる要因となるため，不正乱視の低減を考慮した治療が患者の QOV 向上のために重要である．円錐角膜は角膜不正乱視を伴う代表的な疾患であり，現在，さまざまな種類のコンタクトレンズ，角膜内リング，角膜移植などの治療が行われている．

　円錐角膜に対する角膜移植では主に PKP，DALK が選択されるが，術前の角膜HOA が術後視機能予測のバイオマーカーになる可能性があることが近年報告された．また円錐角膜は進行性の疾患であるため，角膜クロスリンキングによる進行予防治療も重要であり，屈折矯正と進行予防を併用した総合的な治療が大切である．

（白根茉利子，山口剛史）

文献

1 ）Santodomingo-Rubid J et al. Keratoconus: An updated review. *Cont Lens Anterior Eye* 2022；45：101559.
2 ）Wollensak G et al. Riboflavin/ultraviolet-a -induced collagen crosslinking for the treatment of keratoconus. *Am J Ophthalmol* 2003；135：620-27.
3 ）Yagi-Yaguchi Y et al. Corneal Higher Order Aberrations in Granular, Lattice and Macular Corneal Dystrophies. *PLoS One* 2016；11：e0161075.
4 ）Ibrahim OMA et al. Corneal higher-order aberrations in stevens-johnson syndrome and toxic epidermal necrolysis. *Ocul Surf* 2019；17：722-8.
5 ）Kasamatsu H et al. Corneal higher-order aberrations in corneal endothelial decompensation secondary to obstetric forceps injury. *Sci Rep* 2023；13：5389.
6 ）Matsumura T et al. Changes in corneal higher-order aberrations during treatment for infectious keratitis. *Sci Rep* 2023；13：848.
7 ）Shimizu E et al. Corneal Higher-Order Aberrations and Visual Improvement Following Corneal Transplantation in Treating Herpes Simplex Keratitis. *Am J Ophthalmol* 2017；184：1-10.

2.11 不正乱視（2） 円錐角膜への対応① ハードコンタクトレンズ

円錐角膜眼に対する視力矯正は，通常のメガネやソフトコンタクトレンズ（soft contact lens：SCL）では難しい場合が多く，従来はハードコンタクトレンズ（hard contact lens：HCL）が良い選択肢とされてきた．しかし近年，海外を中心に特殊なSCL，ハイブリッドレンズや強膜レンズなどによる視力矯正の有効性[1-3]が報告されており，円錐角膜に対する新たな視力矯正法として注目を集めている．

そういった新しいレンズの普及に伴ってHCLの処方数は減少傾向にあるものの，HCLは光学性に優れ取り扱いが容易なため，現在もなお円錐角膜眼の視力矯正において重要な選択肢であり続けている．本邦では，HCLは依然として円錐角膜眼に対する屈折矯正の第一選択であり，その処方は眼科医にとって必要不可欠な技術である．本節では円錐角膜眼に対するHCL処方の基本を紹介したい．

文献1

文献2

文献3

2.11.1 レンズデザインの選択—球面レンズと多段カーブレンズ

球面，非球面，多段カーブ，周辺トーリックなど，さまざまなデザインのHCLが市販されているが，円錐角膜眼に対しては主に球面レンズ（レンズ後面が2ないし3つの球面カーブで構成）と，多段カーブレンズ（レンズ後面が4つ以上のカーブで構成）の2種類が使用されている（図1）．

多段カーブレンズは，"角膜中央部と周辺部の曲率差が正常眼に比較して大きい"という円錐角膜の角膜形状を模倣し，レンズ周辺部にいくほど平坦になるように設計されている[4]．そのため，中等度以上の円錐角膜眼に対しても安定した処方が可能であり，

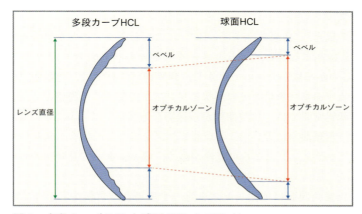

図1　多段カーブHCLと球面HCLのデザイン
一般に，多段カーブレンズは球面レンズに比較してオプチカルゾーンを狭くすることで，周辺部に位置するカーブ数を増やしたデザインとなっている

Chapter 2 屈折異常

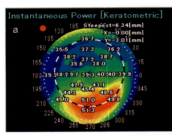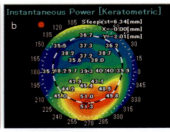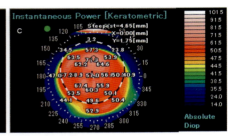

図2　多段カーブレンズより球面レンズのほうが良い適応となる症例
前眼部OCTから得られたInstantaneous Power mapとスケール．突出部位が暖色系で示されており，突出部位の中でスケールにより最も上方に示されている色の部分が頂点となる．突出部の頂点が中心から離れている症例（a, b）や突出範囲が広い症例（c）は，多段カーブレンズより球面レンズのほうが安定したフィッティングが得られることが多い

また角膜形状に合わせて処方できるため，角膜への物理的ストレスを生じにくい．以上のような特徴により，重症例＝多段カーブレンズという印象を持つ人が多いが，重症例であっても球面レンズのほうが好ましい場合がある．

1つは，角膜の突出部が中心から離れている症例（図2a, b）である．一般に，多段カーブレンズは球面レンズと比較して光学径が狭くデザインされており，センタリングが不良になれば瞳孔領をレンズの光学域が覆えず，視力低下や複視などを生じやすい．そのため，角膜の突出部が中心から離れている場合は，多段カーブレンズよりも球面レンズが良い適応となることが多い[5]．また，頻度は少ないが，角膜全体が突出するような最重症例（図2c）も多段カーブレンズの良い適応とはならない．突出範囲が大きい症例では，オプチカルゾーンの小さい多段カーブレンズが円錐部におさまらず，結果的に不安定な処方になりやすいためである[5]．レンズデザインについては，重症度のみならず突出部位の大きさや位置に応じて柔軟に使い分けることが望ましい．

文献5

2.11.2 レンズデザイン別ベースカーブの選択

第一選択となるベースカーブ（base curve：BC）の決め方は，レンズデザインによって異なっている．

1. 球面レンズ

球面レンズの場合，"角膜曲率半径＝BC"にこだわらないことが最も重要である．正常眼にHCLを処方する場合，ケラトメータなどから得られた角膜曲率半径を基準にBCを選択するのが一般的である．しかし，角膜曲率半径とは，角膜中央約3mmの形状を反映した値であり，角膜中央の形状とレンズが接触する角膜傍中心部の形状の差が大きい角膜形状異常眼では，角膜曲率から適切な球面レンズのBCを推測するのは困難である．仮に，角膜曲率に近いBCの球面レンズを処方した場合，角膜に食い込むようなsteepなフィッティングになる可能性が高く，痛みによって長時間の装用が困難になることがある．

そのため，円錐角膜眼に球面レンズを処方する場合，角膜曲率半径は参考程度に捉え，角膜形状解析装置を活用することが望ましい．前眼部OCTに内蔵されたCL処方プログラムは，角膜径4〜9mmをfit zoneとしたBFS値から，直径8.5，8.8，9.4mmの3種の直径ごとの球面レンズのBCが表示され，円錐角膜眼を含め角膜形状異常眼に

2.11 不正乱視（2） 円錐角膜への対応①ハードコンタクトレンズ

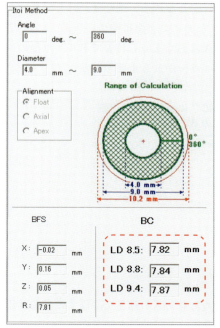

図3 前眼部 OCT に内蔵された球面レンズの処方補助プログラム
球面レンズのファーストトライアルレンズの BC が，レンズの直径別に表示されている

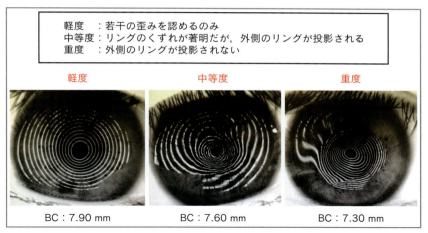

図4 マイヤーリング像に基づいた重症度分類と BC 選択の目安
マイヤーリング像に基づいて重症度を3つに分類し，それぞれの重症度に応じてファーストトライアルレンズの BC を選択する

対しても精度の高いトライアルレンズ選択が可能[6]である（図3）．また，前眼部 OCT がない場合は，Placido 型角膜形状解析装置から得られるマイヤーリングが参考になる（図4）[7]．

2．多段カーブレンズ

一方多段カーブレンズは，メーカー間のデザイン差が非常に大きいため，原則的にはメーカーのフィッティングマニュアルを参考にするのがよい．また，すでに球面 HCL を装用している場合は，球面 HCL の BC も参考になる．筆者はエムカーブ（サンコンタクトレンズ）であれば球面レンズより 0.6〜0.9 mm 程度小さい BC から開始することが多い．また Rose K2™（メニコン）の場合，円錐角膜眼への処方を前提に設計され

文献6

ているため，角膜曲率半径の平均値がBC選択の目安となるが，重症度に応じて角膜曲率半径の平均値からやや加減すると，良好なフィッティングを得やすい（表1）．いずれの方法においても，ファーストトライアルレンズはあくまでも目安であり，以後のフルオレセインパターンの評価によるトライアンドエラーが最も重要である．

表1 Rose K2™ および Rose K2 NC™ における重症度別ファーストトライアルレンズの BC 選択

重症度	ベースカーブ（BC）
軽度：7.0 ≦ CR	CR − 0.2
中等度：6.0 < CR < 7.0	CR
重度：CR ≦ 6.0	CR + 0.4

CR: corneal curvature（mm）

2.11.3 フィッティングの評価

フィッティングの評価は，涙液交換の有無を含めたレンズの動きを評価する動的評価と，染色パターンからBCと角膜曲率の関係性を推測する静的評価に分かれる．また，フィッティングの評価には涙液量が大きく影響するため，若年者やCL装用歴がない症例など，刺激性涙液分泌が多い症例では，HCL装用後に15分程度時間をおいた後に評価を行うことが望ましい．

1．動的評価

動的評価では，瞬目時のレンズの動き（スピードと移動量）と安静位置を評価する．HCLは，瞬目時にレンズが上下に運動することで涙液交換を行っており（図5），瞬目ごとにレンズ下涙液層の約20％が入れ替わっている．そのため，瞬目時のHCLの動きは，瞬きに一致してHCLが上方に引き上げられた後に，緩徐に下方に下がってきて角膜中央に静止するのが理想である．動きが大きく速い場合はルーズ，小さく遅い場合はタイトと呼び，静的評価の結果に応じて，BC・周辺デザインを変更する．

安静位置の評価は，正常眼とは少し異なるポイントがある．円錐角膜眼をはじめとす

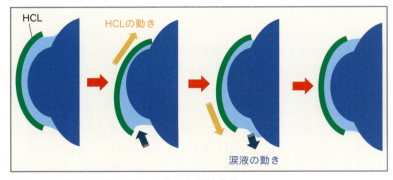

図5 瞬目時におけるHCLの動きと涙液交換
瞬目時には，適度なレンズの上下運動によって，レンズ下の涙液が排出されるとともに，レンズ周辺部の涙液がレンズ下に取り込まれている

2.11 不正乱視（2） 円錐角膜への対応①ハードコンタクトレンズ

る不正乱視眼では，瞬目してしばらく経過した後にさらにレンズが偏位することが多く，瞬目直後の評価だけでは偏位を見逃してしまう危険性がある．円錐角膜眼では，瞬目直後に加えて，5秒程度開瞼を継続した状態でも安静位置を評価することが望ましい．

2. 静的評価

静的評価では，フルオレセイン染色パターンを評価する．染色パターンは，主にapical clearance，three-point touch，apical touch の 3 つに大別される[8]（図6）．各染色パターンにおけるレンズと角膜曲率半径の関係性は，レンズが角膜よりもスティープな状態が apical clearance，角膜とレンズが並行（パラレル）な状態が three-point touch，レンズがフラットな状態が apical touch となる．

three-point touch，apical touch は不正乱視に対する矯正効果が高く，apical clearance に比較して良好な視力が得やすいが，apical touch は角膜とレンズが強く接触するため，レンズの刺激による角膜頂点の上皮障害を比較的生じやすい[8]．そのため，原則的には角膜への負担が少ない three-point touch が理想である．しかし，角膜形状や眼瞼形状によっては，apical touch で処方せざるを得ないことも多く，three-point touch に過度にこだわる必要はない．角膜への負担を減らすために，極端にフラットあるいはスティープな処方を避けることを意識したい．

文献8

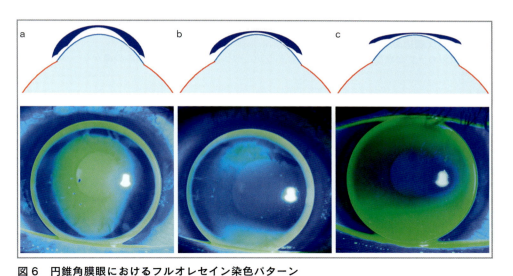

図6 円錐角膜眼におけるフルオレセイン染色パターン
a. apical clearance　b. three-point touch　c. apical touch
円錐角膜眼における HCL の染色パターンは，角膜傍中心部でレンズを支える apical clearance 処方（a），3点（角膜頂点と角膜傍中心部）でレンズを支える three-point touch 処方（b），2点（角膜上方と頂点）でレンズを支える apical touch 処方（c）の3種に分類される

2.11.4 レンズ周辺部の確認

レンズ最周辺部には，装用感を良好に保ち涙液交換を円滑に行うために，ベベルというカーブが設けられている（図1）．フルオレセイン染色時にはベベル下に貯留した涙液の幅からベベル幅を評価し，ベベルが角膜形状に適しているかどうかを判定する．ベベル幅は自覚症状への影響が大きく，ベベルが狭いと涙液交換が不良になるだけでなく

疼痛の原因となり，広いとレンズの動きが大きくなり脱落の要因となる．

円錐角膜眼は上下非対称性の突出を示すことが多いため，下方のベベルばかりを重要視すると，レンズ上方が角膜に食い込み，上皮障害や疼痛などを生じる要因となる．そのため，円錐角膜眼では，下方のベベル幅をあまり重要視せず，上方と左右について，均一に0.5〜0.8 mm程度のベベル幅がでていることをしっかりと確認することがポイントとなる（図7）．

ベベル幅の評価は満足度に直結するため，快適かつ安全なHCL処方を達成するための最重要ポイントである．適切なベベル幅が得られない場合は，レンズ周辺部の形状が変更可能なときは周辺部形状を変更，変更が不可能なレンズのときはレンズの種類を変更することが望ましい．

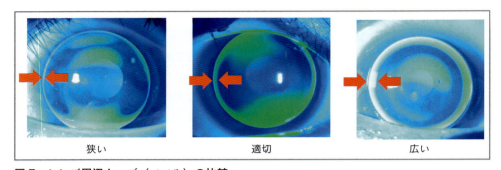

図7 レンズ周辺カーブ（ベベル）の比較
レンズ周辺カーブが角膜に適合しているかどうか，ベベル下に貯留した涙液の幅からベベル幅を評価する

2.11.5 レンズの取り扱いに関する指導

処方後は，装脱練習，レンズケアについての説明を行う．装脱にはいくつかの方法があるので，患者ごとにやりやすい方法を見極めながら練習を行う．円錐角膜眼はアレルギー性結膜炎を合併することが多く，レンズが汚れやすい傾向にある．また，眼鏡で視力がでにくいためか，通常であれば目視で気づけるほどに汚れたレンズや欠けたレンズを気づかずに使用している人が多い（図8）．

レンズケアについては，洗浄・すすぎ・保存の3ステップについての基本的説明に加えて，①"こすり洗い"の重要性，②定期的なレンズケースの交換，③レンズの状態を

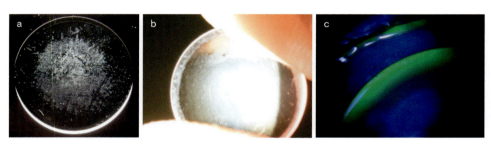

図8 レンズ状態の確認
診察時にはレンズの傷（a, b）・欠け（c）に注意する

2.11 不正乱視（2） 円錐角膜への対応①ハードコンタクトレンズ

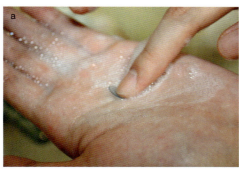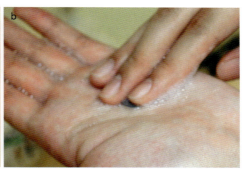

図9　HCLの洗浄方法
こすり洗いの手法には，手のひら洗浄（a）と指先洗浄（b）がある．手のひら洗浄ではHCLの外面の汚れは除去しやすいが，内面の汚れが残りやすい．一方，指先洗浄ではHCLの内面の汚れは除去しやすいが，外面の汚れが残りやすいという特徴がある．多段カーブレンズ装用者には，両洗浄方法を併用しつつ，指先洗浄をより長く行うように指導している

できる限り目視で確認することについて強調している．多段カーブレンズはBCが小さく，こすり洗いが難しいため，レンズ内面に汚れが堆積しやすい．そのため，多段カーブレンズを処方する際には，洗いにくい形状であることを説明したうえで，特にHCL内面を意識した洗浄を行うように指導している（図9）．

（糸井素啓）

文献

1) Nishida T et al. Effects of Custom-Designed Soft Contact Lenses on Irregular Astigmatism Correction in Patients with Keratoconus. *Clin Ophthalmol* 2023；17：2149-62.
2) Kloeck D et al. Clinical Outcome of Hybrid Contact Lenses in Keratoconus. *Eye Contact Lens* 2021；47：283-7.
3) Baudin F et al. Quality-of-Life Improvement After Scleral Lens Fitting in Patients With Keratoconus. *Eye Contact Lens* 2021；47：520-5.
4) 糸井素啓ほか．円錐角膜への多段カーブハードコンタクトレンズと球面ハードコンタクトレンズの，重症度別比較．日本コンタクトレンズ学会誌 2019；61：90-3.
5) Itoi M et al. Management of Keratoconus With Corneal Rigid Gas-Permeable Contact Lenses. *Eye Contact Lens* 2022；48：110-4.
6) Itoi M et al. Corneal RGP Contact Lens Fitting Software for Keratoconus Built-In Anterior Segment Optical Coherence Tomography. *Eye Contact Lens* 2022；48：503-8.
7) 前田直之ほか．円錐角膜の角膜形状分類と臨床所見．臨床眼科 1991；45：1737-41.
8) Leung KKY. RGP fitting philosophies for keratoconus. *Clin Exp Optom* 1999；82：230-5.

Chapter 2 屈折異常

2.12 不正乱視（3）　円錐角膜への対応②
クロスリンキング

　円錐角膜は，角膜中央部から下方が前方に突出することで視機能の低下をきたす疾患であり，多くは思春期に発症し年齢の経過とともに進行が緩やかになる．円錐角膜が進行すると，強い近視性乱視および不正乱視をきたすことで患者の Quality of Vision（QOV）ひいては Quality of Life（QOL）も低下する[1]．QOV の改善のためにはハードコンタクトレンズの装用や角膜移植が行われるが，費用や手術のリスクなどもあり新たな治療法の開発が望まれていた．

文献 1

　角膜クロスリンキング（corneal collagen crosslinking：CXL）は，2003 年に Wollensak らにより円錐角膜の進行抑制に対する高い効果が報告され[2]，それ以降全世界で広く行われている術式である．

文献 2

　その原理は，角膜へビタミン B_2 であるリボフラビンを点眼し，その後紫外線を照射して角膜実質のコラーゲン間の架橋結合（crosslinking とは「架橋」を意味する）を増やすことで，角膜の剛性を高めることにある．CXL は現時点では円錐角膜の進行を抑制できる唯一の術式であり，今後もその症例数は増加すると思われる．

　本節では円錐角膜に対する CXL の適応や術式，合併症などについて述べる．

2.12.1 適応

　円錐角膜に対する CXL の適応についての明確な基準はないが，基本的には現在も進行している症例が対象となる．進行についての一般的な基準としては，直近の 2 年以内に角膜の形状が悪化していること（表 1），一定の角膜厚があること，年齢が 14 歳以上などである．進行の有無については，近年広く普及している前眼部 OCT を用いることで判断が容易となり，患者への説明にも有用である（図 1）．CXL は円錐角膜以外にもペルーシド角膜変性症や角膜屈折矯正手術後の角膜拡張症，また水疱性角膜症や角膜感染症に対する有効性も報告されている[3,4]．

文献 3

文献 4

表 1　CXL 適応症例の選択基準

1. 直近 2 年間の経過観察中で現在も進行している円錐角膜
- 角膜形状解析における角膜屈折力最大値（Kmax）が 1.0 D 以上増加
- 自覚乱視度数が 1.0 D 以上増加
- 自覚屈折度数（等価球面）が 1.0 D 以上増加
- 使用する HCL のベースカーブが 0.1 mm 以上減少
2. 紫外線照射時に角膜の最菲薄部位の厚みが 400 μm 以上
  （Dresden protocol の場合）
3. 14 歳以上

HCL：hard contact lens
基準はあくまでも目安であり，近年では 2 年の経過を待たずに行う場合も多い．また 14 歳以下の小児に対する CXL の有効性や安全性も報告されている

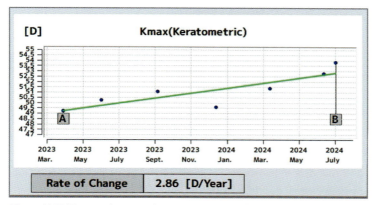

図1 前眼部OCT（CASIA2）でのトレンド解析
縦軸が角膜屈折力最大値（Kmax），横軸は時間を示しており，円錐角膜が進行しているか否かについて把握できる

2.12.2 術式と特徴

　CXLの標準的な術式は，点眼麻酔後に角膜上皮を剝離し，リボフラビンを点眼して紫外線を照射するDresden protocol（標準法）であるが，現在ではaccelerated CXL（強化法もしくは高速法）やtransepithelial CXL（経上皮法もしくはEpi-on法）と呼ばれる術式，また角膜形状に合わせて紫外線を照射するcustomized CXL（カスタム照射法），高濃度酸素下でのパルス照射などが臨床で行われており，さまざまな機種が開発されている（図2）．ここではDresden protocolの詳細および各術式のメリット・デメリットについて述べる．

1. Dresden protocol[5]

　手順は次の通りである．
①点眼麻酔後にスパーテルや20％エタノールなどを用い角膜上皮を剝離

文献5

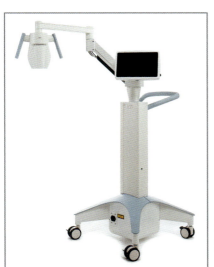

図2 CXLの機器
写真はAvedro社のKXL SystemでDresden protocol，accelerated CXL，transepithelial CXLのいずれの術式も可能である
（Glaukos Corporationより許可を得て転載）

②リボフラビンを2分ごとに20～30分間点眼
③角膜実質厚が400 μm以上であることを確認し，長波長紫外線を3.0 mW/cm^{2}の強度で30分間照射（照射中もリボフラビン点眼を継続）
④保護用ソフトコンタクトレンズを装用させ終了

メリットとしては，これまでに多くの症例が蓄積されておりその有効性が高いことがあげられるが，デメリットとして時間がかかること，上皮を剝離するため術後に疼痛がでることなどがある．

2. Accelerated CXL[5]

紫外線などの光エネルギーの総量は，照射強度と照射時間の積で表される．この性質を利用し，紫外線の強度を上げることにより照射時間を短縮する方法である（例：9.0 mW/cm^{2}の強度で10分間）．本法のメリットは短時間での手術が可能となることであるが，Dresden protocolに比べ効果がやや弱い可能性があることがデメリットとなる．

文献6

3. Transepithelial CXL[6]

角膜上皮を剝離せず，紫外線を照射する術式である．健常な角膜上皮は細胞どうしがタイトジャンクションで結合しバリア機能を有しているため，リボフラビンが実質内に浸透できない．そこでバリア機能を破壊するためEDTA（ethylenediaminetetraacetic acid，エチレンジアミン四酢酸）や塩化ベンザルコニウムなどを添加した強化型リボフラビンを用い，実質内までリボフラビンを浸透させたうえで紫外線を照射する（図3）．

メリットとして短時間で手術が可能であること，術後の疼痛や感染リスクが低減することなどがあるが，上皮を剝離する方法に比べ効果が弱いと報告されている[7]．

文献7

文献8

4. Customized CXL[8]

角膜形状解析をもとに角膜の最も突出している部分に強い紫外線を照射し，その周囲に強度を落とした紫外線を同心円状に当てることで，角膜の剛性を高めるだけでなく角膜屈折矯正の効果を期待させる術式である．

メリットは，角膜が平坦化することにより視機能の改善が期待でき，短時間での手術が可能であることであるが，データが少なく長期経過についても不明な点がデメリットである．

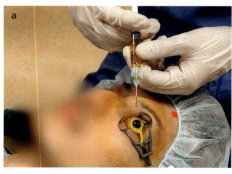 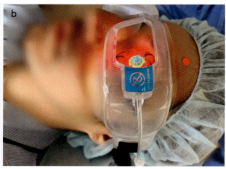

図3　CXLの手術画像
強化リボフラビンを規定時間点眼した後（a）に紫外線を照射する（b）．効果を高めるためにゴーグルを装用し，酸素を投与しながら行っている

2.12.3 術後管理

　上皮を剝離した症例では上皮の修復に3～5日程度はかかるため、治療用コンタクトレンズを装用しておく。術直後の点眼はリン酸ベタメサゾン4回、およびフルオロキノロン系などの広域抗菌点眼薬4回を処方する。ベタメサゾン点眼は1～2週程度で終了し、その後は0.1％フルオロメトロンなど低力価のステロイド点眼を1～2か月程度使用する。抗菌点眼薬は、基本的には上皮が修復した時点で終了しても問題ない。術後のコンタクトレンズの再開時期に基準はないが、筆者の施設では低力価ステロイド点眼薬に変更した時点で装用を再開している。

　術後1～2か月くらいに角膜実質にhazeと呼ばれる混濁を認めることがある（図4）が、多くの症例では自然と軽快する。術後一時的に角膜形状が急峻化することがあるが、その後は緩やかに平坦化することが多いため、事前に患者に説明しておくことで無用な心配を取り除くことができる。症例によってはCXL後も円錐角膜が進行する場合もあるため、定期検査の重要性を説明しておく必要がある。

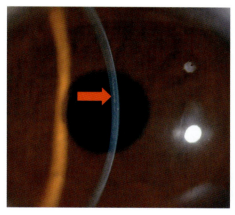

図4　CXL後のhaze
CXL後1か月目に認めたhaze。角膜実質中層に混濁を認める（赤矢印）

2.12.4 術後合併症

　CXLは安全性の高い術式ではあるが、術後合併症に注意しておく必要がある。術後早期の合併症には、上皮を剝離した症例で上皮欠損の遷延や非感染性の角膜実質の炎症、感染性角膜炎などがある。特にアトピー性皮膚炎の既往がある症例では、重篤な角膜炎も報告されているため[9]、術後早期においては注意しておく（図5）。

　術後1～3か月の時点では、実質のびまん性混濁（haze）やdemarcation line（境界線）などを認めることがある。多くは自然に軽快するが、症例によってはステロイド点眼が必要となる場合もある。また術後長期では角膜形状が持続的に平坦化するという報告もあるため、経過観察が必要である[10]。

文献10

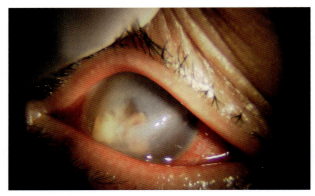

図5 CXL 後の角膜炎
アトピー性皮膚炎の既往のある患者に対する CXL 後に発症した角膜炎．最終的に角膜移植が行われた
（東邦大学　柿栖康二氏，鈴木　崇氏より提供）

2.12.5 角膜クロスリンキングと QOL

　円錐角膜は思春期に発症することが多く，その後も一定の年齢まで進行し続ける．初期では眼鏡などでも視機能の改善が可能であるが，進行すると特殊なコンタクトレンズが必要となり，症例によっては角膜移植が必要となる場合がある．コンタクトレンズや角膜移植である程度は視機能が回復するものの，患者の QOV および QOL が低下することは否めない．

　本節で取り上げた CXL は，円錐角膜の進行を抑制する効果が認められており，早期の段階で治療することで患者は眼鏡やコンタクトレンズなど，より多くの矯正方法の選択肢を維持できる．これは学業や社会生活における制約を最小限に抑えることにつながり，患者の QOL を大きく向上させる可能性がある．CXL の普及により円錐角膜で角膜移植を受ける症例が劇的に減少したとの報告もあり[11]，角膜移植に比べて侵襲性が低い CXL は，患者の身体的・精神的負担を軽減することができると思われる．

　2024 年現在，日本ではまだ未承認の治療法であるため行える医療機関に限りがあり，また費用などの問題があることは事実である．しかしながら，角膜形状解析装置が広く普及し，円錐角膜を早期に発見することが可能となった現在，円錐角膜患者の QOL を高めるためにも，適切な症例には CXL を積極的に検討してもいいと考えられる．

（子島良平）

文献 11

文献

1) Pinto RDP et al. Quality of life in keratoconus: evaluation with Keratoconus Outcomes Research Questionnaire (KORQ). *Sci Rep* 2021; 11: 12970.
2) Wollensak G et al. Treatment of keratoconus by collagen cross linking. *Ophthalmologe* 2003; 100: 44-9.
3) Singh M et al. Role of corneal collagen cross-linking in bullous keratopathy: A systematic review. *Indian J Ophthalmol* 2023; 71: 1706-17.
4) Barac IR et al. Photoactivated Chromophore Corneal Collagen Cross-Linking for Infectious Keratitis (PACK-CXL)-A Comprehensive Review of Diagnostic and Prognostic Factors Involved in Therapeutic Indications and Contraindications. *J Pers Med* 2022; 12: 1907.
5) Brittingham S et al. Corneal cross-linking in keratoconus using the standard and rapid treatment

protocol：differences in demarcation line and 12-month outcomes. *Invest Ophthalmol Vis Sci* 2014；55：8371-6.

6） Akram S et al. Outcomes of Epi-On Collagen Cross-Linkage Procedure Assessed in Progressive Keratoconus Patients. *Cureus* 2022；25：e30664.

7） Kobashi H et al. Transepithelial versus epithelium-off corneal crosslinking for corneal ectasia. *J Cataract Refract Surg* 2018；44：1507-16.

8） Vandevenne MMS et al. Efficacy of customized corneal crosslinking versus standard corneal crosslinking in patients with progressive keratoconus（C-CROSS study）：study protocol for a randomized controlled trial. *BMC Ophthalmol* 2023；23：224.

9） 伏屋一樹ら．アトピー性皮膚炎を有する円錐角膜患者への角膜クロスリンキング後早期に発症した重篤な角膜感染症の1例．臨床眼科 2022；76：905-9.

10） Henriquez MA et al. Long Term Corneal Flattening After Corneal Crosslinking in Patients with Progressive Keratoconus. *Clin Ophthalmol* 2023；17：1865-75.

11） Hagem AM et al. Dramatic Reduction in Corneal Transplants for Keratoconus 15 Years After the Introduction of Corneal Collagen Crosslinking. *Cornea* 2024；43：437-42.

2.13 不正乱視(4) 円錐角膜への対応③強膜レンズ

　円錐角膜は，角膜実質の菲薄化および角膜の前方突出をきたす進行性の角膜疾患である．その病因・病態はいまだ不明であるが，遺伝的な背景，機械的刺激などの環境因子が関与していると推定されている．円錐角膜の有病率は，かつては1万人に1人程度といわれていたが，近年眼科機器の進歩に伴い約1,000人に1人といわれており，日常診療で遭遇する機会があるのではないかと思われる．円錐角膜の「見え方」は特徴的で，一般的にはコマ収差が大きくなるため「尾を引く彗星のような見え方」（図1）といわれる．

　円錐角膜は進行性の疾患であり，症状が時間経過とともに悪化する傾向があり，進行すれば角膜移植の適応になることもある．円錐角膜では角膜高次収差による不正乱視のために，軽症の円錐角膜を除き眼鏡やソフトコンタクトレンズ（soft contact lens：SCL）による視力矯正は困難であり，ハードコンタクトレンズ（hard contact lens：HCL）が第一選択となる．

　本邦における重症度別での円錐角膜眼へのコンタクトレンズ処方は，軽症では眼鏡，乱視用SCL，中等症から重症ではHCL，SCLの上からHCLを装用するピギーバックレンズシステムと選択肢が限られているのが現状である．一方海外ではCLの選択肢が多く，軽症には眼鏡，SCL，HCL，中等症以上にはHCL，重症ではHCL，強膜レンズ（scleral lens：ScCL）が多い．またHCLが不耐性を示した症例では，重症度にかかわらずScCL，中央部がHCLで周辺部がSCLのハイブリッドレンズなどの特殊コンタクトレンズが処方されている．

　全世界のコンタクトレンズ処方において，このような特殊コンタクトレンズが約10％で処方されており，本邦でのコンタクトレンズ人口約1,500万人のうち約10％の人に特殊コンタクトレンズの適応があれば，約150万人が何らかの不利益を生じている可能性も否めない．忠岡ら[1]は，本邦での円錐角膜外来の受診理由について，重症になるとHCL不耐性の相談が多くなると報告している．またScCLはHCL不耐性を示す患者や重症度が高い患者ほど有用性が高く，米国イリノイ大学病院からの報告[2]では，重症な円錐角膜眼ではHCLに比べてScCLを処方する割合が多くなると報告されている．

　しかしながら，これらのレンズは国内未承認であるため，誰しもが処方できるわけではなく，患者への十分なインフォームドコンセントと医師の裁量のもとに処方することが必要となる．今後ScCLはHCL不耐性患者の希望の光になると思われる．本節では

文献2

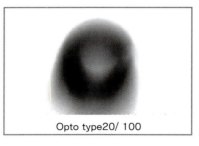
Opto type20/100

図1　円錐角膜眼でのウエーブフロントによるシミュレーション像
尾を引く彗星のような見え方である

ScCLについて，その有用性，処方方法，実際に処方した症例を交えながら解説する．

2.13.1 強膜レンズ（ScCL）

ScCLは，スクレラルレンズとも呼ばれる（図2）．ScCLが開発されたのはHCL，SCLよりも前で，その起源は古く100年以上の歴史がある．初めてのScCLはガラスで作成された．1930年代にはポリメチルメタクリレート（polymethyl methacrylate：PMMA）素材によるレンズが完成したが，数時間の装用でも角膜は極度の酸素不足に陥った．その後，1983年に初めてEzekiel[3]らによりRGP（rigid gas-permeable）レンズを用いたScCLが誕生し，その後多くの有用性が報告されている．

ScCLの適応は，進行した円錐角膜や屈折矯正術後の不正乱視，全層角膜移植後の患者のほか，極度の強度乱視，スティーブンス・ジョンソン症候群や移植片対宿主病，眼類天疱瘡による重症ドライアイなどの眼表面疾患を有する患者にも有用とされている．

強膜は非常に知覚が低いためレンズを支持するのに適しており，HCL不耐性を示した患者に有用である．またレンズの特徴として，レンズの接地面が角膜ではなく結膜（強膜）であるため装用感がよい．ScCL後面と角膜の間を中央部クリアランスと呼び，そこが生理食塩水で満たされるため不正乱視の矯正に有用である．装用方法にも特徴があり，レンズを生理食塩水で満たして装用し，専用スポイトで外す．

ScCLは直径が12.5〜15.0 mmのcorneo-ScCL，15.0〜18.0 mmのmini ScCL，18.0 mm以上のfull ScCLに分類される．一般的なScCLは，直径の大きなfull ScCLを指す．近年full ScCLと変わらない視力矯正効果があるが操作性のよい，直径が一回り小さなmini ScCLが注目されている．特にアジア人は欧米人に比べて瞼裂が狭いことなどから，今後mini ScCLが有用ではないかと思われる．

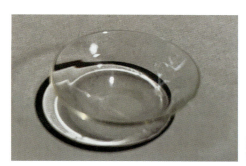

図2　ScCLの全体写真
直径17 mmのmini ScCL

2.13.2 ScCLの処方法

ScCLの処方は難しそうな印象があるが，前眼部OCTを用いることでHCLより簡便に4stepでの処方が可能である．

1. **step1**

トライアルレンズを装用する．当院で採用してるメニコンTimeXLレンズのトライ

Chapter 2　屈折異常

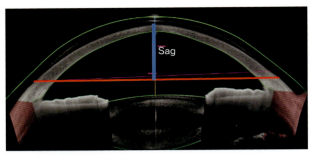

図3　レンズの深さ（Sag）

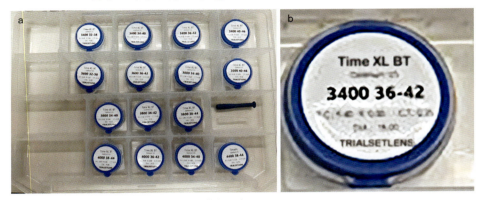

図4　トライアルレンズセットとその拡大写真
a. メニコン TimeXL トライアルレンズセットからトライアル ScCL を選択する
b. レンズの深さ（Sag）3400 μm，接地面角度 36°と 42°（Flat 面と Steep 面），直径 16.5 mm の ScCL

アルレンズは，レンズの深さを Sag（sagittal height）と呼び（図3），通常 Sag 3400 〜 4000（μm）の中から，接地面角度により選択する（図4）．筆者は重症の円錐角膜眼に対応するため，4400 の特注レンズも用意している．

2. step2

トライアルレンズを装用後，前眼部 OCT を用いて角膜とレンズの間の中央部クリアランスの測定ならびに調整（図5）を行う．強膜へのレンズの圧迫である接地面角度を

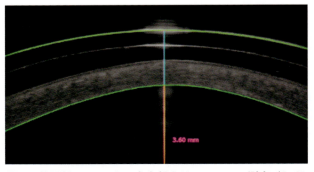

図5　前眼部 OCT による中央部クリアランスの測定（ScCL 後面と角膜前面の間）

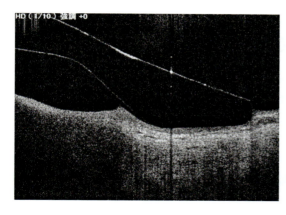

図6 前眼部OCTによるレンズと接地面の観察

観察して調整し，レンズのSagと接地面角度を決定する（図6）．

3. step3
オーバーレフラクトメータを用いて追加矯正視力を測定し，powerを決定する．

4. step4
細隙灯顕微鏡により前眼部を観察し，レンズによる結膜血管の途絶等の確認をする．

以上のように，前眼部OCTを利用することでHCL処方に比べて簡便であること，またコンタクトレンズ処方が経験豊富な医師でなくても処方可能であることが，近年ScCLが重症の円錐角膜眼の処方に多く用いられている理由であると思われる．

2.13.3 円錐角膜眼へのScCLの有用性

海外からは，円錐角膜眼へのScCLの有用性について多くの報告がある．本邦における円錐角膜眼へのScCLの有用性の報告には，次のようなものがある．

小島ら[4]のfull ScCLを用いた報告では，円錐角膜眼の平均眼鏡矯正logMAR視力は0.79 ± 0.69で，full ScCL装用後は0.21 ± 0.33と有意に視力の改善を認め，有用であったと報告している．また萩ら[5]は，直径の小さなmini ScCLを用いた報告で，平均眼鏡矯正logMAR視力0.7 ± 0.53が，mini ScCL装用後では0.01 ± 0.15となり，小島らと同様に有意に視力の改善を認めたと報告した．同時にHCLとmini ScCLの平均矯正logMAR視力は0.02 ± 0.16と0.02 ± 0.15であり，両者に有意差はなかったと報告している．

当院ならびに東邦大学医療センター大森病院におけるメニコンTimeXL mini ScCLの結果では，Amsler-Krumeich（A-K）分類で重症度分類された円錐角膜眼46眼について，軽症では平均眼鏡矯正logMAR視力は0.07 ± 0.18からmini ScCL装用後に−0.03 ± 0.08に改善，同様に中等症では平均眼鏡矯正logMAR視力0.22 ± 0.16からmini ScCL装用後に0.04 ± 0.15に，重症では平均眼鏡矯正logMAR視力0.81 ± 0.6からmini ScCL装用後に0.1 ± 0.19に改善した．対応のあるt検定にて，全ての重症度で眼鏡矯正視力とmini ScCL矯正視力に有意な改善が認められた（$p<0.05$）．

以上より，欧米に限らず本邦においても円錐角膜眼へのScCLの有用性は認められたと考える．

Chapter 2 屈折異常

2.13.4 実際に処方した症例

40代，男性．既往に重症のアトピー性皮膚炎（atopic dermatitis：AD）あり．円錐角膜の急性水腫後で，周辺部からの角膜新生血管ならびに角膜混濁を認め（図7），前眼部 OCT では急性水腫後の Descemet 膜剥離痕，前方への角膜突出を認める（図8）．HCL 不耐性で装用困難，角膜移植適応にて他院より紹介された．視力 0.02（0.2×－9.0 D◯C－1.0 D Ax180°），0.02（0.2×－10.0 D◯C－2.5 D Ax160°）であった．

重症 AD 患者への角膜移植症例では，拒絶反応のリスクや AD 患者に角膜移植を行った後にみられる重症の強角膜炎である角膜移植後アトピー性強角膜炎（postkeratoplasty atopic sclerokeratitis：PKAS）[6]の可能性もあり，可能であれば角膜移植を回避したいとのことで，特殊コンタクトレンズ処方目的にて紹介された．

当院にて ScCL を装用し，トライアルレンズにて左眼視力が 0.7 まで向上，コンタクトレンズの痛みもなく装用可能であった．十分なインフォームドコンセントを行った後，本邦未承認であるメニコン TimeXL レンズを処方，処方したレンズの規格は Sag 4200，接地面角度 38～44°，power －2.5 D，直径 17.0 mm で mini ScCL を作成した（図9）．ScCL 装用後の視力は 0.8，前眼部 OCT にて ScCL と角膜の接触はなく，中央部クリアランスも良好である（図10）．違和感なく装用可能となり，これまで休職していたが職場復帰が可能となり，角膜移植を回避できた症例であった．

本症例のように重症 AD がある重症円錐角膜眼では，HCL 装用が困難である症例や

文献6

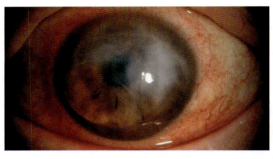

図7　ScCL 装用前の前眼部写真
重症アトピー性皮膚炎，角膜混濁，全周の角膜新生血管を認める

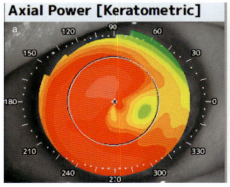
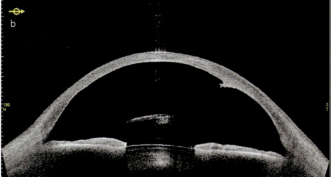

図8　ScCL 装用前の角膜形状解析像（a）ならびに前眼部 OCT 像（b）
急性水腫後の Descemet 膜剥離痕，前方への角膜突出を認める

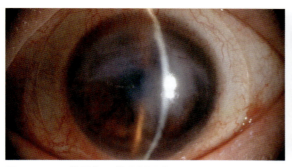

図9　ScCL装用後の前眼部写真

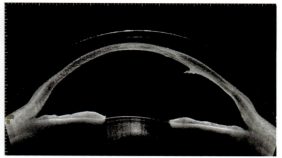

図10　ScCL装用後の前眼部OCT像
ScCLと角膜の接触はなく，中央部クリアランスも良好である

　急性水腫後の角膜混濁をきたしている症例では角膜移植の適応となる．一方で，重症ADの角膜移植では術後拒絶反応やPKASのリスクが高いため，まずScCLなどの特殊コンタクトレンズにトライして，視力の向上が得られれば角膜移植を回避できるツールの1つになると考えられる．

2.13.5 おわりに

　円錐角膜は診断後にHCLを処方して，その後悪化して矯正が不能になったら角膜移植が必要という従来の概念は，大きく変化している．屈折矯正方法としてはHCLが第一選択であることに変わりはないが，HCL不耐症に対するScCL（特殊レンズ）など，患者に対してより快適な矯正方法の提案が可能になる日も遠くないと期待される．

（岡島行伸）

文献

1）忠岡景雅ほか．円錐角膜外来の初診患者の背景及び治療内容に関する調査．日本視能訓練士協会誌 2021；50：61-7.
2）Scanzera AC et al. Contact Lens Prescribing Trends for Keratoconus at an Academic Medical Center: Increased Utilization of Scleral Lenses for Severe Disease. *Eye Contact Lens* 2022；48：58-62.
3）Ezekiel D. Gas Permeable Haptic Lenses. *J BCLA* 1983；6：158-61.
4）小島隆司ほか．円錐角膜に対して強膜レンズ Prosthetic Replacement of the Ocular Surface Ecosystem（PROSE）を処方した症例の検討．日本コンタクトレンズ学会誌 2017；59：128-32.
5）荻 瑳彩ほか．円錐角膜眼に対するミニスクレラルレンズ処方の有効性の検討．あたらしい眼科 2022；39：1399-402.
6）Tomita M et al. Postkeratoplasty atopic sclerokeratitis in keratoconus patients. *Ophthalmolgy* 2008；115：851-6.

Chapter 2 屈折異常

2.14 不正乱視(5) 円錐角膜への対応④外科的アプローチ

円錐角膜による不正乱視の矯正は，非外科的アプローチが第一選択で，それが適応にならない場合に外科的アプローチの対象となる．それぞれの手術の目的，適応基準，おこり得る合併症について詳述する．

2.14.1 カスタム角膜クロスリンキング

文献1

角膜クロスリンキングは，円錐角膜の進行予防を目的に Wollensak らによって 2003 年に初めて報告された手術である[1]．角膜上皮を剥離後，リボフラビンを角膜に浸透させ，その後長波長紫外線を照射して，角膜内のコラーゲン線維に架橋構造を増やすことで角膜の剛性を高め，その結果円錐角膜の進行を抑制する（角膜クロスリンキングの詳細については 2.12「不正乱視（3）円錐角膜への対応② クロスリンキング」を参照）．この方法はドレスデン・プロトコールと呼ばれるが，その後いくつかの派生した手術方法が開発され，カスタム角膜クロスリンキングはそのうちのひとつである．

文献2

カスタム角膜クロスリンキングは，2016 年に Seiler らによって報告された方法である[2]．円錐角膜眼の生体力学特性が角膜頂点で低下しており，周辺部では正常に近いという研究結果[3]に基づいて，個々の角膜形状に応じて角膜に照射する紫外線強度を変化させ，それにより円錐角膜の進行予防に加えて角膜形状の改善を目的とする方法である．これまでに，短期の成績において，上皮剥離を伴う高速角膜クロスリンキングに比較して，角膜のフラット化，角膜高次収差の低減，角膜生体力学特性向上が得られることが報告されている[4]．

文献3

文献4

メリットは進行予防効果と不正乱視の矯正効果が同時に得られることであるが，デメリットは，予測性に乏しいことや不正乱視の矯正効果に限界がある点である．術前にハードコンタクトレンズが必要であった患者は，術後に不正乱視は軽減しても引き続きハードコンタクトレンズが必要になるケースが多い．

■ **カスタム角膜クロスリンキングの実際** (図1)

術前に，角膜トモグラフィーを用いた角膜形状解析が必要である．海外では Pentacam®（OCULUS 社）が用いられているが，日本で普及している CASIA2（トーメーコーポレーション）を用いて行うことも可能である．照射デザインは Seiler らの報告[2]に基づいて，3段階の照射エネルギーを用いる（図2）．

■ **典型的な症例**

18 歳女性．左眼の進行性円錐角膜に対して，第1に円錐角膜の進行予防目的，副次的に角膜形状改善を目的としてカスタム角膜クロスリンキング手術を施行した．術前視力は LV=0.06（0.15×S−3.0 D◯C−3.5 D Ax 90°），術後1年で 0.1 p（0.7×S−3.0 D◯C−3.0 D Ax 170°）まで改善した．角膜前面と角膜後面の Kmax の変化のトレンド解析を図3に示す．角膜クロスリンキング後大きく角膜前面形状が改善していること

156

2.14 不正乱視（5）　円錐角膜への対応④外科的アプローチ

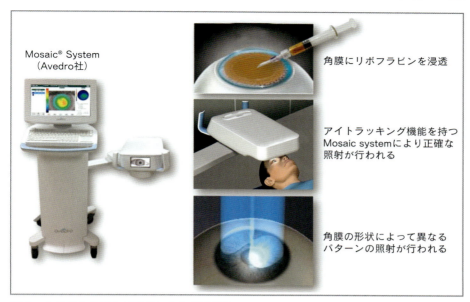

図1　カスタム角膜クロスリンキングの流れ

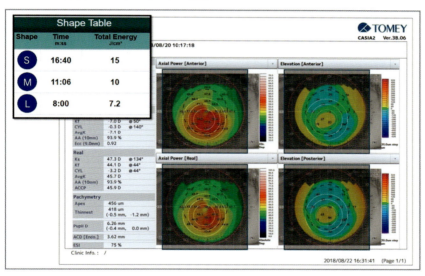

図2　カスタム角膜クロスリンキングの紫外線照射エネルギーと照射パターン
CASIA2（トーメーコーポレーション）

とがわかる（この患者は術後ハードコンタクトレンズを全く使用しておらず，角膜形状の変化は純粋に角膜クロスリンキングによるものである）．

2.14.2 角膜内リング

　角膜内リングは，角膜内にポリメチルメタクリレート（polymethyl methacrylate：PMMA）製の透明なリングを挿入し，角膜形状を改善する治療である．角膜内にリングを入れることにより，arch shortening effectと呼ばれる効果によってその部分が押

Chapter 2 屈折異常

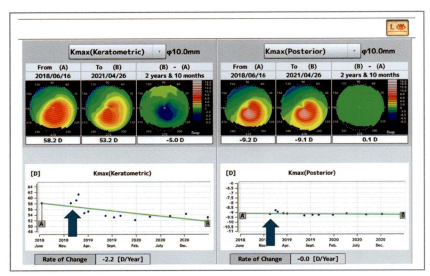

図3 典型的なカスタム角膜クロスリンキング手術前後の角膜形状変化
矢印は角膜クロスリンキング施行時点を示す

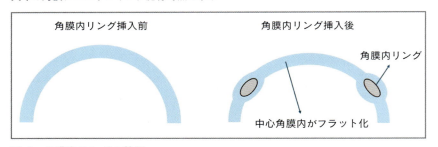

図4 角膜内リングの効果
角膜内にリングを挿入することによって，その部分の角膜が押し広げられ，弧の長さは短縮する

し広げられ，角膜の弧の長さを短くして角膜中心部がフラット化するという原理である（図4）．もともと近視，乱視矯正手術としてレーシックよりも前に開発された治療法だが，エキシマレーザーの登場により，現在は円錐角膜眼に対する屈折矯正で行われることがほとんどである．

角膜内リングは，一般的に厚いリングほど，また角膜中心に近い場所に挿入するほど角膜中心への影響が大きくなる．さらにリングの弧が長いほど球面への影響が強く，短いほど乱視を矯正する効果が強くなる．

■角膜内リング挿入手術の実際

手術の実際を図5に示す．以前はマニュアル操作で角膜内トンネルが作成されたが，円錐角膜ではコラーゲン線維の配列が乱れており，角膜厚が薄く脆弱であるために，前房への穿孔などの合併症が報告されている．現在はフェムトセカンドレーザーを用いて正確に角膜内トンネルが作成できるようになり，合併症はおきづらくなっている．

角膜内リングの効果としては，近視，正乱視の低減とともに，高次収差が低減する．そしてその効果を反映して，手術後の裸眼視力，矯正視力，コントラスト感度の改善が

2.14 不正乱視（5） 円錐角膜への対応④外科的アプローチ

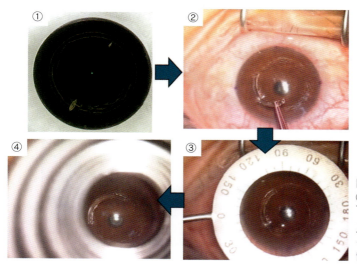

図5 角膜内リング挿入術の実際
①フェムトセカンドレーザーで角膜内の深さ70〜80％でトンネルを作成，②作成したトンネルにリングを挿入，③挿入したリングを予定の位置に移動，④ケラトリングを投影して角膜形状が最も良くなるようにリングの位置を最終調整

報告されている[5,6]．角膜内リングは，角膜前面だけでなく後面形状も改善することができる点が大きな特徴である．

この手術は，角膜形状を改善することにより，裸眼視力の向上，ハードコンタクトレンズでの矯正視力の向上，ハードコンタクトレンズのフィッティング向上を目的として行われる．ただし，ハードコンタクトレンズのフィッティングに関しては，角膜移植後のように角膜中心部がフラット化し，リング挿入部位が突出することでフィッティングが難しくなるケースも存在するので，安易にフィッティング向上が得られると考えるのは早計と思われる．

角膜内リングのデメリットは，予測性が低いことである．また円錐角膜患者はアトピー性皮膚炎を合併することも多く，目をこすることによる角膜のメルティングや，それに伴う角膜内リングの突出が報告されている[7]．

角膜内リングは，角膜形状に合わせて近年さまざまなタイプが登場している．Nipple type に対応した340°のリング，非対称性が強い角膜形状に対するリングの厚みが徐々に厚くなる（もしくは薄くなる）ものが使えるようになっている．

■ **典型的な症例**（図6）

46歳男性．円錐角膜でハードコンタクトレンズを使用していたが，数年前より長時間使用ができなくなり，フェイキック IOL（phakic intraocular lens，有水晶体眼内レンズ）手術目的で来院した．円錐角膜による不正乱視のため，フェイキック IOL は不適応で，角膜内リングの適応ありと判断し手術を施行した．自覚乱視は−7D から−0.75D まで軽減し，最終的にハードコンタクトレンズを使用せずに生活できるようになった．

2.14.3 フェイキック IOL

2019年2月に発行された屈折矯正手術のガイドライン（第7版）にて円錐角膜に対する眼内コンタクトレンズ（implantable contact lens：ICL）手術の適応が緩和された．そ

文献5

文献6

文献7
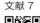

Chapter 2 屈折異常

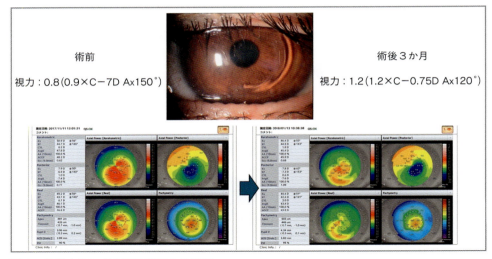

図6　角膜内リングを挿入前後の典型例

れまでは円錐角膜は禁忌となっていたが，この改訂により矯正視力が良好かつ非進行性の円錐角膜は慎重適応となった．また同時に矯正量に関する基準も緩和され，それまで6D以上の近視矯正量が適応となっていたが，3D以上6D未満が慎重適応となった．これら2つの基準緩和によって，円錐角膜に対するICL手術の道が大きく開いた．本邦では，ICL研究会を中心に行われた臨床研究[8]により，安全性と有効性が確認されている．

円錐角膜による不正乱視の矯正はフェイキックIOLでは難しく，基本的に球面および正乱視成分の矯正のみになるため，眼鏡矯正で十分に視力がでており，かつ進行していない円錐角膜が適応となる．円錐角膜の進行の基準は，一般的に2年以内に平均K値，角膜乱視が1D以上増えた場合とされているため，進行しているかどうかを確認するには長期間の経過観察が必要である．

多くの円錐角膜症例では，ICLはトーリックモデルが必要となる．その際に重要なポイントは，トーリックICLをインプラントした場合には，術後にハードコンタクトレンズが使用できなくなるという点である．術前には，患者は術後使うつもりはないことを確認していても，手術後に残った不正乱視のために見えづらさを訴え，ハードコンタクトレンズ処方を希望する場合がある．特に手術前にハードコンタクトレンズを使っていた症例は要注意で，十分なインフォームドコンセントが必要である．

■本邦で行われた円錐角膜に対するICL手術成績報告のサマリー

すでに円錐角膜眼に対するICL手術の成績は数多く報告されているが，本邦のICL研究会主体で行われた多施設研究[8]の紹介をする．

この研究は，11名21眼（平均38.7歳）の非進行性の円錐角膜患者のトーリックICL手術後3年の後ろ向き研究である．平均等価球面度数は－9.7D，平均乱視度数は－3.21Dであった．患者の組み入れ基準としては，屈折が安定している非進行性円錐角膜眼で，眼鏡矯正で十分に視力がでる患者である．術後3年において，裸眼視力が0.8以上，1.0以上がそれぞれ100%，71%であった．

術後1か月から3年の等価球面度数の変化は，平均0.04 ± 0.33Dと安定性が高いこ

文献8

とが示された．また矯正視力が2段階以上低下した症例もなかった．矯正精度は等価球面度数が目標の±0.5D，±1D以内に入った割合は67％，86％，乱視はそれぞれ52％，76％と良好であった．合併症として1眼で術後にトーリックICLが回転し，位置を修正する手術が必要であった．

この研究より，円錐角膜眼への高い有効性，安全性，予測性が示されたことになるが，やはり通常の症例に比べると有効性，予測性は低いと思われる．手術後近視や乱視が残る可能性があることを，術前に患者に十分説明すべきである．

■屈折矯正手術を行ううえで念頭に置くべき円錐角膜の特殊性

円錐角膜眼に対して屈折矯正手術をするにあたって，次の4つの特殊性があることを念頭に置く必要がある．
①進行する可能性がある
②角膜不正乱視を伴っている
③再現性の問題などにより屈折検査が難しい
④症例によって角膜形状や屈折などバリエーションが大きい

■円錐角膜眼に対する術前検査のポイント

ICL手術そのものは，白内障手術など眼内手術に慣れている術者であれば，それほど問題になることはなく，手術の成功の鍵は術前検査にあるといっても過言ではない．

図7に我々が普段行っているICL術前検査のフローを示す．

最初の適応検査では，患者が手術に向くかどうかを判断する．医師が一人の患者を診察して話を聞く時間は限られているため，スタッフが患者の考えや普段の屈折矯正状態の確認，性格傾向なども含めカウンセリングを行う．

この適応検査をパスした患者は，続いて術前検査1で調節麻痺点眼薬前後で屈折検査を行う．そして，最後に別日に術前検査2として，術前検査1の日に行った調節麻痺下

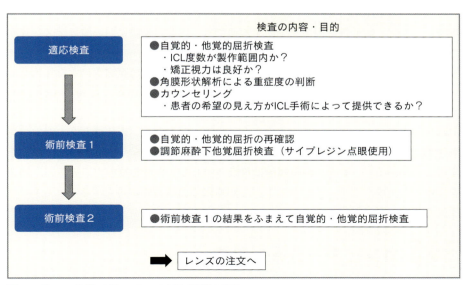

図7　我々の施設で行っているICL手術の流れ

他覚屈折検査の値をもとに最終的に自覚的屈折検査を行う．

　少し過剰と思われるかもしれないこの3段構えの術前検査は，円錐角膜症例に関しては非常に適していると筆者は考えている．特にICL術前検査で調節麻痺下他覚屈折検査までは行わない施設が多いと思われるが，円錐角膜症例では，視力検査を行う際にどこまで球面，乱視が入るのか非常に迷う局面がある．ベテランの視能訓練士でも難しいことがあり，そのようなときに調節麻痺下他覚屈折検査は一つの基準になり得る．

　続いて，トーリックICLを使用する場合の乱視の決め方である．円錐角膜は正乱視成分と不正乱視成分が混在しているため，それを角膜形状解析のフーリエ解析で分離して，どの程度角膜に正乱視成分があるか評価することは，自覚的屈折検査行ううえで重要な参考データとなる．全ての症例で，このフーリエ解析による正乱視成分がそのまま自覚的屈折検査の乱視度数に近くなるわけではないが，参考値として使うと，屈折検査の際に役立つ．また，角膜中央部に屈折が急激に変化する部位が存在すると，乱視だけでなく球面度数についても他覚屈折値と自覚屈折値が乖離をおこすことが多いので，注意が必要である．

2.14.4 角膜移植

　角膜移植は円錐角膜の進行によって，ハードコンタクトレンズを用いても屈折矯正が困難になる場合や，急性水腫や瘢痕性変化によって角膜混濁の影響で矯正視力が不良になる場合に適応となる．術式選択としては全層角膜移植（penetrating keratoplasty：PKP）と深層角膜移植（deep anterior lamellar keratoplasty：DALK）があるが，急性水腫でデスメ膜が破れている場合を除いてDALKが第一選択となる．

　過去に島崎らが行った，角膜内皮が健常な角膜混濁眼を対象にした，PKPとDALKの無作為化比較試験[9]では，12か月の時点では矯正視力，コントラスト感度に2群間で差はなかったが，PKP群のみで眼圧が術前より上昇，24か月までPKP群は角膜内皮細胞密度が減り続け，有意にDALK群より少なかったことを報告している．

　DALKは手技的にはPKPより煩雑で手術時間もかかるが，術後長期の移植片不全や内皮型拒絶反応，続発性緑内障を予防する面でも，円錐角膜眼においてはデスメ膜が健常である限り最初に選択するべきと思われる．

　デスメ膜を露出する術式に関しては，杉田らが報告した[10]角膜実質に水を注入してデスメ膜分離を行う方法と，2002年にAnwarらによって報告のあったbig bubble technique[11]が広く用いられている．

　円錐角膜患者は，アトピー性皮膚炎を合併することがあり，術後縫合糸が緩んで角膜融解をおこすpostkeratoplasty atopic sclerokeratitis（PKAS）と呼ばれる合併症を発症することがある[12]．また，角膜移植は角膜の中心2/3程度を移植するのみで，周辺部角膜はホスト角膜が残る．このホスト部分が原因で円錐角膜が再発することもあり[13]，移植後も長期の経過観察が必要である．

2.14.5 コンビネーション治療

　円錐角膜に関する上述した不正乱視矯正手術は有効であるが，やはり予測性が通常の

文献9

文献10

文献11

文献12

文献13

2.14 不正乱視（5）　円錐角膜への対応④外科的アプローチ

屈折矯正手術に比べると低く，残余屈折が問題となることがある．例えば角膜内リングを施行して，ある程度角膜不正乱視が低減し矯正視力が向上しても，残余近視の影響で不同視が残るような場合である．

コンタクトレンズでの矯正が可能であれば問題ないが，そうでない場合は，残余屈折を最後に ICL で矯正することで裸眼視力の向上まで達成できる可能性がある．それぞれの手術の利点を生かして，うまく組み合わせることで患者のニーズに応えることが可能となってきている．

2.14.6 まとめ

円錐角膜患者の角膜不正乱視に対する治療は，従来のハードコンタクトレンズ一択から，さまざまなバリエーションが増えてきた．これはすなわち，以前ならハードコンタクトレンズが装用できなければ，角膜移植しか方法がなかったが，さまざまな選択肢が生まれることで角膜移植を回避できる患者が増えてきたことを意味する．

そのような状況の中で，我々眼科医は患者の円錐角膜の状態，それぞれの治療のメリットや限界をしっかり理解し，治療のオプションを提示できるようになる必要があり，本節がその一助になれば幸いである．

（小島隆司）

文献

1）Wollensak G et al. Riboflavin/ultraviolet-a-induced collagen crosslinking for the treatment of keratoconus. *Am J Ophthalmol* 2003；135：620-7.
2）Seiler TG et al. Customized Corneal Cross-linking：One-Year Results. *Am J Ophthalmol* 2016；166：14-21.
3）Scarcelli G et al. Biomechanical characterization of keratoconus corneas ex vivo with Brillouin microscopy. *Invest Ophthalmol Vis Sci* 2014；55：4490-5.
4）Nishida T et al. Comparison of Corneal Biomechanical Properties and Corneal Tomography Between Customized and Accelerated Corneal Crosslinking in Eyes with Keratoconus. *Cornea* 2021；40：851-8.
5）de Freitas Santos Paranhos J et al. Evaluation of the impact of intracorneal ring segments implantation on the quality of life of patients with keratoconus using the NEI-RQL（National Eye Institute Refractive Error Quality of life）instrument. *Br J Ophthalmol* 2010；94：101-5.
6）Fahd DC et al. Intrastromal corneal ring segment SK for moderate to severe keratoconus：a case series. *J Refract Surg* 2012；28：701-5.
7）Dockery PW et al. Intracorneal ring segment implantation in advanced Keratoconus. *Eur J Ophthalmol* 2023；33：1324-30.
8）Kamiya K et al. Three-year follow-up of posterior chamber toric phakic intraocular lens implantation for the correction of high myopic astigmatism in eyes with keratoconus. *Br J Ophthalmol* 2015；99：177-83.
9）Shimazaki J et al. Randomized clinical trial of deep lamellar keratoplasty vs penetrating keratoplasty. *Am J Ophthalmol* 2002；134：159-65.
10）Sugita J et al. Deep lamellar keratoplasty with complete removal of pathological stroma for vision improvement. *Br J Ophthalmol* 1997；81：184-8.
11）Anwar M et al. Big-bubble technique to bare Descemet's membrane in anterior lamellar keratoplasty. *J Cataract Refract Surg* 2002；28：398-403.
12）Tomita M et al. Postkeratoplasty atopic sclerokeratitis in keratoconus patients. *Ophthalmology* 2008；115：851-6.
13）Pramanik S et al. Extended long-term outcomes of penetrating keratoplasty for keratoconus. *Ophthalmology* 2006；113：1633-8.

Chapter 3
屈折矯正法

Chapter 3 屈折矯正法

3.1 眼鏡検査

　通常の屈折異常による眼鏡の使用だけでなく，弱視や斜視を伴う小児および眼疾患による屈折の変化を伴う眼鏡の使用など，眼鏡はさまざまな患者が使用している．そのため，眼鏡に関わる知識と検査はどの施設でも必須の検査項目である．眼鏡の装用を開始して不満を訴えるとき，瞳孔間距離とレンズ度数，レンズデザインの理解と目の動かし方，フィッティングといった観点からその原因を考える必要がある．
　本節では眼鏡検査として瞳孔間距離，レンズデザインおよびレンズメータの使い方について解説する．

3.1.1 瞳孔間距離

　瞳孔間距離の測定は，眼鏡レンズの光学中心を眼鏡枠のどの位置にするか，眼鏡の処方箋に記載するために必要な数値である．この値がずれてしまうと，プリズム効果および収差により眼精疲労および見にくさの原因となってしまうため注意が必要である．特に屈折度数の強いときや累進多焦点レンズを装用しているときは，瞳孔間距離のずれによる訴えを感じやすい．また，小児の場合は成長により瞳孔間距離も大きくなるため，定期的に検査する必要がある．
　測定には機器による瞳孔間距離計（図1a）と，眼科専用の万能メジャー（図1b）が使用されている．以下，万能メジャーを用いた方法について解説していく．

■ 遠見瞳孔間距離

　遠見の瞳孔間距離の測定方法は2つある[1,2]．1つ目の方法は，被検者に両眼を開けた

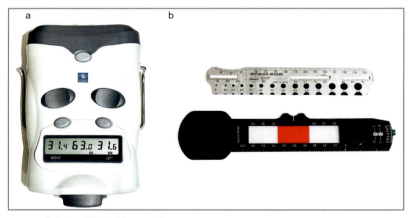

図1　瞳孔間距離を測定する機器
a．瞳孔間距離計（PM-700，ニデック）b．三田式万能計測器（はんだや，上段）は，簡易的に瞳孔の大きさや眼球突出度の測定も可能．COメジャー（Square Wheel，下段）は，Bagolini線条ガラスによる網膜対応検査および回旋偏位の測定と遮眼子の機能も備わっている

状態で遠見固視標を見てもらい，検者は右眼を閉じ，左眼で被検者の右眼の瞳孔中心でメジャーの目盛を 0 に合わせる（図 2a）．次に検者は左眼を閉じ，右眼で被検者の左眼の瞳孔中心の目盛を測定する（図 2b）．

　この方法では，検者の頭越しに視標を見てもらうため，被検者の視線に検者の頭が被らないようにする．特に小児の場合，頭が被っていることを伝えられず眼の位置が安定しないことがあるので注意する必要がある．また，瞳孔中心がはっきりしない場合は，瞳孔縁もしくは角膜縁からの距離を測定する必要があるが，角膜径や瞳孔径に差がある場合は瞳孔中心で測定する．

　もう 1 つの方法は，被検者に両眼を開けた状態で被検者の正面に対面した検者の左眼を固視してもらい，検者は右眼を閉じた状態で被検者の右眼の瞳孔中心でメジャーの目盛を 0 に合わせる（図 3a）．次に検者は左眼を閉じ，右眼で被検者の左眼の瞳孔中心の目盛を測定する（図 3b）．この方法は，被検者と検者の瞳孔間距離に差がないことが前提となる点に注意する必要がある．

　眼位異常がある場合は，眼位を矯正した状態で瞳孔間距離を測定する必要がある．そのため測定眼の反対の眼は遮蔽し，測定眼で固視した状態で測定する（図 2c, d）．顔が左右非対象の場合は，鼻根部を中心に片眼ずつ測定する（図 4）．左右眼で差がある場合は，それを眼鏡の処方箋に記載する必要がある．また義眼や失明している場合は，もう片眼を測定し，その値を 2 倍して瞳孔間距離とする．

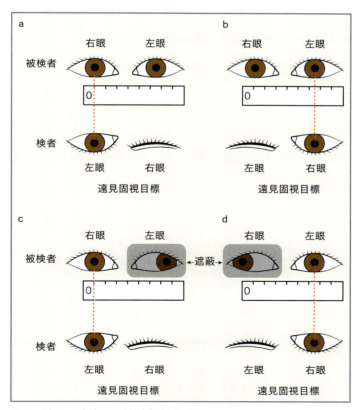

図 2　遠見の瞳孔間距離測定方法（1）

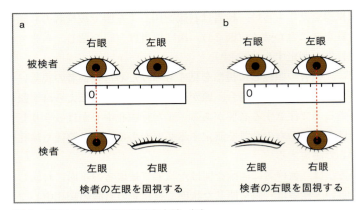

図3　遠見の瞳孔間距離測定方法（2）

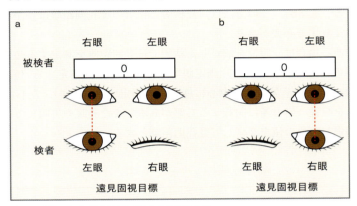

図4　顔が左右非対称な場合の測定方法

■ 近見瞳孔間距離

　近見瞳孔間距離は，通常30 cmで測定する．被検者の鼻の付け根から30 cmの距離に検者の利き目を合わせ，被検者には検者の利き目を見てもらう．検者は利き目と反対の眼を閉じ，利き目で被検者の右眼の瞳孔中心に0の目盛を合わせる（図5a）．次に被検者の左眼の瞳孔中心の位置の目盛を測定し，瞳孔間距離を計測する（図5b）．

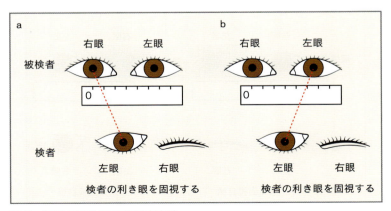

図5　近見の瞳孔間距離測定方法

光指標を使う場合は，利き目ではなく鼻の付け根から 30 cm の距離にある光視標を見てもらい，同様の測定法で角膜反射の距離を測定する．使用したい近用メガネの視距離がわかっている場合は，その距離で測定を行う．累進多焦点レンズの場合は，近用部の光学中心の位置はレンズによって決まっているため測定の必要はない．

3.1.2 レンズデザイン

眼鏡検査を行ううえで，レンズの素材によるメリットやデメリットおよびレンズの設計を把握することは，眼鏡視力や眼鏡装用時の見えにくさの訴えを解決するのに重要である．ここではレンズの素材と設計について解説する．

■ レンズの素材

眼鏡レンズは素材，屈折率，比重およびアッベ数によって決まる．素材はガラスレンズとプラスチックレンズがあり，ガラスレンズは傷がつきにくく，熱に強いが割れやすく重いという特徴がある．プラスチックレンズは割れにくく，軽いが傷に弱く経年変化で変色するという特徴がある．30 年ほど前まではガラスレンズが主流であったが，最近は軽いプラスチックレンズが主流となっている．

屈折率は，空気中から来た光が境界面に達したときに方向を変えて進行する屈折の度合い，比重は 4℃ における同体積の水の重量を 1.0 としたときの比で，重さを表す．一般的に屈折率が高いレンズほど厚みは薄くなるが，比重が大きくなる．

アッベ数は色分散の程度のことで，アッベ数が大きいレンズは色分散が少ないレンズということになる．現在販売されているレンズは，強度のレンズでない限りアッベ数は気にならないレベルになっている．

コーティング技術は年々進化しており，現在では反射防止コート，キズ防止コート，超撥水コート，帯電防止コート，抗菌コート，曇り止めコートおよびブルーライトカットといったライフスタイルに合ったさまざまなコーティング技術がある．

■ レンズの設計

単焦点レンズと，屈折力の分布が異なる多焦点および累進屈折力レンズがある．

1．単焦点レンズ

単焦点レンズは通常のレンズで，若い人は常用眼鏡として作製する．40 歳を超えて調節力が低下している場合は，遠用や近用など見たい視距離に応じて作製する．

2．多焦点レンズ

多焦点レンズは境目のあるレンズで，二重焦点レンズと三重焦点レンズがある．二重焦点レンズは EX 型と小玉型があり，EX 型は上半分が遠用，下半分が近用のデザインになっている．三重焦点レンズは，小玉の近用領域の上に中間領域を設けた構造になっている．

3．累進屈折力レンズ

累進屈折力レンズは，鼻側に製品情報，耳側に加入度数の情報が隠しマークとして刻印されており，大きく分けて遠近両用，中近および近々型の 3 つのタイプがある．

遠近累進型は遠方から近方まで見えるため，最も一般的なタイプである（図 6a）．累

Chapter 3　屈折矯正法

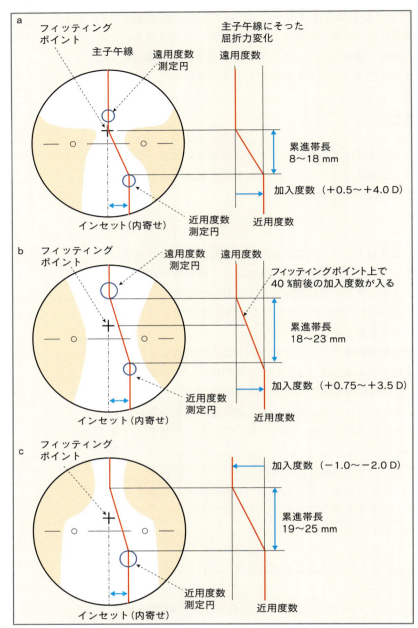

図6　累進屈折力レンズの屈折力変化
a. 遠近累進レンズ　b. 中近累進レンズ　c. 近々累進レンズ

　進帯長と加入度数・レンズ設計（両面累進・内面累進・外面累進）によって見え方が異なる．累進帯は遠方から近方のポイントに向かって度数が徐々に変化していく範囲の距離のことであり，8から18 mmまで存在する．累進帯長が短いほど視線を下に動かす回旋量は少なく，天地幅が小さいフレームでも作製できるというメリットがある．一方で累進帯長の距離が短いので中間距離の視野が狭いうえ，度数の変化が激しく揺れや歪みを感じやすくなるデメリットもある．また加入度数が高くなることでも歪みが感じやすくなり視野も狭くなる[3,4]．

中近型は累進帯長を長くし，遠用度数を第一眼位より上方にデザインして累進帯の途中にフィッティングポイントがあることで，中間から近用部が明視できるデザインになっている（図6b）[3, 4]．

近々型は近用単焦点を基準に−1.0 D から−2.0 D 程度を上方の位置に加入することで，手の届く範囲で少し遠いものも見えるようにしたデザインになっており（図6c），パソコンのモニターを見るのに適したレンズである[3, 4]．

4．球面レンズ，非球面レンズ

単焦点および多焦点レンズには，それぞれ球面および非球面設計のレンズがある．球面レンズはレンズのカーブが深く，厚く，歪みも生じやすいが非球面レンズはカーブが浅く，薄く，歪みも生じにくい．20 年ほど前からは両面非球面レンズも発売されており，非球面レンズの特徴がさらに強化されている．

5．近視抑制レンズ

近視抑制レンズは，2000 年代に累進屈折力レンズ（progressive addition lens：PAL）を用いた研究が多数行われていた．PAL 眼鏡は，10 mm の累進帯長で近用部が広くなるように設計されたレンズである．加入度数は，調節必要量を調節安静位以下に抑えるように加入度が+1.50 から+2.00 D の範囲で設定できるようになっている．日本では MyoKids®（ZEISS 社）として発売されている．

また，最近では近視性のデフォーカスを組み込んだ defocus incorporated multiple segments（DIMS）レンズがある．香港工科大学と HOYA 社の共同研究により，MiyoSmart® として海外で発売されている．レンズ中心の周辺に直径 1 mm の+3.5 D 加入された微小レンズが約 400 個，等間隔で配置されている．Essilor 社の Stellest® というレンズも，中心部が単焦点ゾーンで+3.1 から+5.6 D の微小レンズで構成された 6 本のリングが，同心円状に配置されている．

DIMS および Stellest® レンズはオルソケラトロジーレンズ装用者と同程度の近視抑制効果があることが報告されている[5]．さらに最近では，ZEISS 社から MyoCare® という新しいコンセプトのレンズが開発されている．このレンズは中心 7 〜 9 mm が単焦点ゾーンで，同心円状に+3.8 から+4.6 D の加入が組み込まれているレンズである．これらのレンズは日本ではまだ発売されていないが，今後発売が期待されている．

文献 5

3.1.3 レンズメータ

現在の眼鏡の見え方の確認，および処方した眼鏡が処方箋通りに作製されているかを確認するときに，レンズメータで光学中心位置，レンズ，プリズムおよび加入度数を測定する必要がある．レンズメータには手動式と自動式があるが，手動式をメインに両方式について解説する．

■ 手動式レンズメータ

あらかじめ接眼レンズの視度調整を行う．このとき，調節が入らないようにプラス側から合わせる．被検レンズの後面をレンズ当てに当てて置き，レンズ抑えで固定する．コロナターゲットが中央にくるように合わせる．ジオプターハンドルをプラス側からマイナス側へ回し，コロナターゲットがはっきり見えるところがあれば乱視はなく，球面

Chapter 3 屈折矯正法

レンズ値のみ記載する.

一方，コロナターゲットがはっきりする場所がない場合は乱視がある．ジオプターハンドルをプラス側から回して，最初にコロナターゲットが流れた状態ではっきり見えるところのジオプター値（D1）と軸を記載する．さらにマイナス側に回し，90°反転した状態でコロナターゲットが流れた状態ではっきり見えるところのジオプター値（D2）と軸を記載する．D2の軸が乱視軸となる．球面度数はD1，乱視度数はD1－D2となる．式で表すと

レンズの度数＝D1⌒cyl－（D1－D2）　Ax D2の軸度

となる.

二重焦点の場合は，最初に遠用部を測定し，次に近用部を測定する．遠用部と近用部の差が加入度数となる．累進屈折力レンズの場合，遠近および中近型のレンズはメガネ上方に遠用部，下方に近用部がある．近用部は遠用部より下鼻側にあるが，正確に場所を見つけだすには各レンズのアライメントシートがないと難しい．近々型のレンズは，幾何学中心より6～10mm下方をレンズメータで測定し，上方の加入度数をマイナスで記載する.

プリズム度数が入っている場合は，中心から外れた位置にコロナが表示される．6△まで測定可能であるが，プリズムコンペンセータがあればさらに測定範囲が広がる.

■ 自動式レンズメータ

自動式レンズメータは，レンズを載せれば自動で測定ができるため，乱視の有無にかかわらず単焦点レンズは光学中心に合わせれば測定が可能である．プリズム度数は，処方箋に記載された瞳孔間距離の位置で測定しないと誤差が生じてしまうので，注意が必要である．レンズ設計は機器がオートで認識し，レンズのどの位置を測定したらいいかナビゲーションで指示するものが一般化してきている．しかしながら，累進屈折力レンズは遠用部と近用部の位置が製品により違うため，正確にポイントを測定するのが難しい．そのため，隠しマークに刻印されている加入度数でも確認する必要がある.

（糸川貴之）

文献

1）石井祐子．瞳孔間距離の測定．日本視能訓練士協会（監修）．松本富美子ほか（編）．視能学エキスパート　光学・眼鏡．医学書院；2018. pp300-2.
2）仲村永江．瞳孔間距離測定．所　敬（監修）．松本富美子ほか（編）．理解を深めよう視力検査　屈折検査．金原出版；2009. pp.44-6.
3）金子　弘．眼鏡レンズの種類．眼科 2022；64：419-26.
4）白柳守康．眼鏡を学ぼう　快適な矯正のための基礎と臨床　累進屈折力眼鏡レンズの技術．視覚の科学 2022；43：125-34.
5）Yang B et al. Effectiveness of orthokeratology and myopia control spectacles in a real world setting in china. *Cont Lens Anterior Eye* 2024；47：102167.

3.2 眼鏡処方

　眼科の日常診療において，「眼鏡処方」とは，患者の日常における「視覚の質」をより良くするための手段のひとつである．

　成人においては，眼鏡は目的とする動作や作業を行う際に快適によく見えるためのツールであり，例えば，自動車運転を目的とするなら遠用眼鏡や遠近両用眼鏡，読書をする，パソコンで作業するといった近見作業で使用するなら近用眼鏡や遠近両用眼鏡，中近両用眼鏡などというように，使用用途により使い分ける必要がある．

　子供の眼鏡処方，累進屈折力眼鏡については他節で詳細に解説されているため，本節では主に眼鏡処方を開始する前の準備，手順や注意点，眼鏡処方箋の記載方法について整理する．

3.2.1 眼鏡処方を始める前に

■所持眼鏡のチェック

　患者が持っている眼鏡を全て持参してもらい，眼鏡度数をレンズメータで測定する．度数の測定のみではなく，フレームやレンズの劣化・傷の具合，使用目的に適したフレームであるかなどをチェックする．

　例えば，遠近両用などの累進屈折力眼鏡については，眼鏡レンズの縦幅（天地幅，図1）が狭いと近用部分のレンズ度数が不十分なことがある．天地幅は，レンズの種類や累進帯長†については，メーカーによって推奨値がある．

†累進帯長：レンズ内で遠方から近方に度数が切り替わる距離．

　さらに，どのようなときに何を見るために使用している眼鏡なのか，いつ頃作成した眼鏡か，最も使用頻度が高い眼鏡はどれか等を本人に確認する．所持眼鏡のチェックを行うと，患者自身は遠近両用だと思って使っていたが，実は単焦点眼鏡だった（またはその逆）ということも発覚することがある．所持眼鏡のチェックは，同時に患者の話を聞くことで，眼鏡の度数に問題があるのか，使い方の理解や累進屈折力眼鏡を使いこなせていないのか，目的に応じた眼鏡を持っていないのか，これまでに遠近両用眼鏡の経験はあるのか等を把握することができる．

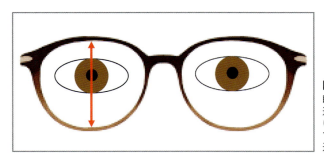

図1　眼鏡レンズの天地幅
眼鏡レンズの天地幅（赤矢印）は，遠近両用，中近両用，近々両用といった累進屈折力レンズで特に重要である．レンズメーカーや種類，累進帯長によって推奨値がある

■問診

患者が眼鏡を新しくしたいと思った目的や使用用途を把握する．眼鏡をいつ，どこで，どのように使用したいのかを確認する．現在の所持眼鏡で，どのように見えにくいのか，困っていることは何かをできるだけ具体的に聞く（表 1）．

1. いつ，どこで使用するのか

常用するのか，自動車運転をするのか（運転免許の種類），趣味用，仕事用，室内でも使用するのか，スポーツ用なのかなど，使用用途を確認する．

また，これまでの眼鏡の使用経験，生活習慣，作業する環境，作業時間，職業，パソコンの使用の有無（デスクトップパソコン，ノートパソコン），タブレット端末やスマートフォンの使用の有無，作業する距離や体勢，作業中に見る必要がある文字の大きさなどを確認する．

2. 作成したい眼鏡の種類

遠用，近用，中間距離用，遠近両用などの希望を確認する．過去に遠近両用眼鏡を作成したがうまく使いこなせなかった，遠近両用眼鏡は自分では使いこなせないと思っているが挑戦してみたいなど，眼鏡に対する思いを具体的に聞いておくと，後の検査で役立つことが多い．

表 1　問診のポイント

	確認すること
いつ	常用，必要時に使用，距離による使い分けをしたいか
どこで，どのようなときに	自動車運転，仕事，室内でも使用するか，スポーツ用，趣味用（具体的に何をするか確認），パソコン使用，タブレット端末やスマートフォンの使用，職業，作業する体勢など
作業距離	遠方，中間距離，近方
そのほか	作業中に見る文字の大きさはどのくらいか 所持眼鏡で困っていること これまでの眼鏡の使用経験

3.2.2 眼鏡処方の手順

■他覚的屈折検査

他覚的屈折検査は，眼科臨床における最も基本的な検査といえる．他覚的屈折検査の機器は，オートレフラクトケラトメータ（オートレフケラトメータ），フォトレフラクタ，検影器が主なものである．現在，臨床で最も使用されているのはオートレフケラトメータであり，検者がある程度ピントを合わせ，測定開始ボタンを押すと自動的に測定が開始され，測定値が得られる．これらの自動的に測定できる機器は，検査技術の熟練を要さないといわれることがあるが，おこり得るアーチファクトや眼疾患による影響などにより，必ずしも全ての症例で信頼性が高く正確な値が得られるわけではない．据え置き型オートレフケラトメータは座位が可能で，顎台に顎を乗せ，顔の固定が可能である被検者が対象である．

各機器では調節介入を防ぐための工夫がなされており，自動の雲霧機構が搭載されている．しかし，小児では搭載された雲霧機構のみでは調節の介入を十分に除外することはできない．測定中には，常に固視状態を確認し，瞳孔中心で測定することが重要である．1回のみではなく，左右眼で各々数回ずつ測定を行うことが望ましい．得られた結果の球面度数，円柱度数，乱視軸，信頼係数を確認し，各々の数値に変動がない場合には，正確に測定できていると考えてよいが，信頼係数が低い場合には，どのような原因で信頼係数が低いのかを考える必要がある．

測定時の注意点としては，器械のレンズ部分の汚れ（指で触る，涙や咳などによる飛沫）は，屈折度数に影響を及ぼすため，定期的にクリーニングを行って器械のレンズをきれいな状態に保つことが必要である．レンズに汚れがあっても測定はできるが，信頼値は低く，真の値とは全く異なる値となるため注意する．また，眼瞼や睫毛が測定領内に入った場合，乱視度数や軸に影響を及ぼしてしまうため，眼瞼挙上を行って，瞳孔中心で測定することが大切である．さらに，角膜の乾燥や涙液の貯留によるマイヤーリングの歪みや乱れは，乱視度数や乱視軸に影響を及ぼしてしまうため，測定の直前には瞬目を促し，眼表面を整えることが必要である．

検影法（レチノスコピー，スキアスコピー）は，眼前から眼内に投影した光が網膜で反射する光の動きによって屈折値を測定する方法である．検影法の技術の習得と熟練には，時間を要するといわれている．検影器の種類には，鏡面検影器，点状検影器，線状検影器があり，これらと眼前に置く板付きレンズを使用して検査を行う．特に眼鏡処方の際に有用なのは「オーバースキアスコピー」である．これは，患者自身が装用している眼鏡やコンタクトレンズの度数，新たに処方しようとする眼鏡やコンタクトレンズの度数が適切であるか否かを確認するために行う検影法である．

■ 瞳孔間距離測定

三田式万能距離計もしくは瞳孔間距離計で測定する．瞳孔間距離と光学中心間距離にずれがあると収差やプリズム作用が生じてしまい，眼精疲労や違和感などの原因になるため正確に測定する必要がある．

■ 優位眼の確認と眼位の定性検査

優位眼（＝きき眼）を確認しておくと，屈折度数に差がある場合や両眼で見たときに違和感があるなどと患者から訴えがあった際に，度数を微調整する参考になる．

優位眼の確認は，hole in card 法（穴あき法）が外来ですぐにできる方法である（図2）．眼位も定性的に確認しておくと，患者が検査中に両眼での複視を訴えるなどした場合に，すぐにプリズム眼鏡を考慮することができる．

■ 視力検査（自覚的屈折検査）

まずは，所持眼鏡での片眼ずつの視力測定，両眼での視力測定を行う．このときは，視力測定のみではなく，患者の所持眼鏡を装用した状態のフィッティング，瞳孔中心と眼鏡レンズの光学中心の位置関係なども観察し，問題点がないかを確認することが必要である．所持眼鏡の見えにくさや使いにくさが，度数以外の点で生じている場合もある．

Chapter 3 屈折矯正法

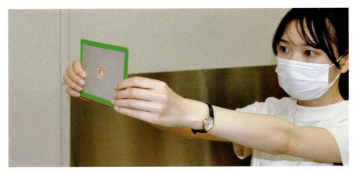

図2 優位眼の確認（hole in card 法）
中央に丸い穴をあけたカードを，手を伸ばした状態で患者に両手で持ってもらい，遠見（5 m）に呈示した固視目標を両眼で見るように指示する．検者は右眼，左眼と順番に遮閉し，どちらの眼で中央の丸い穴をのぞいているかを判断する

所持眼鏡での視力測定後，最良矯正視力を求め，この値をもとに処方する眼鏡として度数を調整する．

■作成する眼鏡の種類についての調整・決定

問診で聞き取ったことをもとに，遠用，近用，中間距離用，遠近両用，中近両用，近々両用のどの種類のレンズにするかを患者と相談する．それぞれの眼鏡のメリットやデメリットをわかりやすく説明し，所持眼鏡と処方しようとする眼鏡の違いについても説明する．累進屈折力眼鏡については他節で解説されているため，ここでは遠用眼鏡と近用眼鏡について述べる．

1．遠用眼鏡

遠用眼鏡は，自動車運転で使用することが多いと思われる．運転免許の種類と適性検査の合格基準一覧を表2に示す．患者によっては，「両眼で視力が0.7」というのを「右眼の視力＋左眼の視力＝両眼で視力が0.7」と勘違いしていることもあるので，基準について説明する際には誤解を招かないように注意が必要である．

表2 運転免許の種類と適性試験の合格基準一覧

種類	基準
中型（8トン限定）免許・準中型（5トン限定）免許・普通免許・大型特殊免許	・両眼で視力が0.7以上，かつ片眼でそれぞれ0.3以上 ・片眼の視力が0.3未満，もしくは片眼が見えない場合は，他眼の視野が左右150°以上で視力が0.7以上 ・赤色，青色および黄色の識別が可能
原付免許・小型特殊免許	・左右眼それぞれの視力が0.1以上，両眼で0.5以上 ・片眼の視力が0.1未満，もしくは片眼が見えない場合は，他眼の視野が左右150°以上で視力が0.5以上 ・赤色，青色および黄色の識別が可能
大型免許・中型免許・準中型免許・けん引免許・第二種免許	・両眼で視力が0.8以上 ・片眼でそれぞれ0.5以上 ・深視力を3回検査した平均誤差が2 cm以内 ・赤色，青色および黄色の識別が可能

近年，視野障害と自動車運転事故の関連性について，国内でもさまざまな研究が進んできている[1-3]．眼鏡処方を行う際，眼疾患の種類や視野検査をしている場合にはその結果も確認し，視野障害が高度である場合には自動車運転について注意喚起する必要があるケースもある．

2. 近用眼鏡

成人の眼鏡処方で小児と異なる点としては，「調節力の低下」を考慮しなくてはならないことがあげられる．近用眼鏡を処方する場合には，遠用の最良視力の屈折度数に調節力と作業距離を考慮して，近用加入度数を加える．

近用眼鏡の場合には，作業距離や作業する体勢を聞き取ることが非常に大切である．例えば「新聞を読む」といっても，座位で机の上に置いて読むとは限らない．手を伸ばし，新聞を左右に大きく広げて読んだり，寝転んで読むという人もいる．そのため，距離のみではなく，体勢も重要なポイントである．

また，見たいものが楽譜や手芸の針と糸であったり，園芸で葉や花をよく見たいなど特殊な希望があるケースでは，実際に使用する物を持参してもらうとよい．

文字を読むために必要とされる視力は，新聞のひらがなは小数視力で 0.3，漢字は 0.4 と言われている．実際には，視力のみではなく中心視野障害の程度にも影響を受けるが，目安として知っておく必要がある（表 3）．

近用眼鏡は，加入度数が強くなるに従って明視域が狭くなるため，加入度数は明視可能な範囲で最小限にすると装用感が向上することもある．さらに，0.75 D 程度の乱視を未矯正にしておくと，拡張焦点深度（extended depth of focus：EDOF）効果により，明視域が広がり[4]，装用感が改善することがあるといわれている[5]．

近用眼鏡では，明視域の幅が狭く不自由を感じる場合には，累進屈折力レンズ（遠近両用，中近両用，近々両用）を考慮することを提案する．

文献 2

文献 3

文献 4

表 3　文字を読むために必要とされる視力

印刷物	文字の大きさ	ひらがなが読める視力	漢字が読める視力
教科書	3 号	0.1	0.2
教科書	5 号	0.2	0.3
新聞	9 ポイント	0.3	0.4
一般書籍	8 ポイント	0.4	0.4 〜 0.5
辞書	6 ポイント	0.5	0.6

■ 装用練習

処方しようとする度数が決定したら検眼枠にレンズを装用し，10 〜 15 分程度装用練習を行い，見え方を確認する．処方する眼鏡に適した場所や条件，実際の作業距離で文字を読むなどをしてもらうとよりよい．

遠用眼鏡では，看板や交通標識，信号なども見てもらうことが望ましい．また，歩行時の見え方や階段の昇降なども確認する．近用眼鏡では，新聞の文字を読む，読書のほかに，近年では携帯電話やスマートフォン，タブレット端末の使用が増えているため，

Chapter 3 屈折矯正法

これらの見え方も装用練習時に確認しておく必要がある.

　装用練習の結果,度数による違和感や左右差が気になるなどの違和感を訴える場合には,度数の微調整が必要となる.検眼枠やレンズの重みで違和感を訴えることもあるため,その場合には,検眼枠はあくまでも検査用の仮の状態のものであること,実際に眼鏡として1枚のレンズで作製すると軽くなること,自分に合ったフレームであれば鼻や耳の痛みや違和感は感じにくいことを説明する.

■ 眼鏡処方箋の作成

　眼鏡処方箋は,各施設や電子カルテでテンプレートが用意されていることが多いと思われる.処方した日付,患者の名前,球面レンズ度数,円柱レンズ度数,近見加入度数,瞳孔間距離,処方箋の有効期限を記載する.そのほか,備考欄には眼鏡店への申し送り事項を記載する.球面度数や円柱度数のプラスとマイナスの記載間違いや瞳孔間距離の記入漏れがないかをダブルチェックすることが望ましい(図3,4).

（宇田川さち子）

眼鏡処方箋

年　　月　　日

＿＿＿＿＿＿＿＿＿＿様　年齢＿＿＿歳　性別＿＿＿

	球面(D)	円柱(D)	軸度(°)	加入度(D)	プリズム	瞳孔距離(mm) 遠用	瞳孔距離(mm) 近用
右	-2.00	-0.75	90			32	
左	-2.50	-0.75	85			32	

（遠用 64）

種類: 遠用

使用方法: 必要時装用

備考:

頂点間距離: 12 mm

遠近両用レンズの瞳孔間距離は遠用を基準とする。

○○大学附属病院　眼科
電話: 000-000-0000

本処方箋の有効期限:30 日　　　　　　医師　　　　　　　　印

図3　遠用眼鏡の処方箋
処方した日付,患者の名前,球面レンズ度数,円柱レンズ度数,瞳孔間距離,処方箋の有効期限を記載する.処方箋の有効期限については,処方箋をわたす際に説明する必要がある

3.2 眼鏡処方

眼鏡処方箋

年　　月　　日

_____ 様　年齢____歳　性別____

	球面(D)	円柱(D)	軸度(°)	加入度(D)	プリズム	瞳孔距離(mm) 遠用	瞳孔距離(mm) 近用	
右	3.00	−0.75	90				30	60
左	3.00	−0.75	85				30	

種類：　近用

使用方法：　必要時装用

備考：　作業距離：40cm

頂点間距離：　12　mm

遠近両用レンズの瞳孔間距離は遠用を基準とする。

○○大学附属病院　眼科
電話：000-000-0000

本処方箋の有効期限：30 日　_____

医師　_____　印

図4　近用眼鏡の処方箋
処方した日付，患者の名前，球面レンズ度数，円柱レンズ度数，近用の瞳孔間距離，作業距離，処方箋の有効期限を記載する．処方箋の有効期限については，処方箋をわたす際に説明する必要がある

文献

1）岩瀬愛子. 緑内障患者の QOL とビジョンケア 緑内障と運転. 眼科 2024；66：115-23.
2）Udagawa S et al. The effect of concentric constriction of the visual field to 10 and 15 degrees on simulated motor vehicle accidents. *PLoS One* 2018；13：e0193767.
3）Kunimatsu-Sanuki S et al. The role of specific visual subfields in collisions with oncoming cars during simulated driving in patients with advanced glaucoma. *Br J Ophthalmol* 2017；101：896-901.
4）Sawusch MR et al. Optimal astigmatism to enhance depth of focus after cataract surgery. *Ophthalmology* 1991；98：1025-9.
5）長谷部　聡. わかりやすい臨床講座「ちょっと見えづらい」へのプチビジョンケア —眼鏡レンズによる拡張焦点深度—. 日本の眼科 2023；94：1522-7.

Chapter 3 屈折矯正法

3.3 小児の眼鏡処方

子供の視覚は，生後から正常な視的環境下でさまざまな視覚刺激を受けることによって発達する．その発達を妨げる斜視，屈折異常，形態覚遮断の原因となる先天白内障や先天眼瞼下垂などが視覚の感受性の高い時期におきると，弱視をはじめとする多様な視機能異常[†]を示す[1]．

両眼の中心窩に鮮明な像を結像させることは，正常な視機能を獲得するために不可欠である．そのため弱視や斜視の危険因子となる屈折異常は，感受性期間内のできるだけ早期に発見し，眼鏡を装用させて正常な視覚発達の環境を整える必要がある．また弱視や斜視がある場合にも，治療の基本は屈折矯正である．

弱視や斜視がない屈折異常（近視，遠視，近視性不同視）の場合，眼鏡処方の決定については個々の医師の判断に委ねられている部分が大きいのが実情である．しかし小児は視覚の発達途上にあり，本来の視機能を最大限に高めて生活の質を向上させるため，眼鏡を装用することが望ましい．

特に近視の治療は，従来の屈折矯正だけではなく近視の進行をどう抑制するかが重要となっている．エビデンスレベルの高い無作為化比較試験の報告[2]によると，最高視力を得るために最もプラス寄りで処方した完全矯正眼鏡群と低矯正眼鏡群で近視の進行について比較した結果，完全矯正眼鏡群のほうが，進行が抑制されたことから，完全矯正眼鏡の装用に問題がない小児の場合には，完全矯正で処方することに同意が得られている．処方時期が遅れないよう，適切な屈折矯正を提供する必要がある．

[†]弱視の多様な視機能異常：視力やコントラスト感度の低下，抑制と立体視機能障害，複雑な視機能障害，固視と眼球運動の異常，運動技能の低下，学校での学習の遅れ，社会的相互作用の低下．

文献 2

3.3.1 屈折矯正のガイドライン

米国眼科学会（American Academy of Ophthalmology：AAO）は，屈折矯正のガイドラインを表1のように提唱している[3]．斜視や他のリスク要因がある場合には，不同視はさらに低い値でも屈折矯正が必要である．

また米国小児眼科斜視学会（American Association for Pediatric Ophthalmology

表1　小児の眼鏡処方のガイドライン

		1歳未満	1～2歳	2～3歳	3～4歳
不同視なし	近視	−5.00 D 以上	−4.00 D 以上	−3.00 D 以上	−2.50 D 以上
	遠視（斜視なし）	+6.00 D 以上	+5.00 D 以上	+4.50 D 以上	+3.50 D 以上
	内斜視を伴う遠視	+1.50 D 以上	+1.00 D 以上	+1.00 D 以上	+1.00 D 以上
	乱視	3.00 D 以上	2.50 D 以上	2.00 D 以上	1.50 D 以上
不同視（斜視なし）	近視	−4.00 D 以上	−3.00 D 以上	−3.00 D 以上	2.50 D 以上
	遠視	+2.50 D 以上	+2.00 D 以上	+1.50 D 以上	1.50 D 以上
	乱視	2.50 D 以上	2.00 D 以上	2.00 D 以上	1.50 D 以上

（文献3をもとに作成）

表2　弱視スクリーニングにおける要精査の基準

弱視のリスク要因 または屈折異常	年齢	閾値
中間透光体混濁		>0.1 mm
斜視		>8 PD 顕性
不同視		>1.25 D
遠視		>4.00 D
乱視	4歳未満	>3.00 D
	4歳以上	>1.75 D
近視	4歳未満	<−3.00 D
	4歳以上	<−2.00 D

（文献4をもとに作成）

and Strabismus：AAPOS）は2021年に，小児用視覚スクリーニング機器の進化に伴い，2003年と2013年に策定した弱視スクリーニングのガイドラインを更新した（**表2**）[4]．

　斜視や他の眼疾患がなく眼鏡処方の判断に躊躇する場合は，これらの基準を参考に視覚の感受性期にあることを踏まえて処方について慎重に決める必要がある．

3.3.2　眼鏡処方の手順

■調節麻痺下の屈折検査

　小児は豊富な調節力を有し，弱視や斜視の原因となる屈折異常は遠視が最も多いため，屈折値の測定には調節麻痺薬を用いての屈折検査が必須である．また，小児は集中力が乏しく，自覚的屈折検査の信頼性や精度についても限界がある．遠視例だけでなく，近視や乱視の症例でもオートレフラクトメータの値がばらつくときや，自覚的屈折検査が信頼できない場合には，積極的に調節麻痺薬を使用して屈折検査をすることにより正確な屈折値を把握することが，診断・治療において重要である．

　小児の他覚的屈折検査は検影法が望ましいが，検査自体に熟練を要するため，臨床では据え置き型のオートレフラクトメータおよび手持ち型のオートレフが使用されることが多い．測定の際には，調節麻痺薬が正しく効いているかどうかを瞳孔の対光反応および屈折度数の変動の有無から確認する．特に家庭で点眼するアトロピン硫酸塩の場合はアドヒアランスが重要で，点眼指示が確実に実行されているかを確認する．

　測定時には頭の位置や睫毛が測定領域に入っていないかに注意し，できるだけ信頼係数の高いデータを得られるように努力する．信頼係数が低いデータしか得られなかった場合やデータにばらつきがみられる場合は，早めに再検査を計画することが望ましい．

1．調節麻痺薬の種類と副作用（表3）

　調節麻痺薬は，十分な調節麻痺作用を持つ薬剤としてアトロピン硫酸塩水和物点眼液（アトロピン）またはシクロペントラート塩酸塩点眼液（サイプレジン®）を用いる．トロピカミド点眼液は，調節麻痺効果が極めて弱く不安定なため屈折検査には適していない．両者とも，コリン作動性刺激に対する虹彩括約筋および毛様体筋の反応を遮断する作用がある．

表3 アトロピンとサイプレジン® の比較

販売名	一般的名称	点眼回数・検査までの時間	副作用	回復までの時間
日点アトロピン点眼液1%※	アトロピン硫酸塩水和物	1日2回 5日間 または7日間	アレルギー性結膜炎，眼瞼結膜炎，続発性緑内障，眼圧上昇，血圧上昇，心悸亢進，幻覚，痙攣，興奮，悪心・嘔吐，口渇，便秘，顔面紅潮，頭痛，発熱	2～3週間
サイプレジン®1%点眼液	シクロペントラート塩酸塩	5分おきに2回 最終点眼後50分後に検査	過敏症状，眼圧上昇，点眼直後の熱感，一過性の結膜充血，頻脈，一過性の幻覚，運動失調，情動錯乱，痙攣，口渇，顔面紅潮，眠気	1～3日間

※：小児は全身の副作用がおこりやすいので，0.25%，0.50%に希釈する場合がある
2歳未満：0.25%，6歳未満：0.50%

（1）アトロピン

調節麻痺薬としては最も強力な効果があり，通常0.5～1.0%アトロピン点眼液として使用する．完全な調節麻痺を得るためには1日2回，5～7日間の点眼を必要とする．

副作用は8.8%に出現し，その症状は，顔面紅潮40.8%，発熱30.0%，両者が15.5%であり，点眼開始4日以内に発現しやすいことが報告[5]されている．

文献5

（2）サイプレジン®

1%シクロペントラート塩酸塩点眼液を使用する．5分おきに2回点眼し，最終点眼後50分後に検査を行う．

副作用は18.3%におこるが，結膜充血10.5%，眠気6.8%，顔面紅潮2.2%で，どれも軽度で一過性であったと報告[6]されている．稀に痙攣，幻覚，一過性の運動失調などがみられることがあり注意が必要である．

文献6

副作用を防ぐためには，両薬剤とも点眼直後に鼻根部を圧迫して鼻涙管への流出を防ぐことが大切であり，保護者に点眼の必要性とともに十分に説明する（図1）．

2．薬剤の選択

初めての屈折検査で，内斜視を伴う場合は調節麻痺効果の高いアトロピンが適切である．アトロピンとサイプレジン®の差は−0.50～1.50D，1D以内のものが90%以上で，平均+0.45D遠視側に検出されると報告されている[7]．経過観察において屈折検査や視力検査が確実に可能になり，眼位や両眼視機能を合わせて評価できるような年齢になればサイプレジン®の使用に切り替えてもよく，症例ごとに選択する．ただし，初回にサイプレジン®で行って治療経過が良好でない場合には，アトロピンでの屈折検査が必要である．

■眼鏡処方

1．処方度数の決定

調節麻痺薬下の他覚的屈折検査で得られた屈折値をもとに，原則として完全矯正または生理的トーヌス†を考慮して，アトロピンであれば0.75Dを，サイプレジン®であれば0.50Dを減じた値で処方する．

†生理的トーヌス：生理的緊張を保つのに必要最小限の緊張をいう．調節麻痺薬の点眼により消失する．

調節反応は，両眼視時には脳から両眼等量に伝達されるので，度数を減じる際には両眼等量に減じることが大切で，片眼の度数だけを弱めると中心窩に焦点を結ばず治療効果が期待できない（図2）．

3.3 小児の眼鏡処方

```
調節麻痺薬を用いた屈折検査の説明書（例）（アトロピン）

1  目薬を点眼する理由
 目の屈折度（遠視、近視、乱視の度）は調節（目のピント合わせ機能）を休ませた状態で
きまります。小児では、調節をじょうずに休ませることができないので、調節を休ませる目
薬を点眼した上で検査をすることで、正確な屈折度を知ることができます。

2  目薬を点眼することによっておこる目の変化
 （1） ものを見ようとしてもピントが合わせにくくなり、特に近くが見にくくなります。
 （2） 瞳孔（ひとみ）が大きくなり光にあたるとまぶしくなります。これらの変化は一時
    的なもので点眼を中止すると2～3週間でもとに戻ります。

3  目薬の使い方
 （1） 手を石けんでよく洗い、目薬の先に触れないようにキャップを外しましょう。
 （2） 下まぶたを軽くひき、目薬の先がまつげや眼のまわりに触れないように1滴点眼し
    ましょう。

   1日2回（朝、夕）1滴ずつ7日間両眼に点眼して下さい。

   ○月○日（ ）～○月○日（ ）

 （3） 目薬が体に吸収されないように目薬を点眼したあと目がしらの部分（涙点）を指で
    30秒ほど押さえてください。

4  注意事項
 （1） まれに顔が赤くなったり、軽い発熱がみられることがあります。もしこれらの症状が
    発症したら点眼を中止して、電話でご連絡ください。
 （2） この目薬は検査のためのものです。本人以外は絶対に使用しないでください。使い
    終わったら捨ててください。
                       連絡先電話番号
                       ○○○―○○○―○○○○
```

図1 調節麻痺薬を用いた屈折検査の説明書

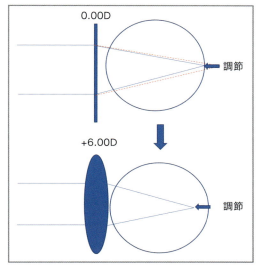

図2 屈折異常の矯正
5歳3か月女児
視力検査：RV = 1.2(n.c.)，LV = 0.2(0.4×＋5.00 D)
0.5％アトロピン硫酸塩点眼下：RV =(1.2×＋2.00 D)，LV =(0.4×＋6.00 D)
健眼の視力が良いからと±0.00 Dで処方すると，調節麻痺効果消失後，健眼は調節をして網膜中心窩に焦点を結ぶが，調節は両眼等量におこるため，弱視眼の焦点は前方に移動し網膜上に結像しない．減じるときは両眼とも等量に減じることが重要である

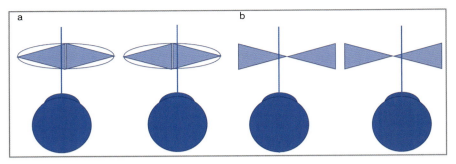

図3 プリズム作用
プリズム作用の大きさはPrenticeの法則で求められる
$P[\Delta] = h[cm] \times 1/f[m] = h[cm] \times D[D]$
a. 瞳孔間距離が狭いと，凸レンズでは基底内方のプリズム作用が生じる
b. 瞳孔間距離が狭いと，凹レンズでは基底外方のプリズム作用が生じる

眼鏡は調節麻痺効果が持続しているうちに装用開始できるようにすると，比較的スムーズに常用できる．

2. 瞳孔間距離の測定

正確に瞳孔間距離を測定することも大切である．例えば瞳孔間距離が実際より狭い眼鏡を装用した場合，凸レンズでは基底内方のプリズム作用（図3a）が，凹レンズでは基底外方のプリズム作用（図3b）が生じるため眼位の悪化をきたす可能性があり，度数が強い場合には特に注意が必要である．

瞳孔間距離測定の際，遠見を注視することが難しい小児の場合には，近見で瞳孔間距離を測定し，その値に4mm足すことで遠見瞳孔間距離[8]とする．

■眼鏡フレームの選び方

視覚の感受性期にある小児の眼鏡は，治療において良好に視機能を発達させるための重要な光学的治療用具であり，正しい位置に安定して保持される必要がある．しかし，小児の顔面は鼻根部が低く扁平で，瞳孔間距離が狭いわりに顔幅が広く，また耳介の位置が低いという特徴があるため，それらを考慮したデザイン（フレーム）が必要条件となる．

フロント部は歪みにくいチタンフレームかセルフレーム，鼻パッドは分厚く加工されたものや大きさが異なるものに付け替えることができるタイプが望ましい．テンプル（つる）サイズは個々に合わせて何種類か用意されていること，モダン（耳にかける部分）は安定がよい耳の付け根の形に正しく合わせた2段曲げであることなどが推奨される．あくまでも治療用であることを理解して選択してもらう必要があるが，ファッション性も兼ね備え，本人が気に入るフレームであることも大切である．

■療養費の支給

2006年から，小児の弱視・斜視治療および白内障術後の屈折矯正が必要な9歳未満の小児に対して処方された眼鏡については，「治療用眼鏡」として療養費の給付が認められている．上限はあるが，自治体によってはさらに残額の一部を乳児医療の扱いで還付するところもある．なお5歳未満は1年以上，5歳以上は2年以上経たないと再給付

は受けられないため，調節麻痺下の屈折検査を含め眼鏡の更新を計画的に実施することが大切である．

3.3.3 弱視・斜視の眼鏡処方

■ 弱視の眼鏡処方

1. 屈折異常弱視

両眼にある程度以上の屈折異常があり，未矯正のまま放置されるために，黄斑中心窩への網膜像のボケにより視性刺激が不足となって発症する両眼性の弱視である．遠視・乱視眼にみられ，近視眼は稀である．遠視では 4.00 ～ 5.00 D，乱視では 2.00 ～ 3.00 D，近視では 5.00 ～ 6.00 D 以上ある場合に発症しやすいとされる．

治療の基本は完全矯正眼鏡の常用で，眼位ずれはなく一般に視力予後，両眼視機能ともに良好である．屈折異常が強いため，眼鏡の装用はスムーズに開始されることが多い．

《4 歳 3 か月男児の例》

調節麻痺下視力検査 　　　　　　　　　眼鏡処方

RV =（0.3× +8.75 D⌒C−1.25 D Ax 160°） R）+8.25 D⌒C−1.25 D Ax 160°

LV =（0.3× +8.25 D⌒C−0.75 D Ax 30°） L）+7.75 D⌒C−0.75 D Ax 30°

※屈折異常弱視に多い高度遠視であるが，外径指定[†]をすることでレンズの厚みは薄くなり，重量も抑えられる．

2. 不同視弱視

両眼の屈折異常にある程度以上の差があったときに，屈折異常の強いほうの眼が使われずに弱視になったものを不同視弱視という．通常遠視あるいは乱視眼にみられ，近視眼は稀である．1.00 D 以上の遠視性不同視，2.00 D 以上の近視性不同視，1.50 D 以上の乱視性不同視は弱視の原因になり得ると報告[9]されている．眼位ずれはなく一般に視力予後，両眼視機能ともに良好である．

治療の基本は完全矯正眼鏡の常用で，屈折度数の左右差を縮めるような調整を行うことなく完全矯正で処方する．治療にはさらに遮閉訓練などが必要な場合もある．

《5 歳 6 か月女児の例》

調節麻痺下視力検査 　　　　　　　　　眼鏡処方

RV =（1.2× +2.00 D⌒C−0.50 D Ax 180°） R）+1.50 D⌒C−0.50 D Ax 180°

LV =（0.4× +5.00 D⌒C−0.50 D Ax 10°） L）+4.50 D⌒C−0.50 D Ax 10°

※遠視性不同視の矯正は，左右の眼鏡レンズの厚みや重さが異なる．外径指定をすることで，左右のバランスのとれたレンズに仕上げることができる．

■ 斜視の眼鏡処方

1. 調節性内斜視

（1）屈折性調節性内斜視 （図 4）

調節性内斜視は，遠視があり明視を得ようとして過大に調節されたときに，調節性輻輳が過剰となり生じた内斜視である．1 歳半から 3 歳頃に発症する．+2.00 D ～ +6.00 D 程度の遠視が多く，高度遠視の場合は屈折異常弱視の原因になることが多い．屈折性調

[†] 外径指定：最低限どれだけの生地径があればレンズをフレームにはめることができるかを調べて，そのレンズ生地径で作製すること．

Chapter 3 屈折矯正法

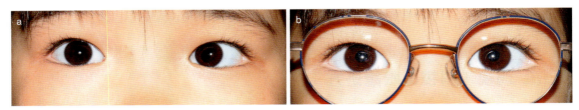

図4　屈折性調節性内斜視
a．左眼の内斜視がみられる　b．右＋4.00 D　左＋4.50 D◯C－0.50 D Ax 120°の眼鏡装用にて，遠近ともに眼位は正位となる

†AC/A比：調節性輻湊対調節比．AC/A比が高いと単位調節に対する輻湊量が大きく，そのために近見が内斜視になる．

節性内斜視は眼鏡装用により遠近ともに正位あるいは内斜位を示すもので，AC/A比†は正常，両眼視機能は比較的良好である．

アトロピン硫酸塩を用いた屈折検査で得られた屈折値をもとに，初回は生理的トーヌスを減じない完全矯正で処方する．経過により，生理的トーヌスを考慮した値で処方するとよい．はじめて眼鏡を装用してから眼位ずれが消失するまでの期間は86％が3か月以内[10]であるが，中には数か月を要する症例もあるので注意が必要である．

《3歳6か月男児の例》

調節麻痺下視力検査	眼鏡処方	(JB)	(SC)
RV＝(0.8× ＋4.00 D◯C－0.25 D Ax 135°)	R) ＋4.00 D	2△E	30△ET
LV＝(0.8× ＋4.50 D◯C－0.50 D Ax 120°)	L) ＋4.50 D◯C－0.50 D Ax 120°	4△E'	35△ET'

※眼鏡矯正にて眼位が正位または斜位にならず，微小斜視で異常融像を示す症例もあり，鑑別は困難であるが，屈折性調節性内斜視と比べて両眼視機能の予後は不良である．

(2) 部分調節性内斜視（図5）

眼鏡装用にて斜視角は軽減するものの，10△以上の内斜視が残存し両眼単一視ができない症例である．残余斜視に対しては手術が必要になるが，弱視がある場合は弱視の治療を優先させ，経過をみながら治療方針を決定する．手術時期を逃さないように注意する．

《2歳9か月女児の例》

調節麻痺下屈折検査	眼鏡処方	(JB)	(SC)
R) ＋3.75 D◯C－0.50 D Ax 120°	R) ＋3.75 D	20△ET	40△ET
L) ＋4.25 D◯C－0.50 D Ax 55°	L) ＋4.25 D	25△ET'	45△ET'

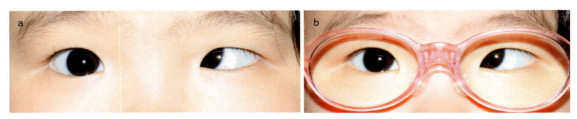

図5　部分調節性内斜視
a．左眼の内斜視がみられる　b．右＋3.75 D　左＋4.25 Dの眼鏡装用にて眼位ずれは改善しているが，遠近ともに内斜視が残る

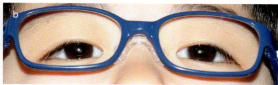
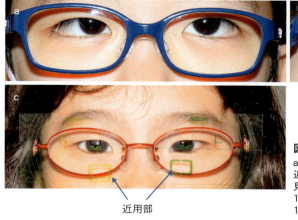

図6 非屈折性調節性内斜視
a. 遠用部で近方視すると，右眼の内斜視がみられる　b. 近見に＋3.00 D付加の累進屈折力レンズの装用にて，近見は正位となる　c. 右眼は累進帯長12 mm，左眼は10 mmの場合を示す．
10 mmでは天地幅の狭い近用部がフレーム内に収まる

（3）非屈折性調節性内斜視（図6）

　屈折矯正で遠見は矯正されるが，高AC/A比が原因で近見では内斜視が残り，二重焦点眼鏡で遠近ともに眼位が矯正できる．屈折値は，遠視・正視・近視の場合があり，調節力は正常である．

　従来小児の二重焦点眼鏡はEX（エグゼクティブ）タイプが推奨されてきたが，外観およびレンズの厚みと重量の問題がある．近年累進屈折力レンズは，選択肢の幅が広がっている．天地幅の短い小児のフレームには，累進帯の短いレンズ（10〜12 mm）でアイポイントが通常より2〜3 mm上にくるように設定するとよい．その旨処方箋の備考欄に記載する．累進屈折力レンズでは，眼鏡のフィッティングが特に重要である．症例と適応を選んで慎重に処方する．

《5歳3か月男児の例》
　調節麻痺下視力検査　　　　　　　　　　　　　（CC）
　RV＝（1.2×　＋3.00 D ◯ C－0.50 D Ax 179°）　　4△E
　LV＝（1.2×　＋2.75 D ◯ C－0.50 D Ax 178°）　　35△ET'＋3.00 D付加にて6△E'
　眼鏡処方
　R）＋2.50 D ◯ C－0.50 D Ax 180°
　L）＋2.75 D ◯ C－0.50 D Ax 180°　　近用部にB）＋3.00 D付加の累進屈折力レンズ
　※＋3.00 Dを付加しても近見斜視角が減少しないものは，非調節性輻湊過多型内斜視である．

2．間欠性外斜視

　間欠性外斜視に合併することの多い近視を未・低矯正にすると，斜位が保ちにくくなる．これは，不鮮明な像を見ているために融像性輻湊がおきにくいこと，また遠点より遠くを見るときには調節を働かせる必要がないため調節性輻湊も躍起されにくいことによると考えられる．よって，安易に未矯正や低矯正のままとすべきではなく，完全矯正眼鏡を処方することで外斜偏位をコントロールしやすくなり，眼精疲労を軽減させる．より安定した両眼視を得るために，眼鏡は常用するよう指導する．

　遠視も完全矯正が原則である．低矯正にすると調節性輻湊を伴うため外斜偏位は減少するが，年長児になると眼精疲労の原因にもなる．乱視や不同視は融像を妨げる要因と

なるので，完全矯正で処方する．いずれの場合も，正確な屈折値を知るためにはサイプレジン®を用いて屈折検査を実施する必要がある．

3.3.4 最後に

　小児の眼鏡は，両中心窩に鮮明な像を投影させ，視覚中枢を刺激することで視力（視機能）の発達を促すという重要な役割を持つ．弱視や斜視の予防においても診断・治療においても眼鏡処方（屈折矯正）が基本であり，まず調節麻痺薬を用いて屈折検査を行い，正確な屈折値を把握することから始まる．

1．眼鏡の常用
　すぐには眼鏡の常用が難しいこともあるが，視覚の感受性期には限りがあり，できるだけ早期治療が望ましいこと，そのために鮮明な像を網膜に結像させる眼鏡の常用が必要であることを，受診のたびに粘り強く説明する．

2．フィッティングおよび眼鏡度数の確認
　小児は眼鏡の取り扱いが乱暴で動きも激しいため，調整してもすぐにフレームが歪んでしまうことがあり，診察のたびにレンズの傷を含め眼鏡そのものを手に取って確認することが大切である．

　経過観察においては，少なくとも年に1度は調節麻痺薬を用いて屈折検査を行い，眼鏡度数が適切であるかを確認する必要がある．また成長期にあるため，顔幅や瞳孔間距離が変化すれば，度数は同じであっても新しく眼鏡処方が必要になる．上述したように瞳孔間距離が合っていないとプリズム作用が生じるため，斜視があれば眼位に影響を与えるうえに眼精疲労症状などを伴う可能性もある．

　屈折検査は年に1度が原則であるが，弱視や斜視の治療中に，視力の向上が停滞する，眼位が悪化するなどの変化があれば，速やかに屈折検査を行い，まず眼鏡度数が適正かどうかを確認することが大切である．

（長谷部佳世子）

文献
1）茅野勇造．弱視の神経基盤「視覚皮質における両眼視下の眼間抑制作用」．日本弱視斜視学会雑誌 2024；51：1-5.
2）Chung K et al. Undercorrection of myopia enhances rather than. inhibits myopia progression. *Vision Res* 2022；42：2555-9.
3）American Academy of Ophthalmology. Pediatric Eye Evaluations Preferred Practice Pattern®. 2022.
4）The AAPOS Vision Screening and Research Committees. AAPOS uniform guidelines for instrument-based pediatric vision screening validation 2021. *J AAPOS* 2022；26：e1-6.
5）Wakayama A et al. Incidence of side effects of topical atropine surface and cyclopentolate hydrochloride for cycloplegia in Japanease children：a multicenter study. *Jpn J Ophthalmol* 2018；62：531-6.
6）Imai T et al. Adverse reactions to 1％ cyclopentolate eye drops in children：an analysis using logistic regression models. *Ophthalmic Physiol Opt* 2021；41：424-30.
7）久保田伸枝ほか．小児の屈折検査における調節麻痺剤について—アトロピンとサイプレジンの比較—．眼科 1974；16：419-23.
8）富田　香．屈折矯正（眼鏡・コンタクトレンズ）．仁科幸子（編）．専門医のための眼科診療クオリファイ　9 子どもの眼と疾患．中山書店；2012．pp.247-52.
9）Weakley DR Jr. The association between degree of anisometropia and depth of amblyopia. *Am J Ophthalmol* 1966；62：757-59.
10）中川　喬．調節性内斜視．植村恭夫（編）．視能矯正の実際．医学書院；1992．pp.63-9.

3.4 コンタクトレンズの種類

3.4.1 コンタクトレンズとは

　コンタクトレンズ（contact lens：CL）は日常で最も身近な医療機器のひとつで，医薬品，医療機器等の品質，有効性及び安全性の確保等に関する法律（以下，薬機法）では，「眼の前面に直接装着する視力補正用眼科用レンズ」と定義づけされている[1]．そのほかにも，「屈折矯正の為に用いる小さなプラスティックで，角膜上に装用する．角膜疾患の場合に，角膜保護の目的で用いられることもある」[2]などと解説されている．

　このように，CL は視力補正を主目的とした医療機器であり，その中でも厚生労働大臣より高度管理医療機器に指定されている[3]．「副作用又は機能の障害が生じた場合において，人の生命及び健康に重大な影響を与えるおそれがある」ことから，その適切な管理が必要なものというのがその理由である．

　CL は，一般的にはハードコンタクトレンズ（hard contact lens：HCL）とソフトコンタクトレンズ（soft contact lens：SCL）に大別される[4,5]．最近ではさまざまな機能を付帯させた特殊 CL も増加傾向にある．2009 年以降は，非視力補正用色付 CL も高度管理医療機器に組み込まれている．

■ コンタクトレンズの基本構造

　薬機法上は，HCL と SCL の明確な区分はなく，通常の CL の定義については「眼の前面に直接装着する，着色剤又は紫外線吸収剤を含有するか，いずれも含有しない視力補正用眼科用レンズ」となっている．その中でも再使用可能なものと単回使用のものとに分類されている（表 1）．現存する虹彩付き SCL は，この分類中，再使用可能な着色剤を含有するタイプに該当する．

　一方，厚生労働省のコンタクトレンズの承認基準には，HCL と SCL の区分がされている．それによれば，含水率が 10 % 未満の硬いレンズは HCL，含水率が 10 % 以上のものは SCL と規定されている[4-6]．言い換えれば，これらは素材の硬さで区分されているものの，レンズの基本構造は両者で共通部分が多く，いずれもレンズ中央から光学部，移行部，周辺部，ベベル，エッジで構成されている（図 1）．これは角膜が中心部ほど球面に近く，周辺にいくにつれてカーブが緩やかになるためと，レンズ装用時の安定性，安全性を考慮した設計による．

　HCL は硬めの素材が用いられ，角膜径よりも小さい．装用時角膜上で安定するためには，HCL と角膜の間に適切な涙液層が必須で，実際のフィッティング状況と角膜上の動きを確認する必要がある．SCL は柔らかめの素材製で角膜径よりも大きく，装用時には眼球結膜の一部が覆われる形状である．涙液層は HCL よりもはるかに薄く，素材の粘弾性からずれにくいが，フィッティングにおいては固着やずれを生じさせないことが重要である．

表1 法律上のCLの分類．通常の視力補正用レンズ

クラス分類告示別表No	類別コード	類別名称	一般的名称	クラス分類	コード
1-1056	器72	視力補正用レンズ	再使用可能な視力補正用色付コンタクトレンズ	Ⅲ	32803000
1-1057	器72	視力補正用レンズ	再使用可能な視力補正用コンタクトレンズ	Ⅲ	36055000
1-1058	器72	視力補正用レンズ	単回使用視力補正用コンタクトレンズ	Ⅲ	37581000
1-1059	器72	視力補正用レンズ	単回使用視力補正用色付コンタクトレンズ	Ⅲ	37583000

最も左の項目である「クラス分類告示」は，厚生労働省が薬機法に基づいて医療機器を種類別に登録順に付番し，「別表」に記載した番号である．高度管理医療機器は別表1に，管理医療機器は別表2に，一般の医療機器は別表3に記載されている．別表のアラビア数字で記載された数字は，ローマ数字で記載された安全性におけるクラス分類とは順序が逆である点に注意を要する（高度管理医療機器クラスⅣも別表3に記載）．
1-1056と1-1059における「色付」とは，いわゆるカラーコンタクトレンズのことではなく，通常のHCLやSCLで淡く着色されているもののことで，一般的なCLが該当する．「眼の前面に直接装着する着色剤又は紫外線吸収剤を含有する視力補正用眼科用レンズ」と定義づけられている．反対に1-1057と1-1058は，「眼の前面に直接装着する着色剤又は紫外線吸収剤のいずれも含有しない視力補正用眼科用レンズ」と定義されている．いずれも「通常，医師の指示により使用する」とある

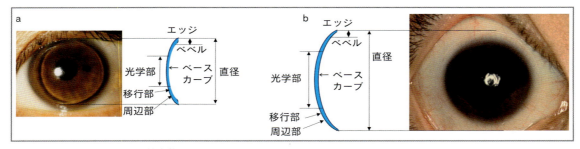

図1 コンタクトレンズの基本構造
コンタクトレンズ装用時の状態と，レンズの基本構造の模式図を示す
a．ハードコンタクトレンズ　b．ソフトコンタクトレンズ

3.4.2 ハードコンタクトレンズ（HCL）

　HCLのうち，現在流通しているものは全て酸素透過性（rigid gas permeative：RGP）のHCLである．1950年代に現存するHCLの原形が登場した当初は，酸素を通さないポリメチルメタクリレート製であった．その後角膜組織にとっての大気中の酸素供給の重要性が認識されたため，1970年代以降RGPに取って代わられた．

　RGP素材にはシロキサン化合物，フッ素含有モノマー，メチルメタクリレートの共重合体，シリコーンポリマーとメチルクリレートの共重合体などがあり，分子間隙が酸素を通す構造となっている[5]．1980年代には酸素透過性向上を各社が競い合い，Dk†戦争とも呼ばれた．

　HCLの光学部の基本的構造は球面レンズであるが，角膜形状に合わせた非球面レンズが普及してきている．そのほか，円錐角膜用や角膜不正乱視用として周辺部に複数の

†Dk：Dk値は酸素透過係数．Dは素材の中での酸素の移動しやすさ，kは酸素の外から素材内への入りやすさを表す．

カーブを持つ多段階カーブレンズなども存在する.

■ 法律上定義づけされている特殊 HCL

HCL のうち,法律上定義づけされている特殊レンズを示す(**表 2**).

1.角膜矯正用コンタクトレンズ

いわゆるオルソケラトロジーレンズのことで,「眼の前面に直接装着し,角膜形状を変化させることで,脱着後の裸眼視力を矯正する角膜矯正用酸素透過性ハードコンタクトレンズをいう.通常,医師の指示により使用する.本品は再使用可能である」と定義されている.日本では 2009 年に初承認された[7].

2.輪部支持型角膜形状異常眼用コンタクトレンズ

「眼の前面に直接装着し,レンズが角膜輪部から結膜の部分で支持され,かつ涙液交換が可能な特殊形状を有する,角膜形状異常眼の視力補正が可能なコンタクトレンズである.通常,医師の指示により使用する.本品は再使用可能である」と定義されている.2016 年 2 月に製造販売承認取得された後,同年 9 月に発売開始された.2018 年 4 月,保険適用され,適応疾患はスティーブンス・ジョンソン症候群(Stevens-Johnson syndrome:SJS)と中毒性表皮壊死症(toxic epidermal necrolysis:TEN)である.

表 2 法律上のコンタクトレンズの分類(いわゆる特殊レンズのうちの HCL)

クラス分類 告示別表 No.	類別コード	類別名称	一般的名称	クラス 分類	コード
1-1070	器 72	視力補正用レンズ	角膜矯正用コンタクトレンズ	Ⅲ	47926000
1-1119	器 72	視力補正用レンズ	輪部支持型角膜形状異常眼用コンタクトレンズ	Ⅲ	71050003

角膜矯正用コンタクトレンズと輪部支持型角膜形状異常眼用コンタクトレンズが該当する

3.4.3 ソフトコンタクトレンズ(SCL)

SCL は,1950 年代に弾性に富む親水性樹脂ヒドロキシエチルメタクリレート(2-hydroxyethyl methacrylate:HEMA)が開発された後,1960 年に SCL に応用され,1971 年に米国食品医薬品局(FDA)で初承認された.HEMA は含水率が約 40 %,後発のポリビニルピロリドンは約 70 % などで,これらハイドロゲル素材の酸素の透過は,素材中の水に溶けた酸素の移動に依存する.これらは含水性 SCL とも呼ばれ,酸素透過性には限度があった.

その欠点を補うべく,1998 年に素材内の酸素拡散係数が高いシリコーンとハイドロゲルを用いたシリコーンハイドロゲルレンズが開発された[5].酸素透過率は従来の SCL と比べて約 7 倍以上で,日本初登場は 2004 年 10 月 1 日であった.

■ SCL の使用期間による分類(表 3)

1980 年代に含水性 SCL の量産化に成功したことにより,1991 年にはこれまでより短

Chapter 3 屈折矯正法

表3　装用スケジュールによるコンタクトレンズの分類

レンズの種類	1枚のレンズの装用スケジュール	
1日使い捨てSCL（DSCL）	1日（寝る前までに捨てる）	
1週間連続装用DSCL	最長1週間の連続装用	
頻回交換型SCL（FRSCL）	最長2週間，終日装用	要レンズケア
定期交換型SCL（PRSCL）	最長1または3か月，終日装用	要レンズケア
従来型SCL	約1～1年半，終日装用	要レンズケア
HCL	約1～4年，終日装用	要レンズケア

期間使用の頻回交換型SCL（frequent replacement SCL：FRSCL）が，1995年には使い捨てSCL（disposable SCL：DSCL）が登場した．これらディスポ系SCLの登場に伴い，それまでのSCLは従来型SCLと呼ばれるようになった．

　装用期間が短い順に，1日のみ使用の毎日交換型SCL，毎回レンズケアを行いながら最長2週間使用するFRSCL，同様に最長1か月または3か月使用する定期交換型SCL（planed replacement SCL：PRSCL），約1年から1年半使用する従来型SCLに分類されている[8]．

■ハイドロゲルレンズの素材別分類

　含水性SCLはFDAによって4つにグループ分けされており，日本でも厚生労働省により踏襲されている．原材料のポリマーを構成するモノマーのうち，陰イオンを有するモノマーの割合が1mol%以上か未満かと，含水率50%以上か未満かとで**表4**のように分類されている．通常，陰イオン濃度が高いほど蛋白汚れが付着しやすく，含水率が高いほど乾きやすい傾向がある．

表4　ハイドロゲルSCLのFDA分類

	低含水率 （含水率50%未満）	高含水率 （含水率50%以上）
非イオン性 （イオン性モノマー1mol%未満）	グループI	グループII
イオン性 （イオン性モノマー1mol%以上）	グループIII	グループIV

■法律上定義づけされている特殊SCL

　SCLのうち，法律上定義されている特殊レンズを示す（**表5**）．

1．治療用コンタクトレンズ

　定義は「眼の前面に装着する器具をいう．眼の保護，前房の封鎖，薬剤の送達，角膜曲率の変更又は網膜の特別な治療での使用を目的としている」とされている．エアオプティクス® EXアクア（Alcon）は通常の屈折矯正に用いられる場合はFRSCLであるが，治療用としても認可されており，医師の管理のもとで1か月までの連続装用が可能である．

2．薬剤含有コンタクトレンズ

①単回使用視力補正用色付薬剤含有コンタクトレンズ

3.4 コンタクトレンズの種類

表5　法律上のコンタクトレンズの分類（いわゆる特殊レンズのうちの SCL）

クラス分類 告示別表 No.	類別コード	類別名称	一般的名称	クラス 分類	コード
1-1060	器72	視力補正用レンズ	治療用コンタクトレンズ	Ⅲ	36054000
1-1081	器72	視力補正用レンズ	単回使用視力補正用色付薬剤含有コンタクトレンズ	Ⅲ	71089003
1-1082	器72	視力補正用レンズ	単回使用視力補正用薬剤含有コンタクトレンズ	Ⅲ	71090003

治療用コンタクトレンズ，単回使用視力補正用色付薬剤含有コンタクトレンズと単回使用視力補正用薬剤含有コンタクトレンズが該当する

②単回使用視力補正用薬剤含有コンタクトレンズ

　2021 年，フマル酸ケトチフェン含有の 1 日交換型 SCL が国内で承認されたのに合わせて新設されたカテゴリーである．①の「色付」のみ発売され，②のレンズは，カテゴリーが設けられているものの 2024 年現在登場していない．①の定義としては，「眼の前面に直接装着する着色剤又は紫外線吸収剤を含有する視力補正用眼科用レンズをいう．薬剤の効果を意図してレンズ内又は保存液中に医薬品を含有するものをいう．通常，医師の指示により使用する．本品は単回使用である」とある．

■ **非視力補正用色付コンタクトレンズ**（表6）

　いわゆるカラーコンタクトレンズが該当する．以前は雑品として扱われていたが，2009 年に当時の薬事法で「高度管理医療機器」に指定され，2011 年以降は承認レンズのみ販売可となっている．「眼の前面に直接装着する非視力補正用眼科用レンズをいう」，「視力補正の目的を有するものは含まない」と定義づけされており，「装用時に，虹彩又は瞳孔の外観（色，模様，形）を変えることを目的とするレンズを含み，通常，医師の指示により使用する」とある．虹彩付き SCL は，上述のように視力補正用の範疇であるため，この部類には入らない．

　以下の 2 つがある．
①再使用可能な非視力補正用色付コンタクトレンズ
②単回使用非視力補正用色付コンタクトレンズ

表6　法律上のコンタクトレンズの分類（いわゆるカラーコンタクトレンズ）

クラス分類 告示別表 No.	類別コード	類別名称	一般的名称	クラス 分類	コード
1-1075	器72の2	コンタクトレンズ（視力補正用のものを除く）	再使用可能な非視力補正用色付コンタクトレンズ	Ⅲ	47837000
1-1076	器72の2	コンタクトレンズ（視力補正用のものを除く）	単回使用非視力補正用色付コンタクトレンズ	Ⅲ	47836000

3.4.4 レンズケア剤の種類

　CL に限らず，使い捨て以外の身に付けるものは，肌着に代表されるように汚れが付

Chapter 3 屈折矯正法

着するために洗浄を要する．CL においての洗浄がレンズケアで，レンズケア剤は洗浄剤に相当する．ここではレンズケア剤の種類を大まかに分類し，解説する．

■ HCL のレンズケア

HCL のレンズケアの基本は，洗浄－すすぎ－保存で，少なくとも HCL 用レンズケア剤の広告の初出である 1968 年 5 月には，HCL のレンズケア法は確立されていた[9]．レンズ表面の水濡れ性の向上目的で，親水性の表面処理が施されている RGP のみとなった現在，その洗浄には界面活性剤や微粒子を含有したレンズケア剤を用い，レンズの表裏両面をこすり洗いする．蛋白質の汚れには，定期的に蛋白除去剤を用いる．

■ SCL のレンズケア

SCL は含水性で，レンズに微生物が付着する余地があるために消毒を要する[10]．このため，SCL のレンズケアでは洗浄－消毒－すすぎ－保存が基本となる．SCL 導入当初は煮沸消毒のみであったが，現在は化学消毒剤に置き換わっている．当時は煮沸消毒と対比してコールド消毒と呼ばれた．近年ではケアの過程を 1 ～ 2 剤で行うものも存在する．その手順は他節に譲り，本節では SCL 用レンズケア剤の種類を示す．

1．過酸化水素消毒剤

日本では 1991 年に 3 % 過酸化水素を用いた消毒剤が登場した．中和が必須であり，中和忘れや中和剤不足などにより角結膜障害を生じる点で注意を要する．

2．多目的製剤

マルチパーパスソリューション（multipurpose solution：MPS）とも呼ばれる．日本では 1996 年に塩化ポリドロニウム含有の MPS が，1999 年にはポリヘキサメチレンビグアニド（polyhexamethylene biguanide：PHMB）含有のものが登場した[10]．主に微生物の細胞膜をターゲットとし，MPS は 1 剤で SCL のレンズケアが行える簡便さから，世界中の SCL ユーザーに急速に受け入れられた反面，消毒効果の弱さが指摘されるようになった．特にアカントアメーバや真菌への効果は高くないとされる．

より消毒効果の高い MPS として，2015 年には塩化ポリドロニウム＋アレキシジン塩酸塩含有の MPS が，2021 年には PHMB＋アレキシジン塩酸塩含有の MPS が登場している[10]．

3．ヨード製剤

2001 年に日本で登場したポビドンヨードによる消毒剤である．ポビドンヨードから遊離される要素が幅広い微生物に有効とされているが，ヨウ素アレルギー者や甲状腺機能障害の既往者は禁忌である．当初は中和が必要であったが，現在は 1 ステップ製剤へ移行している．HCL 用のものもあり，オルソケラトロジーガイドライン（第 2 版）で推奨されている[7]．

■ レンズケア剤の法律による位置づけ

SCL のレンズケア剤は消毒効果があることから，現在は薬機法上，医薬部外品に指定されている．なお，1995 年の規制緩和以前は医薬品に指定されていた．医薬品の販売には許可が必要であるが，医薬部外品になったことでコンビニエンスストアでも販売できるようになった．バブル経済崩壊後の当時の政府は，各方面で規制改革（緩和）を

表7　レンズケア関連製品の法律上の位置づけ（薬機法第2条第1・2項）

1. **医薬品**
   定義：日本薬局方に収められているもの．人の病気を治療するためのもの，生命，健康に直接かかわるもの
   該当品：局方精製水

2. **医薬部外品**
   定義：人体に対する作用が緩和なもの
   該当品：ソフトコンタクトレンズ用消毒剤　（1995年の規制緩和により，医薬品から医薬部外品へ移行）

3. **（指定）医薬部外品**
   定義：厚生労働大臣が指定する医薬部外品
   該当品：コンタクトレンズ装着液（2004年の規制緩和により，新たに医薬品から医薬部外品へ移行）

4. **雑品**
   法律による規制なし
   該当品：ハードコンタクトレンズ用ケア剤，洗浄剤，保存液，蛋白除去剤など
   特記事項：メーカーの団体である日本コンタクトレンズ協会が自主基準を設定

推進し，経済立て直しを図った時代背景がある．

　一方，HCLのレンズケア剤は，消毒効果がないことから「雑品」扱いである．水道水でHCLをすすぐのは，水道水に塩素が含まれた日本特有のものであること，近年は特殊デザインのHCLが増えてきていることから，消毒効果を持たせたHCL用レンズケア剤の必要性が指摘されつつある．

　CLに関連する医薬品，医薬部外品，指定医薬部外品，雑品の一覧を表7に示す．

（土至田　宏）

文献

1）厚生労働省．厚生労働省医薬・生活衛生局長通知　コンタクトレンズ承認基準の改正について（その2）．薬生発0411第8号：平成31年4月11日．(2024年7月27日アクセス)．
2）大鹿哲郎．英和・和英眼科辞典．医学書院；1998．p.105．
3）土至田　宏．医薬品医療機器等法と医療機器．大鹿哲郎ほか（編）．新篇眼科プラクティス　17　眼科外来ハンドブック．文光堂；2024．pp.320-5．
4）土至田　宏．実際的コンタクトレンズ処方　コンタクトレンズ処方にあたって知っておくべき基礎的事項　コンタクトレンズの種類．あたらしい眼科　2015；32：115-8．
5）土至田　宏．コンタクトレンズの種類と装用スケジュール．前田直之ほか（編）．新篇眼科プラクティス　9　必読！コンタクトレンズ診療．文光堂；2022．pp.12-5．
6）植田喜一ほか．コンタクトレンズの種類と装用形態．眼科　2009；51：1731-42．
7）日本コンタクトレンズ学会オルソケラトロジーガイドライン委員会．オルソケラトロジーガイドライン（第2版）．日本眼科学会雑誌　2017；121：936-8．
8）日本コンタクトレンズ学会コンタクトレンズ診療ガイドライン編集委員会．第2章　CLの種類．コンタクトレンズ診療ガイドライン（第2版）．日本眼科学会雑誌　2014；118：562-4．
9）土至田　宏．HCLケアの歴史．日本コンタクトレンズ学会誌　2023；65：37-40．
10）松澤亜紀子．ソフトコンタクトレンズケアの歴史．日本コンタクトレンズ学会誌　2023；65：88-90．

3.5 コンタクトレンズのフィッティングと定期検査(1) ハードコンタクトレンズ

3.5.1 素材と構造

　これまでのハードコンタクトレンズ（hard contact lens：HCL）は，酸素透過性の低いポリメチルメタクリレート（polymethyl methacrylate：PMMA）製であったが，現在はすべてのHCLが酸素透過性の高い，ガス透過性（rigid gas-permeable：RGP）素材となっている．

　HCLの各部位の名称を図1に示す．HCLの中央には，光学的に重要な役割をしているオプティカルゾーン（optical zone：OZ）があり，OZ内面の曲率半径をベースカーブ（base curve：BC）と呼ぶ．周辺部に向かって徐々に緩やかになる角膜の形状に合うように，レンズ周辺部のエッジは浮き上がった構造になっている（エッジリフト）．レンズ周辺部をベベルと呼び，ベベルのデザインにより涙液交換やレンズの動き，装用感が変化する[1]．

3.5.2 HCLの処方

1．レンズ径の選択

　レンズ径は，水平可視虹彩径（horizontal visible iris diameter：HVID）マイナス2mm程度が理想とされている．しかし，瞼裂が狭い場合や角膜曲率半径が小さい場合には，レンズ径のやや小さいものを選択すると良いフィッティングが得られる．

2．BCの選択

　BCと角膜曲率半径との関係は，BCが角膜曲率より小さい状態をスティープ，大きい状態をフラット，等しい状態をパラレルと呼ぶ（図2）．パラレルの状態であれば角膜の広範囲にレンズ重量が分散されるため，レンズの安定性が得られる．実際には，レンズ径やレンズの種類，デザインなどによりフィッティングが変化するため，フィッ

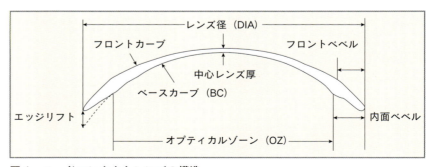

図1　ハードコンタクトレンズの構造

TOPICS

Rigid corneal lens

RGP素材のHCLには，強膜で支持されるレンズ径の大きな強膜レンズと，より小さく角膜で支持されている角膜レンズがあり，2021年に英国コンタクトレンズ協会が発表したCLEAR（contact lens evidence-based academic report）において，それらを区別するために角膜レンズのことをrigid corneal lensと記載することが採用された[2]．

ADVICE

涙液レンズ

HCLでは，レンズ内面と角膜の間に存在する涙液が矯正レンズとして働き，涙液レンズと呼ばれている．角膜曲率よりもBCがスティープの場合には，プラス度数の涙液レンズ効果を生じ，フラットの場合には，マイナス度数の涙液レンズ効果が生じる．そのため，BCを0.05 mmフラットなレンズに変更した場合，0.25 Dマイナス寄りのレンズ度数に変更する．

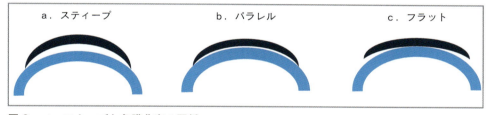

図2　ベースカーブと角膜曲率の関係
a．スティープ：BCが角膜曲率より小さい状態　b．パラレル：BCと角膜曲率が等しい状態　c．フラット：BCより角膜曲率が大きい状態

ティングマニュアルなどを参考にしてBCを選択し，後述のフルオレセイン染色パターンをもとにBCを変更していく．

3．フィッティングの評価

フィッティングの評価では涙液の影響が大きいため，HCL初心者など反射性涙液分泌が多い場合には，装用15〜20分後に涙液が安定した状態で評価する．また，点眼麻酔薬で涙液の分泌を抑える方法もある．

（1）安定位置とレンズの動き

レンズの安定位置は，角膜中央に安定している状態が理想である．角膜輪部を超えて偏位していないか，レンズエッジが瞳孔領にかからないかを確認する（図3）．レンズの安定位置が上方や側方に偏位する場合にはレンズ径を小さくし，下方に安定する場合

Chapter 3 屈折矯正法

にはBCを大きくすると角膜中央に安定しやすくなる．

レンズの動きは，瞬目により上方に引き上げられたレンズがスムーズに下方に移動し角膜中央で安定する動きをパラレルと呼び，理想的な状態である．レンズの動きが少ない場合は，タイトであるためレンズのBCを大きくする．逆に，回転しながら蛇行する場合や急速に下方へ落下する状態をルーズと呼び，この場合はBCを小さくする．

(2) フルオレセイン染色パターンの評価

フルオレセイン染色パターンの評価は，レンズを角膜中央部に移動させて行う．レンズを角膜頂点で支えるアピカルタッチはフラットな状態，角膜周辺部で支えるアピカルクリアランスはスティープな状態である．その中間のレンズ後面のカーブと角膜中央がほぼ一致した理想的な状態をパラレルと表現する（図4）．

最周辺部のベベル部分は，幅が狭い場合には涙液交換が悪く，角膜周辺部を刺激するため分泌物が増えて汚れやすくなる．一方，ベベル幅が広すぎる場合にはレンズの動きが不安定となり，角膜下方に静止しやすくなって装用感が悪くなる．一般的に8.8 mmのレンズ径を選択した場合，ベベル幅は0.6 mm程度が最適とされている（図5）．

4．レンズ度数の決定

トライアルレンズが決定した後に，検眼レンズを用いて追加矯正を行い，レンズの度数を決定する．その際には，オーバーレフやオーバースキアで得られた値を参考にした

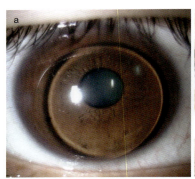
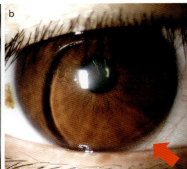
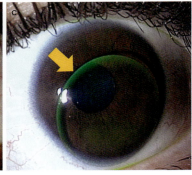

図3 レンズの安定位置
a．角膜中央のやや下方に安定している　b．角膜輪部を超えて偏位している（赤矢印）　c．レンズエッジが瞳孔領にかかっている（黄矢印）

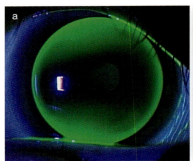
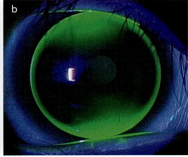
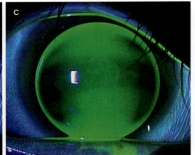

図4 フルオレセイン染色パターンの評価
a．アピカルタッチ：角膜周辺部に濃いフルオレセイン染色を認める
b．パラレル：角膜中央から周辺部にかけて均一にフルオレセイン染色を認める
c．アピカルクリアランス：角膜中央に濃いフルオレセイン染色を認める

3.5 コンタクトレンズのフィッティングと定期検査(1) ハードコンタクトレンズ

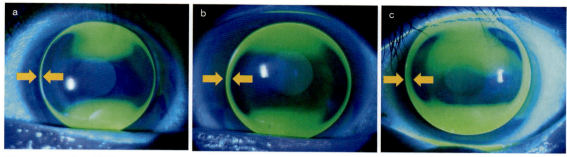

図5 ベベル幅の比較
レンズ周辺部にあるベベル部分のフルオレセイン染色の幅を確認する．a．ベベル幅が狭い　b．ベベル幅が適正　c．ベベル幅が広い

自覚的な屈折値をもとに度数を決定する．追加補正が±4.0 D以上必要な場合には，換算表を用いて角膜頂点間距離補正を行う．

3.5.3 定期検査のチェックポイント

1．角結膜のチェック

　HCL装用者では，3時と9時方向の角膜上皮障害を生じ，3時-9時ステイニングを認めることがある．これは，CLエッジ部分の異所性メニスカスによる乾燥や，エッジと角膜上皮の機械的な刺激により生じるとされている．また，長期に使用するHCLでは，レンズ内面に蓄積した汚れによりびまん性の角膜上皮障害が生じ，レンズ外面に蓄積した汚れにより上眼瞼結膜に乳頭結膜炎が引きおこされる（図6）．

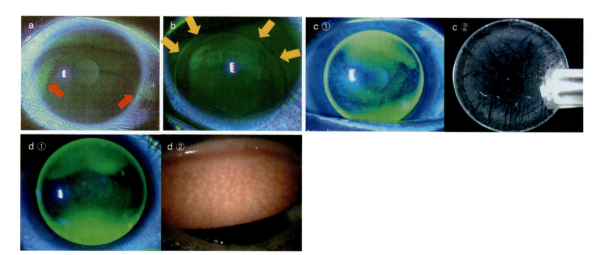

図6　ハードコンタクトレンズによる角結膜障害
a．3時-9時ステイニング：3時と9時方向に角結膜上皮障害を認める（赤矢印）
b．角膜変形（corneal warpage）：レンズによる角膜変形で，HCLの圧痕を認める（黄矢印）
c．レンズ内面の汚れによる角膜上皮障害．①レンズフィッティング検査の際に角膜上皮障害認められる　②同症例が装用していたレンズ内面に汚れが観察できる
d．コンタクトレンズ起因乳頭結膜炎（contact lens induced papillary conjunctivitis：CLPC）．①レンズフィッティングの際にdebrisがレンズに付着している　②同症例の上眼瞼結膜にCLPCが認められる

Chapter 3 屈折矯正法

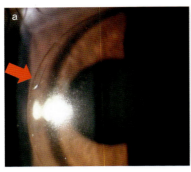 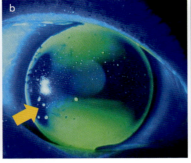 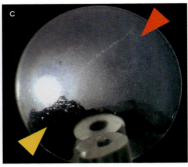

図7　レンズのチェック
a. レンズの亀裂：レンズ周辺部に亀裂を認める（赤矢印）
b. レンズの化粧汚れ：レンズ表面の化粧汚れにより，水がはじかれている（黄矢印）
c. レンズを乾燥させて観察：上方のドライな部分では，レンズ表面が曇った状態が観察できる（赤矢頭）．下方のウェットな部分では，レンズ表面の曇りが観察できない（黄矢頭）

2. レンズのチェック

レンズの劣化などによりHCLの固着や角膜変形（corneal warpage）を生じることがあるため，レンズを装用した状態でレンズの動きやフィッティング，レンズ外面のキズや汚れを観察する．一方で，レンズ内面の汚れやキズは涙液の影響で観察しづらいため，外したレンズをよく乾燥させた状態で観察する（図7）．

3. ケア方法のチェック

日常的なHCLのケア方法には，こすり洗いとつけおき洗いがある．つけおき洗いだけでは，涙液成分以外の汚れに対する洗浄効果が不十分であるため，こすり洗いによる物理的な洗浄を併用することが望ましい．また，アレルギー性結膜炎がある場合には，定期的な強力タンパク除去を行うように指導する．さらに，レンズに汚れが蓄積している場合には，レンズ表面処理のないレンズであれば研磨剤入りのクリーナーで，表面処理のあるレンズでは微粒子入りのクリーナーでこすり洗いを行うように指導する．

3.5.4 まとめ

HCLは，一般的に良好な視力とコントラスト感度が得られ，ソフトコンタクトレンズに比べて高度角膜乱視の矯正に効果的である[3,4]．また，乳頭結膜炎などのコンタクトレンズ関連の合併症や角膜感染症などの重篤な合併症も少ない利点があり[5]，HCL装用割合は約10％ではあるが[6]，HCLの処方だけでなく，ケア方法を含めた眼障害に対する知識は，眼科診療を行ううえで必要であると考える．

（松澤亜紀子）

文献 3

文献 4

文献 5

文献

1) 前田直之．フィッティング理論．大橋裕一（編）．専門医のための眼科診療クオリファイ　6 コンタクトレンズ自由自在．中山書店；2011．pp.19-23.
2) Wolffsohn JS et al. Contact Lens Evidence-Based Academic Reports (CLEAR). *Contact Lens Anterior Eye* 2021；44：129-31.
3) Ortiz-Toquero S et al. Success of Rigid Gas Permeable Contact Lens Fitting. *Eye Contact Lens*

3.5 コンタクトレンズのフィッティングと定期検査(1)　ハードコンタクトレンズ

2017；43：168-73.

4）Choi J et al. Changes of ocular higher order aberration in on-and off-eye of rigid gas permeable contact lenses. *Optom Vis Sci* 2007；84：42-51.

5）Stapleton F et al. CLEAR – Contact lens complications. *Contact Lens Anterior Eye* 2021；44：330-67.

6）Morgan P et al. International contact lens prescribing in 2023. *Contact lens spectrum* 2024；39：20-8.

Chapter 3 屈折矯正法

3.6 コンタクトレンズのフィッティングと定期検査(2) ソフトコンタクトレンズ

ソフトコンタクトレンズ（soft contact lens：SCL）は，初期の装用感がハードコンタクトレンズ（hard contact lens：HCL）よりも快適であるため，近年ではCL装用者の大部分がSCLを使用している[1]．SCLを適切に処方するためには，処方前の検査，SCL種類決定，SCLフィッティング，定期検査を的確に行う必要がある[2]．**表1**の手順でSCL処方を行う．

3.6.1 SCL処方前検査

SCLを適切に処方する前に，装用者の眼部もしくは光学的な特徴を理解しておく必要がある．処方前検査の一覧を**表2**に示す．一般的な眼科検査（角膜曲率半径測定検査，他覚・自覚的屈折検査，視力検査，細隙灯顕微鏡検査，染色検査，眼底検査など），SCLを処方する際にしておいたほうがよい検査（角膜内皮細胞検査，角膜形状解析など）がある．使用する目的に応じて，随時選択する．

コンタクトレンズ診療ガイドラインやCLの多くの添付文書では，**表3**の疾患に関して，CL装用は禁忌とされている[2]．禁忌の疾患については，外眼部検査，細隙灯顕微鏡検査，フルオレセイン染色検査を行うことで確認する必要がある．特にSCL装用においては，アレルギー性結膜炎は症状が悪化することがあり，確認する必要がある．

表1　SCL処方の検査手順

1. 問診 2. 眼科検査 ・角膜曲率半径測定検査 ・眼圧検査 ・他覚的屈折検査 ・自覚的屈折検査（遠方視力，近方視力） ・手持ち眼鏡の検査	3. 診察室での検査 ・外眼部検査 ・細隙灯顕微鏡検査，染色検査・涙液層破壊時間（break up time：BUT）測定 ・眼底検査 4. SCLの種類，度数の決定 5. SCLフィッティング，SCL装用時の視力測定

表2　SCL処方前検査

■必須検査	■症例によって必要な検査
・角膜曲率半径測定検査 ・他覚的屈折検査 ・自覚的屈折検査（遠方視力，近方視力） ・視力検査 ・手持ち眼鏡の検査 ・角膜内皮細胞検査（スペキュラーマイクロスコープ） ・外眼部検査 ・細隙灯顕微鏡検査，染色検査・涙液層破壊時間（BUT）測定 ・眼圧検査，眼底検査	・角膜形状解析（角膜乱視が強い症例） ・角膜高次収差（不正乱視が予測される症例） ・Schirmer試験（涙液減少型ドライアイが疑われる症例） ・調節機能検査（調節異常が疑われる症例）

3.6 コンタクトレンズのフィッティングと定期検査(2)　ソフトコンタクトレンズ

表3　CL 禁忌とされる疾患

・前眼部の急性および亜急性炎症　・眼感染症
・ぶどう膜炎　・角膜上皮欠損
・極度の涙液分泌量の不足（ドライアイ）
・角膜知覚低下
・CL 装用に影響を与える程度のアレルギー疾患
・眼瞼異常・涙器疾患

　さらに SCL の種類や度数を決定するために，患者の屈折など光学的特徴を理解して種類を確認する．そのため，角膜曲率半径測定検査，他覚・自覚的屈折検査，視力検査は，CL 処方前では必須である．オートレフケラトメータでの検査後は視力検査を行い，自覚的屈折度数の確認が必要になる．特に小学生，中学生においては，しっかり雲霧を行った状態で自覚的屈折度数を測定する．通常の視力検査，自覚的屈折度数の確認後は，CL 処方を前提とした視力検査も必要となる．また，手持ち眼鏡装用時の視力，手持ち眼鏡の度数確認も必要である．

　中高年においては，裸眼の近方視力に加えて，遠方時の矯正状況での近方視力を確認しておき，近見時に必要な加入度数も調べておく．近見時の状況を把握することで，遠近両用 CL の適応についても考慮することが可能になる．

　また，小学生，中学生の他覚的屈折検査と自覚的屈折検査において，差が大きい場合やばらつきが強い場合においては，調節痙攣などが存在する場合があり，CL が過矯正になってしまうこともある．そのため，スキアスコープやスポットビジョンスクリーナーなどを利用した屈折検査を行い，場合によっては調節機能を調べるほうがよい．

3.6.2 SCL の種類決定

　処方前検査の結果より，SCL の種類（屈折（球面，乱視用，遠近両用）や期間（1 日使い捨て，2 週間頻回交換型，1 か月定期交換型，コンベンショナル））を決定する．その後，度数の決定を行うが，自覚的屈折検査値から角膜頂点間距離を補正し度数を決める．また，角膜曲率半径測定検査の結果から，SCL のベースカーブ（base curve：BC）を決定する．乱視用 SCL，遠近両用 SCL については，他節を参照していただきたい．

3.6.3 SCL のフィッティング

　フィッティングの確認は，快適で安全な装用を実現するために非常に重要なプロセスである．SCL 装用後しばらく経過した後に，細隙灯顕微鏡を使用して SCL のフィッティングについて以下の点を確認する．
　①センタリング：SCL が角膜の中心に位置しているか
　②カバレッジ：SCL が角膜全体を適切にカバーしているか
　③動き：瞬きした際の SCL の動きが適切か（通常 0.5 mm 以下）
　正面視，上方視，下方視をさせて，SCL の動きを確認する．特にセンタリングがよく，動きがある程度あると SCL のフィッティング良好とされる（**図 1**）．また，下眼瞼を指で持ち上げ，レンズを 2 〜 3 mm ずらした後にレンズの戻りを確認するプッシュ

203

Chapter 3 屈折矯正法

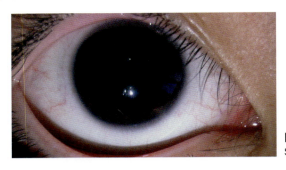

図1 正常なSCLフィッティング
SCLが中央に存在し，動きも少しある状態

アップテストを行い，固着の有無を確認する場合もある．

フィッティング不良の場合として，BCがスティープ (steep) もしくはフラット (flat) な場合がある．SCLのBCがスティープで角膜と密着している場合は，動きが少なくSCLのエッジが結膜を圧迫している．SCLのBCがフラットな場合は，下方にSCLが移動しセンタリングが不良な場合や，SCLの動きが激しい場合がある（図2）．

また，SCLフィッティング確認時に瞬目を我慢してもらい，すぐにSCL表面が乾くような症例では，SCLの涙液の拡散が少なく，装用感も不良になり視力も安定しないため，種類変更や人工涙液点眼の併用を考慮する（図3）．

フィッティング確認後，装用感が問題なければ，SCLを装着した状態で視力を測定し，処方された度数が適切かどうかを確認する．片眼ごとの視力以外に，両眼開放状態での視力も測定し，できるならば視力表以外に自然な中でも見え方を確認するほうがよい．

初めてSCLを装用するような場合は，SCL装用時の注意，装脱の練習やケア方法について指導する必要がある．また，1週間程度トライアルレンズを付けてもらい，見え方や装用感を確認したうえでSCLを処方するのが望ましい．

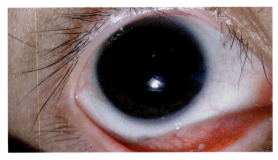

図2 SCLのBCがフラットなフィッティング
SCLが下方に移動し，動きも激しい

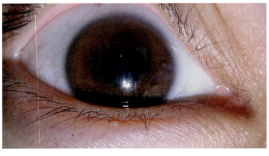

図3 SCL表面の乾き
瞬目を我慢してもらった後数秒程度でSCLの表面がざらつく場合は，乾きが速いと判断する

3.6 コンタクトレンズのフィッティングと定期検査(2)　ソフトコンタクトレンズ

表 4　SCL の定期検査

1. 問診（自覚症状：乾燥感・装用感・異物感・見え方・かゆみ・眼精疲労など）
2. オーバーレフ
3. SCL 装用時の視力検査
4. SCL フィッティング検査
5. 必要に応じて，裸眼での視力検査や細隙灯顕微鏡検査を行う

3.6.4 定期検査

　SCL 装用時の定期検査は表 4 の流れで行う．問診では，装用不良感や視力低下などの自覚症状を確認しておく．

　その後，SCL 装用した状況での他覚的屈折度をオートレフケラトメータで測定（オーバーレフ）する．このときに，SCL 表面の乾きが速かったり，汚れが付いていたりすると検査値が安定しないことがあるため，そのことをしっかり診療録に記載しておく．オーバーレフで過矯正，低矯正，残余乱視について確認する．

　次に，SCL 装用時の視力を測定する．過矯正がないことを赤緑試験で確認しておくことも重要である．視力検査後，SCL 装用時のフィッティングを前述の要領と同じく確認する．特に，SCL 上の汚れが目立つ場合は，ケア方法を再度確認し，指導するのが望ましい．

　自覚症状が強い場合や明らかに充血が強い場合は SCL を除去し，裸眼での眼表面の状態を確認する．視力低下や自覚症状が強い場合は，種類や度数の変更を提案する．

（鈴木　崇）

文献

1) Morgan PB et al. INTERNATIONAL CONTACT LENS PRESCRIBING IN 2023. *Contact Lens Spectrum* 2024；39：20-22, 24, 26-28.
2) 日本コンタクトレンズ学会コンタクトレンズ診療ガイドライン編集委員会. コンタクトレンズ診療ガイドライン（第 2 版）. 日本眼科学会雑誌 2014；118：557-91.

3.7 角膜矯正用コンタクトレンズ（オルソケラトロジー）

3.7.1 裸眼視力の向上を目的としたコンタクトレンズ

文献1

文献2

文献3

文献4

文献5

文献6

文献7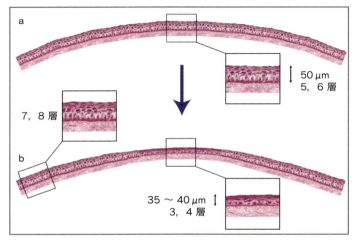

本来，コンタクトレンズ（contact lens：CL）はその装用下で矯正効果を発揮するが，ハードCL（hard CL：HCL）を用いて角膜形状を意図的に変化させることにより，脱着後の裸眼視力を改善させようとする試みが1960年代から行われてきた．現在では素材やデザインの進歩とともに就寝時装用による手法が確立され，オーバーナイトオルソケラトロジー（orthokeratology：OK）と呼ばれるようになった．本節ではOKの臨床応用の現状について解説する．

■ 原理と効果

特殊デザインのガス透過性ハードコンタクトレンズ（rigid gas-permeable contact lens：RGPCL）を計画的に装用することにより，角膜上皮細胞を周辺部へと移動させ，結果として角膜中央の上皮層の菲薄化と中間周辺部の肥厚化を得る（図1）．この上皮層の再分配により屈折力の変化がもたらされる．

日中は矯正用具から解放され裸眼での生活が可能となる．また，学童における近視進行抑制（myopia control）のエビデンスも蓄積されており[1-14]，諸外国ではこれを目的とした処方が増加している．本邦ではmyopia controlとしての承認は得られていないが現在治験が進行中であり，医師の裁量により学童への処方が行われている状態である．

■ 適応と禁忌

軽度～中等度（−4D程度）の近視が適応となる．乱視度数は−1.50D以下が原則である．直乱視に比べ，倒乱視や斜乱視はフィッティング不良となりやすい．また，眼疾

図1 OKレンズ装用による角膜上皮の再分配
a. 装用前．5～6層の重層扁平上皮
b. 装用後．中央は3～4層，周辺は7～8層となる

患のないことが大前提となる．円錐角膜や角膜ジストロフィーなどの変性疾患，活動性の外眼部・前眼部病変が存在する場合は禁忌となる．詳細はオルソケラトロジーガイドライン（第2版）を参照いただきたい[15]．

医学的な適応基準を満たしても，神経質な人や生活が不規則で十分な睡眠時間が取れない人には不向きである．また，日によって矯正効果に差がでたり，日内変動もあるため，高いレベルの安定した視機能が要求される仕事に従事する人（例えばパイロットや運転を職業とする人）にも勧めるべきではない．

■ レンズ構造（リバースジオメトリーデザイン）

4ゾーンから成るリバースジオメトリーレンズが広く用いられている（図2）．リバースジオメトリーとは"逆幾何学"を意味するが，通常の角膜は中央がスティープ（急峻）で周辺に行くほどフラット（扁平）な形状となるので，幾何学的なレンズを作成すれば角膜と類似の形状となる．

一方，OKレンズは中央がフラットで周辺がスティープとなる逆の形状をしているため，リバースジオメトリー（逆幾何学）デザインと呼ばれる．すなわち，ベースカーブ（base curve：BC）は角膜の曲率よりも大きくフラットに設計されており，角膜中央部を圧迫して扁平化させる役割を担う．

リバースカーブ（reverse curve：RC）はBCを取り囲む非常に急峻なカーブである．溝状の構造をなし，角膜との間にスペースが形成され，ここに涙液が貯留することから tear reservoir zone とも呼ばれる．このスペースは角膜中央の上皮細胞が周辺へ向かって再分布するために重要な領域となる．

アライメントカーブ（alignment curve：AC）は角膜とほぼパラレルとなるように設計され，レンズのセンタリングを保持する．

ペリフェラルカーブ（peripheral curve：PC）はレンズ最周辺部のカーブであり，適度なエッジリフトにより涙液交換を促進し，レンズの固着を防止する役割をはたす．

文献8
文献9
文献10
文献11
文献12
文献13
文献14

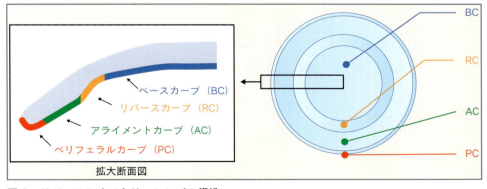

図2 リバースジオメトリーレンズの構造
中央から周辺に向かって，①ベースカーブ（BC），②リバースカーブ（RC），③アライメントカーブ（AC），④ペリフェラルカーブ（PC）の4つの同心円状カーブから構成される．ACを2段階に設定して合計5カーブとするメーカーもある．このレンズを装用することにより，中央部の角膜上皮の菲薄化と中間周辺部の角膜厚増加がもたらされ，その結果近視が軽減し裸眼視力の向上が得られる

3.7.2 処方の仕方

■ 処方の流れ

処方の流れを図3に示す．屈折・視力検査と角膜形状解析の結果から，フラットK（弱主経線）値とターゲットパワー（目標矯正量）の2因子を選択する．そして付属の換算表を用いて，フラットK値とターゲットパワーの交点から推奨されるBCを求める（表1）．フラットKではなく，アベレージK（平均曲率半径）の使用を推奨しているメーカーもあるので，付属のマニュアルを参照していただきたい．また，データをタブレット端末に入力するだけで推奨トライアルレンズを提示するシステム（レンズ選択支援ソフトウェア）を導入しているメーカーもある（図4）．

次に選択したトライアルレンズを装用させ，フィッティングをチェックする．センタリングが良好で，瞬きに応じて適度（0.5〜1 mm程度）に動くことを確認する．あまり動き過ぎるのも良くない．フルオレセインで染色し，ブルズアイ（bull's eye）と呼ばれる同心円状のフルオレセインパターンを確認する（図5）．BC部は角膜を圧迫するため暗い色調の円形領域として観察される．RC部ではレンズ下に涙液が貯留するためリング状の染色領域として観察される．AC部は角膜とほぼパラレルであるため暗い色調となり，最周辺のPC部はエッジリフトであるため明るいフルオレセインパターンとなる．簡単に言えば，中心から周辺に向かって，暗→明→暗→明となる4つの同心円状フルオレセインパターンとなる．

外来にて1〜2時間の仮眠もしくは閉瞼安静をとらせ，その後の効果を確認する．短時間なのでもちろん低矯正ではあるが，ある程度の裸眼視力向上や角膜中央部の扁平化が確認できれば，本レンズをオーダーする．作成レンズが届いたら就寝時装用を開始さ

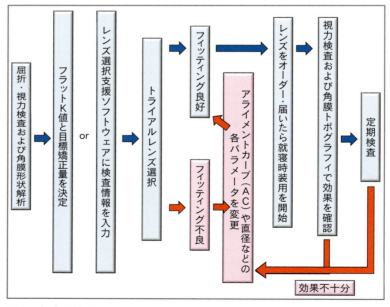

図3　処方の流れ

3.7 角膜矯正用コンタクトレンズ（オルソケラトロジー）

表1 換算表によるBCの選択

(D/mm)	(D)	ターゲットパワー												
		−1.00	−1.25	−1.50	−1.75	−2.00	−2.25	−2.50	−2.75	−3.00	−3.25	−3.50	−3.75	−4.00
角膜弱主経線値	40.00 (8.44)	8.82	8.88	8.94	9.00	9.06	9.12	9.18	9.25	9.31	9.38	9.44	9.51	9.57
	40.25 (8.39)	8.77	8.82	8.88	8.94	9.00	9.06	9.12	9.18	9.25	9.31	9.38	9.44	9.51
	40.50 (8.33)	8.71	8.77	8.82	8.88	8.94	9.00	9.06	9.12	9.18	9.25	9.31	9.38	9.44
	40.75 (8.28)	8.65	8.71	8.77	8.82	8.88	8.94	9.00	9.06	9.12	9.18	9.25	9.31	9.38
	41.00 (8.23)	8.60	8.65	8.71	8.77	8.82	8.88	8.94	9.00	9.06	9.12	9.18	9.25	9.31
	41.25 (8.18)	8.54	8.60	8.65	8.71	8.77	8.82	8.88	8.94	9.00	9.06	9.12	9.18	9.25
	41.50 (8.13)	8.49	8.54	8.60	8.65	8.71	8.77	8.82	8.88	8.94	9.00	9.06	9.12	9.18
	41.75 (8.08)	8.44	8.49	8.54	8.60	8.65	8.71	8.77	8.82	8.88	8.94	9.00	9.06	9.12
	42.00 (8.04)	8.39	8.44	8.49	8.54	8.60	8.65	8.71	8.77	8.82	8.88	8.94	9.00	9.06
	42.25 (7.99)	8.33	8.39	8.44	8.49	8.54	8.60	8.65	8.71	8.77	8.82	8.88	8.94	9.00
	42.50 (7.94)	8.28	8.33	8.39	8.44	8.49	8.54	8.60	8.65	8.71	8.77	8.82	8.88	8.94
	42.75 (7.89)	8.23	8.28	8.33	8.39	8.44	8.49	8.54	8.60	8.65	8.71	8.77	8.82	8.88
	43.00 (7.85)	8.18	8.23	8.28	8.33	8.39	8.44	8.49	8.54	8.60	8.65	8.71	8.77	8.82
	43.25 (7.80)	8.13	8.18	8.23	8.28	8.33	8.39	8.44	8.49	8.54	8.60	8.65	8.71	8.77
	43.50 (7.76)	8.08	8.13	8.18	8.23	8.28	8.33	8.39	8.44	8.49	8.54	8.60	8.65	8.71
	43.75 (7.71)	8.04	8.08	8.13	8.18	8.23	8.28	8.33	8.39	8.44	8.49	8.54	8.60	8.65
	44.00 (7.67)	7.99	8.04	8.08	8.13	8.18	8.23	8.28	8.33	8.39	8.44	8.49	8.54	8.60
	44.25 (7.63)	7.94	7.99	8.04	8.08	8.13	8.18	8.23	8.28	8.33	8.39	8.44	8.49	8.54
	44.50 (7.58)	7.89	7.94	7.99	8.04	8.08	8.13	8.18	8.23	8.28	8.33	8.39	8.44	8.49
	44.75 (7.54)	7.85	7.89	7.94	7.99	8.04	8.08	8.13	8.18	8.23	8.28	8.33	8.39	8.44
	45.00 (7.50)	7.80	7.85	7.89	7.94	7.99	8.04	8.08	8.13	8.18	8.23	**8.28**	8.33	8.39
	45.25 (7.46)	7.76	7.80	7.85	7.89	7.94	7.99	8.04	8.08	8.13	8.18	8.23	8.28	8.33
	45.50 (7.42)	7.71	7.76	7.80	7.85	7.89	7.94	7.99	8.04	8.08	8.13	8.18	8.23	8.28
	45.75 (7.38)	7.67	7.71	7.76	7.80	7.85	7.89	7.94	7.99	8.04	8.08	8.13	8.18	8.23
	46.00 (7.34)	7.63	7.67	7.71	7.76	7.80	7.85	7.89	7.94	7.99	8.04	8.08	8.13	8.18
	46.25 (7.30)	7.58	7.63	7.67	7.71	7.76	7.80	7.85	7.89	7.94	7.99	8.04	8.08	8.13

角膜弱主経線値（45.00 D）を選択し（横の赤枠），次いでターゲットパワーの（−3.50 D）を選ぶと（縦の赤枠），縦軸と横軸の交点からトライアルレンズのベースカーブは 8.28 mm（＝ 40.75 D）となる（紫色の部分）

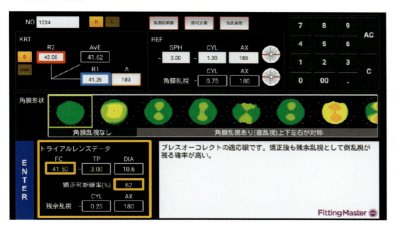

図4 レンズ選択支援ソフトウェア
タブレット端末にK値やターゲットパワーを入力すると，ファーストトライアルレンズのパラメータや矯正可能確率が提示される（左下の黄色枠）．また，乱視形状パターン（中段）や，検査値に基づいた総合的なアドバイス（右下の白枠）も提示されるシステムが，ブレスオーコレクト®において導入されている
（株式会社シードより提供）

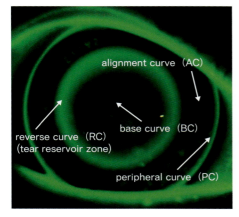

図5 フルオレセイン染色によるブルズアイパターン
BC部は最小クリアランスとなるため，暗い色調となる．RC部ではレンズ下に涙液がプールされるため，フルオレセインリングが観察される．AC部は角膜とほぼパラレルであるため暗い色調となり，最周辺のPC部はエッジリフトであるため，明るいフルオレセインパターンとなる

209

Chapter 3 屈折矯正法

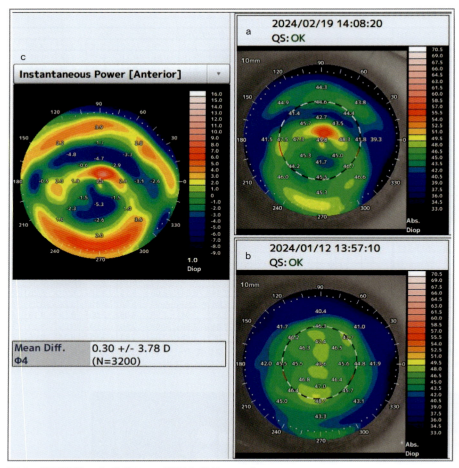

図6 装用前後のトポグラフィ所見と差分マップ
aは治療開始後約1か月でのトポグラフィ所見であり，b（治療開始前）に比べて扁平化領域が下方へ偏位していることがわかる．aとbを差し引きしたマップがcとなる．角膜中央より下方に寒色の扁平化領域が現れ，それを取り囲むように暖色の急峻化領域が確認される．瞳孔領内に急峻化領域が存在し，フィッティング不良と判断される

せる．効果は視力だけでなく角膜トポグラフィでも確認する．角膜扁平化領域が中央から偏心していたり，不規則なパターンを示している場合はフィッティングが不良であると判断される（図6）．この場合は処方交換を行う．

■ フォローアップ
　装用開始日の翌日，1週後，2週後，1か月後，3か月後，以降3か月ごとが基本となる．翌日は十分な裸眼視力が得られないことも多いが，1週間を過ぎると0.7以上の裸眼視力が達成される症例が多い．弱度の近視眼では効果発現が早い．1週後に十分な裸眼視力が得られていなくても，トポグラフィ上でブルズアイパターンが確認され，角膜扁平化領域が偏心していなければそのまま様子をみてよい．1か月が経過しても十分な改善が得られない場合は，処方交換を検討する．

3.7 角膜矯正用コンタクトレンズ（オルソケラトロジー）

■ **処方交換（デザイン変更）**

トポグラフィ上で角膜扁平化領域が中央から偏心していたり，扁平化領域がはっきりせず不規則なパターンを示している場合は，レンズデザインの変更を試みる．

基本的な考え方としては，上方へのずれはルーズ過ぎ，下方へのずれはタイト過ぎると判断し，ACを変更する．側方へのずれは直径を大きくすることで対処する．その他，レンズが固着，central island，角膜ステイニング，レンズ下の気泡など，いろいろな状況に対するトラブルシューティングが必要となる．詳細は各メーカーの付属マニュアルを参照いただきたい．

ACの変更においては，角膜離心率（corneal eccentricity，*e*-value，E値も同義）を考慮することが重要である（図7）．角膜中央のカーブが同じでも周辺部のカーブが異なる場合，適宜レンズデザインを変更する必要があるからである．

計算式は割愛するが，完全な球面ではE値＝0.0で，周辺がフラットな形状になるほど1.0に近づいていく．E値の平均値は0.5程度であり，標準のトライアルレンズでは離心率0.5に基づいてACが設計されている．しかし，E値が平均値から大きくかけ離れる症例では，ファーストトライアルレンズが合わないため，ACを適宜変更する．

図8に示すように，ACの角度に応じてsagittal height（サグ高：レンズの深さ）が変わる．例えばAC Steep 10というレンズでは，サグ高が10 μm深く設定されている．逆にサグ高が10 μm浅いレンズはAC Flat 10となる．E値に応じてこれらのレンズに変更する．

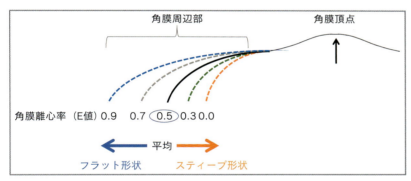

図7 角膜離心率（corneal eccentricity：*e*-value，E値）
完全な球面ではE値＝0.0で，非球面性が強くなる（周辺にいくほどフラットになる）と1.0に近づいていく．E値に応じて，ACのサグ高を調整する

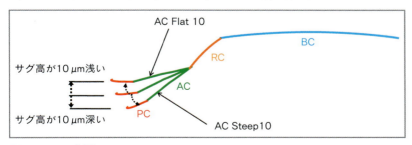

図8 ACの変更
ACの角度に応じてサグ高が変わる．例えばAC Steep 10というレンズではサグ高が10 μm深く設定され，AC Flat 10というレンズでは逆にサグ高が10 μm浅く設定される．20 μm変化させたレンズもオーダーできる

Chapter 3 屈折矯正法

■ トーリック OK レンズ

Apical（central）astigmatism といって，角膜中心部に乱視が認められるものの周辺部まで及んでいない場合は，通常の OK レンズで対応できることが多い．一方，limbus to limbus astigmatism と呼ばれる周辺部まで及ぶ乱視の場合は，トーリックレンズの使用が推奨される（図 9）．

角膜輪部まで及んでいる乱視眼の場合，通常のレンズ装用（図 10a）では上下方向のレンズ下にスペースができてしまうため，瞬目によりレンズがばたつきやすくなり，かつ AC が浮いてしまうのでリバースゾーンの陰圧が生じにくくなる．トーリックレンズ装用後（図 10b）は，AC が全周にわたりパラレルフィッティングとなるため，センタリングや動きが改善し，リバースゾーンの陰圧もしっかりとかかるようになるため矯正効果が安定する．

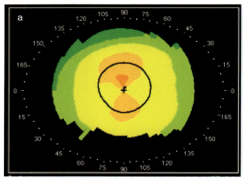
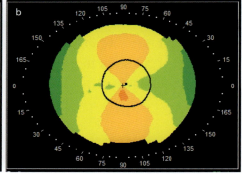

図 9　乱視眼へのレンズフィッティング
a. 角膜中心部に乱視が認められるが周辺部まで及んでいない場合（apical astigmatism）は，通常の OK レンズで対応できることが多い
b. 周辺部まで及ぶ乱視の場合（limbus to limbus astigmatism）は，トーリックレンズの使用が推奨される

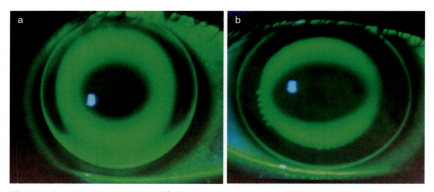

図 10　トーリック OK レンズ装用によるフィッティング改善
トーリック OK レンズは，乱視形状にフィッティングするように AC が非球面となっている．すなわち強主経線と弱主経線が異なるカーブに設計されている．角膜輪部まで及んでいる乱視眼の場合，通常のレンズ装用（a）では上下方向のレンズ下にスペースができてしまうため，AC が浮いてしまう．一方トーリックレンズ装用後（b）は，AC がパラレルフィッティングとなるため，センタリングや動きが改善する．またリバースゾーンの陰圧もしっかりかかるようになり，矯正効果が安定する

3.7.3 合併症

1. 角膜上皮障害

最も頻度の高い合併症は角膜上皮ステイニングである．角膜上皮びらんも稀ではあるが発生し，特に過度の矯正を行うと生じやすい．

2. アレルギー性結膜炎

OKレンズは内面構造が複雑なため汚れが付きやすい．したがって，変性蛋白等によるアレルギー結膜炎の発生には注意が必要である．レンズ汚れとケア方法を確認する．

3. 角膜輪状鉄沈着（corneal iron ring）

角膜中間周辺部，特にRCに一致して茶褐色でリング状の色素沈着が角膜浅層に認められることがある．これはcorneal iron ringと呼ばれ，角膜上皮内に鉄分が環状に沈着することにより生じると考えられている．病的な変化ではなく視機能にも影響を及ぼさないため，治療を継続しても問題ない．治療を中止すると数週間で消失する．

4. 感染性角膜炎

OKでは，睡眠中の瞬目消失や眼球運動の減少により病原体の排除機構が低下しており，眼表面の涙液交換も減少するため，免疫グロブリンやラクトフェリン，リゾチウムといった涙液蛋白による抗菌作用も減弱する．発症頻度は4.9〜7.7回/10,000人/年と報告されている[16,17]．

5. 不正乱視・高次収差

意図的に角膜形状を変化させるため，不正乱視や高次収差が増加し得る．レンズのセンタリングが良好でも球面収差の増加は避けられず，レンズが偏心すればコマ収差の増加へとつながり，ハローやグレアの原因となる．これらの変化は近視矯正量に相関することが報告されており[18]，過度の矯正をしなければ不正乱視や高次収差の発生も許容範囲となることが多い．

6. コントラスト感度低下，薄暮時視機能低下

角膜不正乱視や眼球高次収差の増加と相関して，コントラスト感度や薄暮時の視機能が低下し[18]，患者の満足度も低下する．

文献16

文献17

文献18

3.7.4 定期検査とレンズケア

OKは積極的に角膜形状を変化させる治療であるため，上記の合併症発生には細心の注意を払う必要がある．通常のCLよりも厳格な定期検査が求められる．また正しいレンズケア方法を指導し，受診ごとに確認することも重要である．

OKレンズは，複雑な内面デザインを有するため汚れが付着しやすい．特にRCは溝のように窪んでいるので，適切な洗浄が必要となる．定期検査の際には必ずレンズを持参してもらい，汚れや傷も確認する．

オルソケラトロジーガイドライン（第2版）では，角膜感染症対策として，界面活性剤によるこすり洗いに加えてポビドンヨード剤による消毒を，そして，水道水によるレンズケースの洗浄・すすぎ，その後の乾燥と定期的な交換を推奨する，という項目が追加された[15]．また，頑固な汚れには次亜塩素酸ナトリウム製剤（プロージェント®やコ

Chapter 3 屈折矯正法

レクトクリーン®）による洗浄が効果的であり，RC の固着汚れに対しても洗浄効果が高い．使用頻度としては，2 週間に 1 回が推奨される.

（平岡孝浩）

文献

1) Cheung SW et al. Asymmetrical increase in axial length in the two eyes of a monocular orthokeratology patient. *Optom Vis Sci* 2004；81：653-6.
2) Cho P et al. The longitudinal orthokeratology research in children（LORIC）in Hong Kong：a pilot study on refractive changes and myopic control. *Curr Eye Res* 2005；30：71-80.
3) Walline JJ et al. Corneal reshaping and myopia progression. *Br J Ophthalmol* 2009；93：1181-5.
4) Kakita T et al. Influence of overnight orthokeratology on axial length elongation in childhood myopia. *Invest Ophthalmol Vis Sci* 2011；52：2170-4.
5) Santodomingo-Rubido J et al. Myopia control with orthokeratology contact lenses in Spain：refractive and biometric changes. *Invest Ophthalmol Vis Sci* 2012；53：5060-5.
6) Cho P et al. Retardation of myopia in Orthokeratology（ROMIO）study：a 2-year randomized clinical trial. *Invest Ophthalmol Vis Sci* 2012；53：7077-85.
7) Charm J et al. High myopia-partial reduction ortho-k：a 2-year randomized study. *Optom Vis Sci* 2013；90：530-9.
8) Chen C et al. Myopia control using toric orthokeratology（TO-SEE study）. *Invest Ophthalmol Vis Sci* 2013；54：6510-7.
9) Chan KY et al. Orthokeratology for slowing myopic progression in a pair of identical twins. *Cont Lens Anterior Eye* 2014；37：116-9.
10) Li S-M et al. Efficacy, Safety and Acceptability of Orthokeratology on Slowing Axial Elongation in Myopic Children by Meta-Analysis. *Curr Eye Res* 2016；41：600-8.
11) Sun Y et al. Orthokeratology to control myopia progression：a meta-analysis. *PLoS One* 2015；10：e0124535.
12) Si J-K et al. Orthokeratology for myopia control：a meta-analysis. *Optom Vis Sci* 2015；92：252-7.
13) Wen D et al. Efficacy and Acceptability of Orthokeratology for Slowing Myopic Progression in Children：A Systematic Review and Meta-Analysis. *J Ophthalmol* 2015；2015：360806.
14) Hiraoka T et al. Long-term effect of overnight orthokeratology on axial length elongation in childhood myopia：a 5-year follow-up study. *Invest Ophthalmol Vis Sci* 2012；53：3913-9.
15) 日本コンタクトレンズ学会オルソケラトロジーガイドライン委員会. オルソケラトロジーガイドライン（第 2 版）. 日本眼科学会雑誌 2017；121：936-8.
16) Bullimore MA et al. The risk of microbial keratitis with overnight corneal reshaping lenses. *Optom Vis Sci* 2013；90：937-44.
17) Bullimore MA et al. Pediatric Microbial Keratitis With Overnight Orthokeratology in Russia. *Eye Contact Lens* 2021；47：420-5.
18) Hiraoka T et al. Contrast sensitivity function and ocular higher-order aberrations following overnight orthokeratology. *Invest Ophthalmol Vis Sci* 2007；48：550-6.

3.8 屈折矯正手術（1） 角膜へのアプローチ

　屈折矯正手術における安全性や有効性の高さは世界中に広く認知されているが，過去の集団感染や消費者庁からの注意喚起の影響もあり，本邦における屈折矯正手術の位置付けは国際的な見解とは必ずしも一致していない．しかしながら，日常生活において眼鏡やコンタクトレンズから開放される喜びは，我々眼科医が想像する以上に大きい．

　通常 photorefractive keratectomy（PRK），laser in situ keratomileusis（LASIK），small-incision lenticule extraction（SMILE）など角膜面において矯正を行う角膜屈折矯正手術と，implantable collamer lens（ICL）など眼内レンズ面において矯正を行う有水晶体眼内レンズに大別されるが，本節では角膜へのアプローチとして PRK，LASIK，SMILE 手術を取り上げ，角膜屈折矯正手術の現状と術後の眼内レンズ（intraocular lens：IOL）度数計算について概説したい．

3.8.1 国内における屈折矯正手術とその動向

　日本白内障屈折矯正手術学会（Japanese Society of Cataract and Refractive Surgery：JSCRS）による，2015 年に行われた日本国内主要 42 施設における 15,011 眼を対象とした前向き多施設共同研究の結果によれば，屈折矯正手術では LASIK（82％）が最多であり，以下 ICL（9％），SMILE（6％），PRK などサーフェスアブレーション（3％）の順であった[1,2]．JSCRS による国内 45 施設における 78,248 眼を対象とした後ろ向き多施設共同サーベイランスでも，LASIK や ICL は安全性や有効性が高く，重篤な合併症を認めなかった[3]．

　現在でも世界的には LASIK が最も広く行われているが，日本国内における LASIK 手術件数の減少が著明であり，本邦では ICL 手術が最も広く行われている．LASIK 後の集団感染や消費者庁の注意喚起などの社会的背景も考えられるが，「LASIK 難民」などのネガティブフレーズに代表されるように，インターネットによる誹謗中傷や罵詈雑言が影響している可能性も否めない．

　JSCRS による 2023 年 Clinical Survey の意向調査では，「今後有用な屈折矯正手術・手技は？」という設問（複数回答可）に対して，LASIK や PRK が減少し，SMILE や有水晶体眼内レンズが増加すると回答する術者が多く，特に ICL に対する期待度が高いことがわかる（図 1）[4]．

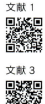

文献 1

文献 3

3.8.2 適応選択

　現状の屈折矯正手術のガイドライン（第 8 版）[5]に準じて手術適応を決定する．18 歳以上の患者で，PRK や LASIK といったエキシマレーザー手術では，近視矯正は 6 D までの矯正を原則とするが，十分なインフォームドコンセントのもと，10 D まで行うことがある．遠視・乱視矯正については 6 D までとする．SMILE 手術では，近視矯正は 10 D 以下，乱視矯正は 3 D 以下とする．術前に円錐角膜を除外することは当然である

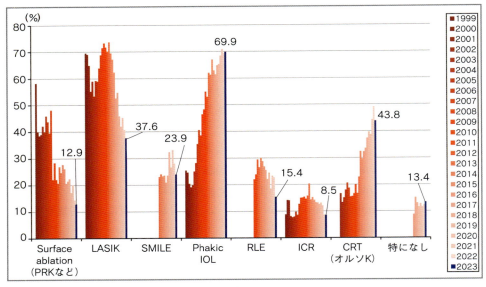

図1　本邦における屈折矯正手術に対する意向
「今後有用な屈折矯正手術・手技は（複数回答可）？」に対する回答
Phakic IOL：有水晶体眼内レンズ　RLE：refractive lens exchange，屈折レンズ交換
ICR：intrastromal corneal ring，角膜内リング　CRT：corneal reflective therapy，角膜屈折治療
（文献4をもとに作成）

が，通常残存ベッド厚250 μm以上，角膜厚400 μm以上となるようにする．

3.8.3　手術の実際

　PRK，LASIK，SMILE手術のそれぞれの特性を**表1**に示す．PRKやLASIK手術はエキシマレーザーにより角膜切除を行うが，フラップ作製の有無に違いがある．PRKは単純に角膜上からレーザーを照射するが，LASIKではフラップを作製してからレーザーを照射する．特に角膜上皮が温存されるLASIKは術後疼痛が少なく，現在でも進化し続けており，標準術式となっている[6]．アイトラッキング・眼球回旋補正やカスタ

文献6

表1　PRK，LASIK，SMILEの術式比較

	PRK	LASIK	SMILE
エキシマレーザー	要	要	不要
フラップ作製	不要	要	不要
眼球運動による照射ずれ	あり	あり	なし
周辺切除効率低下	あり	あり	なし
角膜含水率変化	なし	あり	なし
眼球回旋補正	あり	あり	なし
術後疼痛	＋＋	±	－〜±
バイオメカニクス低下	±〜＋	＋	±
ドライアイ	±〜＋	＋	±
長期予後	あり	あり	なし

ム照射が可能となっていて，特に不正乱視の治療に関しては，エキシマレーザーによるカスタム照射が効力を発揮する．

その一方で問題点としては，切除量に依存して高次収差が増加すること，角膜神経を切断するためにドライアイ症状を生じること（特にLASIK），グレア・ハローといった光学現象を生じることがあり，矯正量が多いと長期的にリグレッション（術後屈折の戻り）を生じやすくなる．PRKはLASIKよりリグレッションを生じにくく，屈折安定性に優れることから[7]，近年見直されつつある．

SMILE手術はフェムト秒レーザーを用いて，約2〜3mmの切開創からレンチクル（角膜片）を抜去する比較的新しい術式である[8]．エキシマレーザー手術では，アイトラッキングを用いても微細な眼球運動による照射ずれやエキシマレーザーによる周辺切除効率の低下が避けられず，特にLASIKではフラップ作製後に角膜含水率が変化し続ける．

一方SMILEは，圧平コーンによって角膜組織を固定した状態で照射を行うため，照射ずれや周辺切除効率の低下が生じず，レーザー照射中の角膜含水率が一定である[9]．LASIKと違いフラップを作製しないため，角膜神経切断に伴うドライアイ症状が生じにくく[10]，バイオメカニクスへの影響も少ないので，長期的にリグレッションを生じにくい[11,12]．

他方で問題点として，術直後の視力回復が比較的緩徐であり[13]，現時点では眼球回旋補正がなく，強度乱視眼における乱視矯正効果がやや低下する，カスタム照射，遠視矯正に対応していない点があげられる．

3.8.4 手術成績

JSCRSによる全国前向き多施設共同研究の結果からは，LASIK，PRKなどサーフェスアブレーション，SMILEの術後3か月時点における平均裸眼視力は，それぞれ1.41，1.32，1.32であり（図2），平均矯正視力は，それぞれ1.51，1.45，1.48であった（図3）．また目標矯正度数に対して±1.0 D以内の割合が，それぞれ96%，93%，97%であり（図4），3か月における屈折度数は，それぞれ0.09±0.39 D，0.17±0.56 D，

文献7

文献8

文献9

文献10

文献11

文献12

文献13

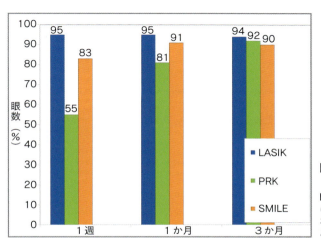

図2 本邦における術後裸眼視力1.0以上の割合
LASIK，PRK，SMILEの術後3か月における平均裸眼視力は，それぞれ1.41，1.32，1.32と良好であった

Chapter 3 屈折矯正法

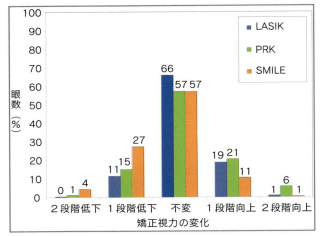

図3 本邦における術後矯正視力の変化
LASIK, PRK, SMILEの術後3か月における平均矯正視力は，それぞれ1.51，1.45，1.48と良好であった

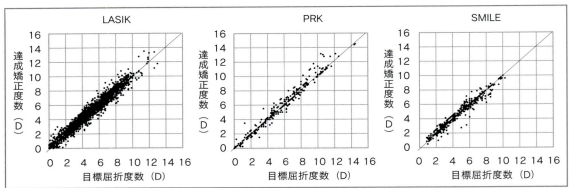

図4 本邦における目標矯正度数と達成矯正度数
LASIK，PRK，SMILEの術後3か月における目標矯正度数に対して±1.0 D以内の割合が，それぞれ96％，93％，97％であった

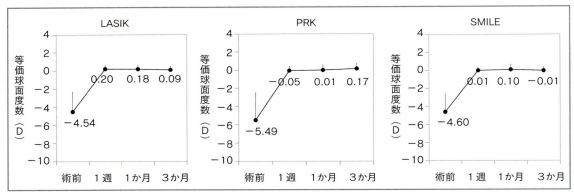

図5 本邦における屈折度数の変化
LASIK，PRK，SMILEの術後3か月における屈折度数は，それぞれ0.09 ± 0.39 D，0.17 ± 0.56 D，−0.01 ± 0.41 Dであった

−0.01 ± 0.41 Dであった（図5）．
　術中・術後合併症を表2に示す．追加手術は0.45％に認めたが，いずれも重篤な合

表2 角膜屈折矯正手術の術中・術後合併症

術中合併症	眼数（%）	術後合併症	眼数（%）
サクションロス	11眼（0.08%）	上皮迷入	13眼（0.095%）
フラップ不良	5眼（0.04%）	フラップ皺	30眼（0.22%）
固視不良	20眼（0.15%）	Diffuse lamellar keratitis	59眼（0.43%）
偏心照射	1眼（0.007%）	Interface fluid syndrome	2眼（0.014%）
		ヘイズ	13眼（0.095%）
		偏心照射	1眼（0.007%）
		グレア・ハロー	52眼（0.38%）
		ドライアイ	236眼（1.73%）
		追加照射	62眼（0.45%）
		フラップリフト	103眼（0.76%）

併症を認めなかった．これまで国外学会が主導した全国レベルのサーベイランスは，ニュージーランド，米国，韓国などにおいて散見されるが，既存の海外サーベイランスと比較しても，日本国内の角膜屈折矯正手術の安全性や有効性は高く，予測性や安定性にも優れていることがわかる．

3.8.5 角膜屈折矯正手術後のIOL度数計算

PRKやSMILE手術などの角膜屈折矯正手術後においてもほぼ同様であることから，最も日常臨床で遭遇する可能性の高いLASIK手術後のIOL度数計算について紹介する．

現在の方法としては，術前の角膜屈折力を必要とする方法とそうでない方法の2つに分類される．JSCRSによる2023年Clinical Survey（複数回答可）からは[4]，本邦ではBarrett True-K式が急速に支持を伸ばし，以下Haigis-L式，米国白内障屈折矯正手術学会（American Society of Cataract and Refractive Surgery：ASCRS）のPost Refractive IOL Calculatorと続いており，術前データが不要なものが主流となっている（図6）[4]．LASIK後の白内障手術は同一施設で行われることは少なく，長期間経過によっ

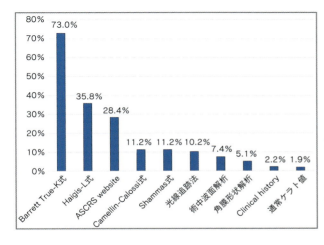

図6 本邦におけるLASIK後のIOL度数計算式の使用割合（複数回答可）
Barrett True-K式が最も多く，以下Haigis-L式，ASCRS website上のカリキュレーターと続く
（文献4をもとに作成）

Chapter 3 屈折矯正法

図7　APACRS の Web 上にある Barrett True-K
https://calc.apacrs.org/Barrett_True_K_Universal_2105/

て術前データが得られないことも多い．従来施行施設に問い合わせて術前データを取得することが推奨されていたが，最新の IOL 度数計算式自体の精度がかなり向上しており，術前の角膜屈折力や自覚的屈折度数を用いた方法は，使用機会が減っている[14]．

国内で最も頻用されている Barrett True-K 式は，厚肉レンズを用いた近軸光線による計算式である[15]．ガウスの理論眼球モデルに基づいており，計算式の構造の詳細は明かされていないが，眼軸長，ケラトメータ値，前房深度が必要であり，水晶体厚，角膜横径は任意入力となっている．IOL 定数は，度数や種類に依存するレンズファクターと呼ばれる独自の定数を使用している．屈折矯正量を使用する方法もあるが，白内障術前のデータのみで算出可能である．Barrett True-K 式は数多くの生体計測装置に搭載されているが，アジア太平洋白内障屈折矯正手術学会（Asia-Pacific Association of Cataract and Refractive Surgeons：APACRS）のウェブサイト（図7）上でも使用できる．

Haigis-L 式は，術後角膜屈折力，眼軸長，前房深度のデータから算出する方法であり，術後前房深度予測に角膜屈折力だけでなく，術前の前房深度も使用している[16]．

ASCRS による Post Refractive IOL Calculator は，近年特に精度が向上している．近視・遠視 LASIK 後，PRK 後，RK（radial keratotomy：放射状角膜切開術）後の白内障手術の IOL 度数計算にも対応している．入力可能な項目に応じてさまざまな IOL 度数計算結果をまとめて，IOL 度数の平均値，最小値，最大値が表示され，ばらつきなども理解しやすい（図8）．適宜アップデートされており，偏心照射などの特殊な症例を除けば予測性は高い．学術団体による唯一の推奨式であり，術後トラブルリスクを考慮

文献 14
文献 15
文献 16

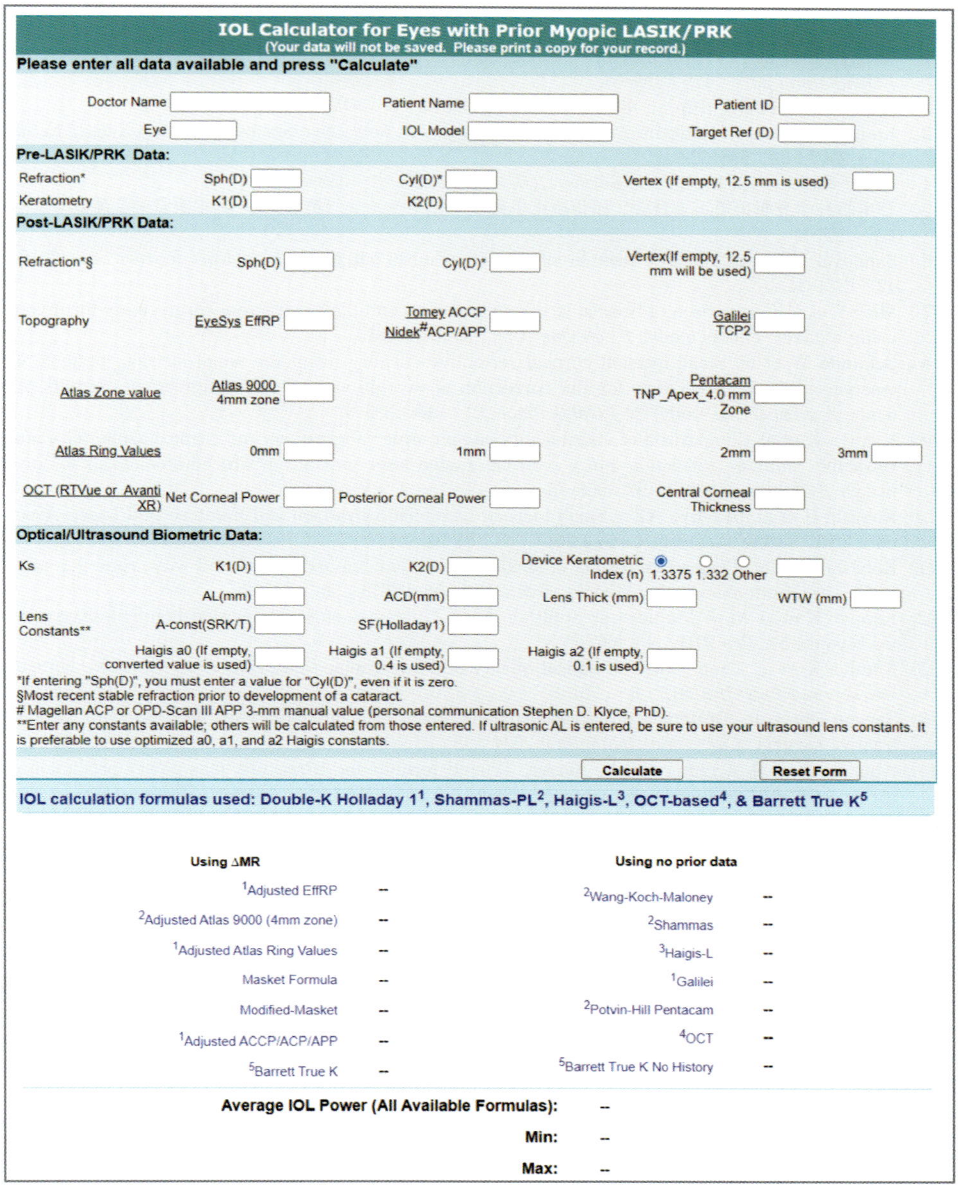

IOL Calculator for Eyes with Prior Myopic LASIK/PRK
(Your data will not be saved. Please print a copy for your record.)

Please enter all data available and press "Calculate"

Doctor Name / Patient Name / Patient ID
Eye / IOL Model / Target Ref (D)

Pre-LASIK/PRK Data:
Refraction* Sph(D) Cyl(D)* Vertex (If empty, 12.5 mm is used)
Keratometry K1(D) K2(D)

Post-LASIK/PRK Data:
Refraction*§ Sph(D) Cyl(D)* Vertex(If empty, 12.5 mm will be used)
Topography EyeSys EffRP / Tomey ACCP Nidek#ACP/APP / Galilei TCP2
Atlas Zone value Atlas 9000 4mm zone / Pentacam TNP_Apex_4.0 mm Zone
Atlas Ring Values 0mm 1mm 2mm 3mm
OCT (RTVue or Avanti XR) Net Corneal Power / Posterior Corneal Power / Central Corneal Thickness

Optical/Ultrasound Biometric Data:
Ks K1(D) K2(D) Device Keratometric Index (n) 1.3375 1.332 Other
AL(mm) ACD(mm) Lens Thick (mm) WTW (mm)
Lens Constants** A-const(SRK/T) SF(Holladay1)
Haigis a0 (If empty, converted value is used) Haigis a1 (If empty, 0.4 is used) Haigis a2 (If empty, 0.1 is used)

*If entering "Sph(D)", you must enter a value for "Cyl(D)", even if it is zero.
§Most recent stable refraction prior to development of a cataract.
Magellan ACP or OPD-Scan III APP 3-mm manual value (personal communication Stephen D. Klyce, PhD).
**Enter any constants available; others will be calculated from those entered. If ultrasonic AL is entered, be sure to use your ultrasound lens constants. It is preferable to use optimized a0, a1, and a2 Haigis constants.

Calculate　Reset Form

IOL calculation formulas used: Double-K Holladay 1[1], Shammas-PL[2], Haigis-L[3], OCT-based[4], & Barrett True K[5]

Using ΔMR		Using no prior data	
[1]Adjusted EffRP	--	[2]Wang-Koch-Maloney	--
[2]Adjusted Atlas 9000 (4mm zone)	--	[2]Shammas	--
[1]Adjusted Atlas Ring Values	--	[3]Haigis-L	--
Masket Formula	--	[1]Galilei	--
Modified-Masket	--	[2]Potvin-Hill Pentacam	--
[1]Adjusted ACCP/ACP/APP	--	[4]OCT	--
[5]Barrett True K	--	[5]Barrett True K No History	--

Average IOL Power (All Available Formulas): --
Min: --
Max: --

図 8　ASCRS の Web 上にある Post Refractive IOL Calculator
https://ascrs.org/tools/post-refractive-iol-calculator

に入れてできる限り確認しておくべきであろう.

もともと LASIK 手術後の患者は裸眼視力（特に遠方視）に対する要求度が高く，屈折誤差に対する許容範囲も狭い．特に多焦点 IOL を希望する症例も多く，一段とハードルが上がる．患者に対して十分な説明を行い，場合によってはタッチアップ，IOL 交換，ピギーバック IOL などの二次的な手術の可能性についても説明しておく.

（神谷和孝）

Chapter 3 屈折矯正法

文献

1) Kamiya K et al. A Multicenter Prospective Cohort Study on Refractive Surgery in 15011 Eyes. *Am J Ophthalmol* 2017；175：159-68.

2) 神谷和孝. 屈折矯正手術 日本の現状, 世界との比較. 日本の眼科 2019；90：420-5.

3) Kamiya K et al. A Multicenter Retrospective Survey of Refractive Surgery in 78,248 Eyes. *J Refract Surg* 2017；33：598-602.

4) 佐藤正樹ほか. JSCRS Clinical Survey. *IOL & RS* 2023；37：358-81.

5) 日本眼科学会屈折矯正委員会. 屈折矯正手術のガイドライン（第8版）. 日本眼科学会雑誌 2024；128：135-8.

6) Sandoval HP et al. Modern laser in situ keratomileusis outcomes. *J Cataract Refract Surg* 2016；42：1224-34.

7) Mori Y et al. Comparison of laser in situ ketatomileusis and photorefractive keratectomy for myopia using a mixed-effects model. *PLoS One* 2017；12：e0174810.

8) Sekundo W et al. Small incision corneal refractive surgery using the small incision lenticule extraction（SMILE）procedure for the correction of myopia and myopic astigmatism：results of a 6 month prospective study. *Br J Ophthalmol* 2011；95：335-9.

9) Kamiya K et al. Comparison of visual acuity, higher-order aberrations and corneal asphericity after refractive lenticule extraction and wavefront-guided laser-assisted in situ keratomileusis for myopia. *Br J Ophthalmol* 2013；97：968-75.

10) Kobashi H et al. Dry Eye After Small Incision Lenticule Extraction and Femtosecond Laser-Assisted LASIK：Meta-Analysis. *Cornea* 2017；36：85-91.

11) Kobashi H et al. Two-years results of small-incision lenticule extraction and wavefront-guided laser in situ keratomileusis for Myopia. *Acta Ophthalmol* 2018；96：e119-26.

12) Kamiya K et al. M. A Multicenter Study on Early Outcomes of Small-Incision Lenticule Extraction for Myopia. *Sci Rep* 2019；9：4067.

13) Kamiya K et al. Time course of optical quality and intraocular scattering after refractive lenticule extraction. *PLoS One* 2013；8：e76738.

14) Savage DE et al. An update on intraocular lens power calculations in eyes with previous laser refractive surgery. *Curr Opin Ophthalmol* 2024；35：34-43.

15) Abulafia A et al. Accuracy of the Barrett True-K formula for intraocular lens power prediction after laser in situ keratomileusis or photorefractive keratectomy for myopia. *J Cataract Refract Surg* 2016；42：363-9.

16) Haigis W. Intraocular lens calculation after refractive surgery for myopia：Haigis-L formula. *J Cataract Refract Surg* 2008；34：1658-63.

3.9 屈折矯正手術（2） 眼内へのアプローチ

3.9.1 有水晶体眼内レンズ（phakic IOL）挿入術

　有水晶体眼内レンズ（phakic intraocular lens：phakic IOL）は水晶体を温存した状態で眼内レンズを移植し，近視，遠視，乱視といった屈折異常を矯正する手術である．その歴史は古く，1950年代にその基本となる概念が提唱され，1986年にFechner, Worstらにより虹彩把持型，1987年にBaikoffらにより隅角支持型，Fyodorovらにより後房型の原型が報告されている．

　これら3種類のレンズは，前房隅角支持型のAcrySof®Cachet®（Alcon社），前房虹彩支持型のArtisan®やArtiflrex®（Ophtec社），後房型のimplantable collamer lens（以下ICL，STAAR Surgical社）とそれぞれ製品化に至ったが，前房型レンズは顕著な角膜内皮細胞減少が生じる例があり，現在市場から回収，もしくは大幅なシェアの減少となっており，実質後房型レンズのICLが主流となっている．国内においても，厚生労働省の承認を受けているのはICLのみである．

　ICLは2010年にICL V4（球面度数のみ）が，翌2011年にtoric ICL V4（球面および円柱度数）が承認され，主にLASIK（laser in situ keratomileusis）が不適応な強度近視例に対する治療として広まった．その後，レンズ中央に貫通孔を有するHole ICL（ICL KS-AquaPORT®，STAAR Surgical社）が2014年に承認され，術後合併症の大幅な改善により現在に至るまで適応が拡大している．手術件数も急増し，今やLASIKを抜き国内屈折矯正手術のトップシェアとなっている．

　後房型phakic IOLは，近年ICLに追随し，IPCL（implantable phakic contact lens, Care group），EYECRYL™ Phakic（以下EYECRYL™，Biotech Vision Care Pvt社）という国内未承認レンズも登場し，それぞれ欧州では少しずつ手術件数が増加している（図1）．

3.9.2 ICLについて

　本節では，国内で唯一承認されているICLについて解説していく．ICLは1993年STAAR Surgical社によって開発され，レンズ形状の改良を加えたICL V4というモデルが2010年に国内最初の認可を得た．

　当時のICL V4は術後の良好な視機能が得られる反面[1]，レンズ挿入によって眼内の房水循環が妨げられるため，虹彩切除が必要であること，術後に白内障の進行するリスク[2]があるという大きな2つの欠点を持っていた．

　その後，これらの欠点に対して清水はレンズ中央に小さな孔をあけることで，レンズを通して自然に近い房水循環が可能となるHole ICLを開発し[3]，2007年に世界初の人眼への埋植を行い，Hole ICL（ICL KS-AquaPORT®）として2011年にCEマーク，2014年に国内で承認を得ることとなった．Hole ICLの登場により，術前・術中に虹彩

文献1

文献2

文献3

Chapter 3 屈折矯正法

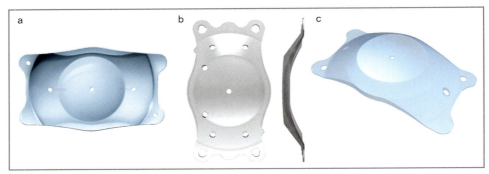

図1 現在使用可能な後房型 phakic IOL
a. ICL EVO/EVO＋. 国内で唯一承認されているレンズで，素材はコラマー．レンズ中央に 0.36 mm の貫通孔を有する Hole ICL のうち従来の光学径のものを EVO，ハロー・グレアの改善目的に光学部を最大 11 ％ 拡大したモデルを EVO＋ と呼んでいる．長期の臨床成績もすでに報告されており，安全性は確保されているといってよい唯一の phakic IOL である
b. IPCL V2.0. IPCL は国内未承認レンズで，素材は親水性アクリル．2017 年に Hole ICL のように貫通孔を有する IPCL V2.0 が販売となり，CE マークも取得している．完全カスタムメイドのレンズであり，球面度数は 0.5 D ステップで−0.5 〜−30.0 D，円柱度数は＋1.0 〜＋10.0 D と ICL の度数範囲が広く，三焦点構造の多焦点レンズも存在する．また，レンズサイズは ICL が 12.1, 12.6, 13.2, 13.7 mm の 4 つしかないのに対して，IPCL は 11.0 〜 14.0 mm まで 0.25 mm ステップでより細かくサイズが展開されている
c. EYECRYL™ Phakic. EYECRYL™ Phakic は国内未承認レンズで，素材は親水性アクリル．やはり Hole ICL と近似した中央に貫通孔を有する非球面形状のプレート型レンズであり，レンズサイズは ICL と近似した 12.0, 12.5, 13.0, 13.5 mm の 4 サイズである．球面度数は 0 〜−23.0 D，円柱度数は 0.5 〜 5.0 D が基本で，さらに症例に合わせたカスタマイズも可能となっている

文献4

切除は不要となり，代謝性白内障の進行は劇的に改善され[4]，現在の手術件数の急増につながっている．

　STAAR Surgical 社はその後，この Hole ICL をもとにハロー・グレアの改善目的に光学部を最大 11 ％ 拡大したモデルを登場させ，現状では最新モデルとなっており，従来の光学部径のものを EVO，光学部が拡大したものを EVO＋ と呼んでいる．

■ICL の素材，形状

　ICL はコラマー（collamer）と呼ばれる重合体でできたプレート型の眼内レンズで，虹彩と水晶体の間のスペースである後房へ移植される．レンズの四隅にはフットプレートという突出部があり，この部分が毛様体溝へと挿入され，安定した固定を得ることになる．レンズサイズは 12.1, 12.6, 13.2, 13.7 mm の 4 種類で，国内の承認範囲では近視は−3.0 D 〜−18.0 D，乱視は＋1.0 D 〜＋4.5 D が適応となる．

■ICL の適応

　ICL は屈折度数が安定している 21 〜 45 歳を適応（老視年齢の患者は慎重適応）とし，前房深度（角膜内皮面〜水晶体前面）3.0 mm 以上であることが条件となる．LASIK と異なり，ドライアイ症例や軽度円錐角膜例も適応となる．

■ICL 度数・サイズ計算について

　レンズ度数・サイズ計算は STAAR Surgical 社から提供される OCOS（online calculation & ordering system）によって行う．ICL の度数計算は，白内障手術と異なり主に自覚屈折値が反映され，OCOS によるレンズサイズ計算は white to white（WTW）

と前房深度（角膜後面から水晶体前面までの距離）の値により決定される.

　しかしこの式は Hole ICL 以前の旧タイプレンズに対応したものであり，大きめのレンズサイズが選択される傾向があるほか，選ぶレンズサイズに対する術後 vault（後述）は予測不能である欠点があった．また測定機器による WTW 測定値誤差もあり，近年は最新の前眼部 OCT である CASIA2（TOMEY 社）で計測される，より明瞭なメルクマールを採用した KS 式と NK 式が登場し，術者の好みに合わせた正確なサイズ選択が可能となっている．両式の特徴と原理は以下の通りである.

1. KS 式

　KS 式は筆者が考案した式で，主に ATA（angle to angle）と CLR（crystalline lens rise）をメルクマールとし，選択するレンズサイズから術後 vault（μm）を予測する式である．最新の Ver.4 式では水平固定時と垂直固定時の予測式がそれぞれ作成されている.

《水平固定時》

　術後予測 vault $= -2338.84 - 132.92 \times \mathrm{ATA} + 324.05 \times \mathrm{ICL\ size} - 0.29 \times \mathrm{CLR} + 102.25 \times \mathrm{ACD}$

《垂直固定時》

　術後予測 vault $= 1267.70 - 93.85 \times \mathrm{ATA} + 198.83 \times \mathrm{ICL\ size} - 0.36 \times \mathrm{CLR} + 89.07 \times \mathrm{ACD}$

2. NK 式

　NK 式は中村，小島が考案した式で，主に ACW（anterior chamber width，強膜岬間距離）と CLR をメルクマールとし，最適なレンズサイズを算出する式である．最新の ver.3 式ではサイズ変更に対する術後予測 vault の改訂がなされている.

　最適 ICL サイズ（Vault が 0.5 mm になる最適 ICL サイズ）$= 5.321 + 0.618 \times \mathrm{ACW} + 0.495 \times \mathrm{CLR}$

　予測 vault $= 0.5 + 0.78 \times (\mathrm{ICL\ size} - 最適\ \mathrm{ICL}\ サイズ)$

3.9.3 ICL の手術手技

　ICL 手術の基本的な手技の流れを紹介する．ICL の手術は ICL のセッティング，角膜切開，レンズの挿入，フットプレートの固定，眼内粘弾性物質の除去・創口閉鎖の 5 つの工程となる.

　まず専用のカートリッジに ICL をセッティングし，その後 1 mm のスリットナイフにてサイドポートを作成して，低分子量の粘弾性物質を入れ前房を保持した後，角膜耳側を 3.0 mm のスリットナイフにて切開する．次にインジェクターにて ICL を挿入し，水晶体を傷つけないよう ICL を虹彩面上に広げる．粘弾性物質によって前房スペースを確保した後，ICL の四隅のフットプレートと呼ばれる部分を専用のフックで虹彩下へ固定する．最後に眼内の粘弾性物質を除去し，縮瞳剤を注入後，創口をハイドレーションにて閉鎖し終了となる（図 2）.

3.9.4 ICL 術後サイズ評価について

　ICL は虹彩と水晶体の間にブリッジするような形で眼内に固定されており，適切な大きさのレンズを選択することが術後合併症をなくすうえで重要になる.

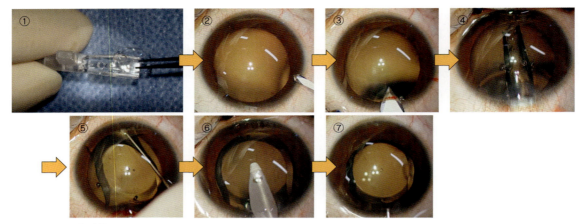

図2 ICL手術手技
①レンズセッティング，②1 mmのサイドポート作成，③3 mmのメイン創口作成，④レンズ挿入，⑤フットプレートを虹彩下へ挿入，⑥粘弾性物質を除去，⑦創口閉鎖

通常，ICLと水晶体の距離はvault（ボールト）という表現を用い，細隙灯顕微鏡の光を45°斜めから当て，角膜厚をひとつの目安として0.5〜1.5 CT（corneal thickness：角膜厚）を適切なvaultとしている．レンズサイズのミスマッチによる合併症については，Hole ICL登場により安全性が飛躍的に向上してきており，現在再評価をしている段階である．

レンズが小さく0.5 CT未満をlow vaultと表現する．low vaultにおけるリスクとしては，従来レンズでは水晶体前面の房水循環が不良となるため白内障進行のリスクが上昇すること[2]があげられていたが，現在のHole ICLではそのような傾向は認められない[5]．また2.0 CT以上をhigh vaultと表現する．high vaultのリスクとしては，虹彩がレンズにより押し上げられたことで狭隅角となるため，将来的なPAS（周辺虹彩前癒着）や眼圧上昇が懸念されている．

文献5

3.9.5 術後の合併症について

ICL手術に伴う主な合併症について解説する．

1．眼内炎（感染性，TASS）

ICLは内眼手術であり，術後に最も注意しなければいけない合併症は眼内炎である．ICL後の眼内炎は，感染性眼内炎とTASS（toxic anterior segment syndrome）の2つを鑑別して適切に対応することが重要となる．

文献6

ICL後の感染性眼内炎は，過去の報告[6]では0.0167％（3/1,7954），おおよそ6,000眼に1例という割合とされており，この論文にて詳細な報告が得られた2例は，ともに表皮ブドウ球菌が検出され，視力低下なく治療されたとされている．ICLは若年者が対象であり，水晶体が温存されることから，白内障術後の感染性眼内炎と比較すると割合が低く，予後も比較的悪くないとされている．

一方で，ICLは白内障手術に比べてTASSが定期的に散見される特徴がある．ICL術後におけるTASSの特徴としては，急性（術翌日）〜亜急性期（術後数日後）発症，

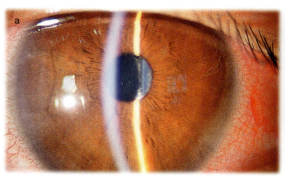
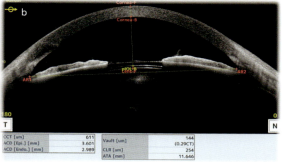

図3 ICL術後のTASS症例
ICL術後TASS症例の特徴は，軽度の充血（a）と弱い疼痛，角膜厚の肥厚と前眼部に限局した炎症所見（フィブリン形成）（b），緩徐な進行，ステロイドに著効することである

前眼部に限局した炎症であること（硝子体混濁はない），前眼部にフィブリンや前房蓄膿など強い炎症が生じる一方で自覚症状が弱いこと，病状の進行が緩やかであることなどがあげられる（図3）．

治療としては，ステロイドの結膜下注射および点眼・内服治療がメインとなり，中等症以上では前房洗浄を行うと改善が早い．一般に感染性眼内炎と異なり，処置翌日にはフィブリン消失などの改善傾向が認められ，予後は良好である．

一方でこの2つの鑑別が難しいことも事実で，上記特徴によりTASSが疑わしければその対応をするが，その後の経過を短い時間で追ってみて，少しでも悪化がある場合は感染性眼内炎に対する対応に切り替えるしかないだろう．

2．ハロー・グレア

ICL術後はレンズからの散乱光の影響でグレア，とりわけハローが生じることが必発となる．ハローはHole ICLの中央貫通孔からの散乱光，レンズ光学部境界域の散乱光が原因とされており，術後早期にはほぼ全例に必発する症状である．

一方で，グレア症状はあまり強くはなく，視界の中央部は明瞭に見えることが多いため，このハロー現象はニューロアダプテーションという脳の順応により時間経過とともに不快ではなくなってくる．一般的には術後1～6か月の間でこの順応がおこってくることが多く，事前に患者へ説明しておくことが症状緩和のコツとなる．

3．トーリックレンズの軸ずれ・位置補正

トーリックレンズは1°ずれると乱視矯正効果が約3.3％減弱するとされ，仮に30°ずれてしまうとほとんど乱視矯正効果がなくなることになる．軸ずれの原因としては，初回手術時の固定ずれ（医師，検査側の原因）によるものと，術後のレンズ回転によるものの2つに分けられる．

このうち前者が主原因となり，過去にはトーリックICLの軸ずれによる位置補正は8％に必要であったという報告[7]があるが，現在はサージカルガイダンスの登場により初回手術時の固定ずれの割合は減少しており，当院での割合は0.28％（12/4,302，2022年6月～2024年6月まで）であった．

軸ずれを生じた場合の位置修正は容易であり，角膜に1～1.5 mmのサイドポートを作製し，低分子粘弾性物質を眼内に満たした後，専用のフックでICLを正しい位置へ

文献7

回転させればよい．眼内に満たされた粘弾性物質は，ハイドレーションのときに眼内還流液を創口から流すように排出させればよいだろう．

4. Vault の微調整

Hole ICL となり，術後 low vault に関しては白内障進行のリスクが改善しているため，経過観察でよい場合も多い．しかし過度に high vault となったときは狭隅角となるため，早急なサイズ調整が必要となり得る．

サイズをダウンさせて摘出交換する方法が一般的であるが，術後 vault の程度は患者の視機能に影響することはほとんどないため，患者は交換手術に対して抵抗を持つことも多く，また術者も患者の視機能が良好なレンズ交換は心理的負担が大きくなる．そこで，眼内でレンズを回転させて固定位置を変えることで vault を微調整する方法がある．

ICL が固定される毛様溝間距離（sulcus to sulcus）は，眼球の水平方向に比べ垂直方向で 0.3 mm 程度長いとされている[8]．そのため，水平方向に固定された ICL を 90°回転させて垂直方向に固定すると vault は小さくなる．眼内のレンズを 90°回転させる方法は，前述のトーリックレンズの軸ずれ・位置補正と同じ方法で可能であり，再処置法として容易で患者の負担も少ない．ただし，レンズ固定位置が決まっているトーリックレンズでは不可能な方法となる．

文献 8

5. レンズの摘出・交換

ICL 術後にレンズ度数やサイズが合わなかった場合，または白内障などの手術が必要となった場合は ICL を摘出する必要がある．その頻度は決して多くなく，当院においての交換率は 0.16 %（7/4,302，2022 年 6 月～2024 年 6 月まで）であった．ただし，ICL 手術を行ううえでは決してゼロになることはなく，術者としては必ず対応を理解しておかなければならない．摘出交換のポイントは交換レンズの度数計算法とレンズ摘出手技であり，その 2 つのコツを以下に説明する．

（1）交換レンズの度数計算方法

交換レンズの度数決定に関しては種々の方法があるが，一般的には初回手術のデータをもとに，誤差が生じた自覚屈折度数を付加する形で交換レンズ度数を再計算する．

例えば，初回手術時の目標屈折度数が正視ねらいであったのに，術後 1.0 D 低矯正となった場合は，初回手術データの目標屈折度数をもとに 1.0 D 遠視ねらいにした度数を算出する．乱視が足りなければ，乱視度数も付加することが可能である．

（2）レンズ摘出のコツ

摘出交換時のメイン創口は，初回手術から 1 か月以内であれば初回の角膜切開創を用いることが可能であるが，それ以上経過していれば新たな創口を作成したほうが無難である．切開創幅は 2.6 ～ 3.0 mm で摘出可能である．

最初に低分子粘弾性物質で眼内を満たし，レンズを把持しやすいところにレンズを回転させる．その後，ICL の表側と裏側へ高分子粘弾性物質を入れ，前房および ICL-水晶体に十分なスペースを作る．

摘出時にレンズを把持する部分は，ハプティクスの根本部分がお勧めで，筆者は主にレンズ鑷子を用いてこのハプティクス根本部分を深めに把持し，一気に創口から引きだすようにしている．その際，引きだしたレンズが創口で引っかかり眼外へ摘出しきれない場合は，もう 1 本レンズ鑷子を用いてレンズ全体をはさみ込んで引きだすと安全に摘出できるだろう（図 4）．

3.9 屈折矯正手術（2） 眼内へのアプローチ

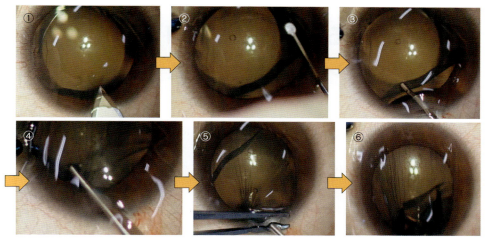

図4　ICL 摘出手技
①摘出創口の作成（2.6〜3.0 mm で摘出可能），②レンズフックでレンズを摘出しやすい位置へ回転，③レンズの表裏に高分子粘弾性物質を入れ，スペースを作る，④レンズ鑷子で ICL ハプティクスの根本を深めに把持する（写真はやや浅めの把持），⑤レンズを引きだし，創口に引っかかったところをもう1本のレンズ鑷子で厚めに把持，⑥レンズを引きだし摘出

3.9.6 まとめ

　Phakic IOL による屈折矯正は，ICL を中心に主に後房型レンズが中心となっている．角膜屈折矯正手術と異なり，可逆的な術式であることが高い安全性の象徴として人気となっている．今後新たなレンズが複数登場してくることが予想されるが，内眼手術であることから，合併症には注意を払い，長期的にモニタリングすることが必要である．

〈五十嵐章史〉

文献

1) Igarashi A et al. Visual performance after implantable collamer lens implantation and wavefront-guided laser in situ keratomileusis for high myopia. *Am J Ophthalmol* 2009；148：164-70. e1.
2) Packer M. Meta-analysis and review：effectiveness, safety, and central port design of the intraocular collamer lens. *Clin Ophthalmol* 2016；10：1059-77.
3) Shimizu K et al. Early clinical outcomes of implantation of posterior chamber phakic intraocular lens with a central hole (Hole ICL) for moderate to high myopia. *Br J Ophthalmol* 2012；96：409-12.
4) Packer M. The Implantable Collamer Lens with a central port：review of the literature. *Clin Ophthalmol* 2018；12：2427-38.
5) Alfonso-Bartolozzi B et al. Ten-year follow-up of posterior chamber phakic intraocular lens with central port design in patients with low and normal vault. *J Cataract Refract Surg* 2024；50：441-7.
6) Allan BD et al. Endophthalmitis rates after implantation of the intraocular Collamer lens：survey of users between 1998 and 2006. *J Cataract Refract Surg* 2009；35：766-9.
7) Kamiya K et al. Three-year follow-up of posterior chamber toric phakic intraocular lens implantation for moderate to high myopic astigmatism. *PLoS One* 2013；8：e56453.
8) Biermann J et al. Evaluation of ciliary sulcus diameter using ultrasound biomicroscopy in emmetropic eyes and myopic eyes. *J Cataract Refract Surg* 2011；37：1686-93.

3.10 乱視に対するアプローチ（1）乱視矯正コンタクトレンズ

乱視を矯正するためのコンタクトレンズ（contact lens：CL）には，ハードコンタクトレンズ（hard CL：HCL）とソフトコンタクトレンズ（soft CL：SCL）がある．不正乱視に対してはHCLが用いられるが，ここでは，正乱視に対して用いられる乱視矯正SCL（トーリックSCL）について解説する．

本邦におけるトーリックSCLの処方割合は，世界と比較して低いことが知られている[1]．臨床の現場では，乱視眼でありながら球面のSCLを使用している例に遭遇することが時々ある．しかし，乱視を矯正していないと，視力が得られていてもその質が低下し，眼精疲労に陥ったりする可能性もある[2]．近年は使い捨てSCLが主流となり，選択肢の増えたトーリックSCLについて，多くの乱視眼にアプローチできるよう，その種類と処方の方法に関して述べたい．

文献2

3.10.1 トーリックSCLの種類

■ トーリック面による分類

近年はあまり言われなくなっているが，トーリック面が前面にあるか後面にあるかで分けることができる．現在は，後面トーリックの製品のほうが多い．メーカーによっても異なり，全ての製品が後面あるいは前面トーリックのみのメーカーもあるが，製品によって異なるものを有しているメーカーもある．

上眼瞼圧が高い場合，眼瞼の影響を受けにくい後面トーリックのほうが好ましく，全乱視軸と角膜乱視軸が10°以上ずれる場合は，角膜乱視軸の影響を受けにくい前面トーリックのほうがよいとされている[3]．

■ デザインによる分類

大きくはダブルスラブオフデザイン（double slab off design：DSD）とプリズムバラストデザイン（prism ballast design：PBD）に分けることができるが，近年は両者が合併したハイブリッドタイプの製品もある．それぞれに特徴があり，患者により好ましいトーリックSCLを選択しなければならない．**表1**におおよその適応を示す．

1. DSD（図1a）

上下のレンズの厚みを薄くして上下の眼瞼ではさみ込むことで，レンズの安定性を保っている．瞼裂幅の大きい場合や下三白眼の場合は，上下眼瞼ではさみ込むことができないので適さない．PBDで強い異物感を訴える場合は，DSDを試してみてもよい．また，倒乱視眼の場合は，DSDのほうが適しやすい．さらに，本デザインの亜型として，横方向の厚み部分にスロープを設けてより安定しやすくしたアイリッドスタビライズドデザイン（eyelid stabilized design：ESD）がある．ESDとPBDのレンズを比較したところ，主観的な見え方とコマ収差に違いがあることが報告されている[4]．

文献4

表1 DSDレンズとPBDレンズの適応

	ダブルスラブオフデザイン（DSD）	プリズムバラストデザイン（PBD）
頭を傾けることが多い	○	△
つり目，下がり目	△	○
下三白眼	×	○
瞼裂幅が大きい	程度によっては×	○
異物感を気にする	○	△
直乱視	○	○
倒乱視	○	△
斜乱視	△	×

○：好ましい　△：やや好ましい　×：あまり好ましくない

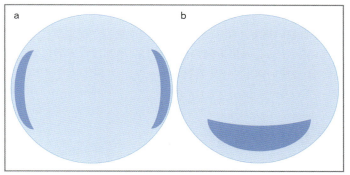

図1 ダブルスラブオフデザイン（DSD）とプリズムバラストデザイン（PBD）のイメージ
a. 上下方向を薄くし，横方向に少し厚みがでる．「ダブルスラブオフ」というのは2か所を削り落としたという意味
b. 下方に厚みを持たせている．「バラスト」というのはおもりという意味

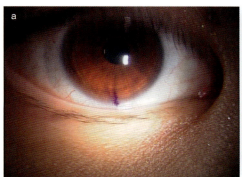
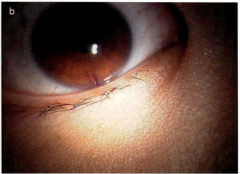

図2 PBDと重力の影響
a. PBDのトーリックSCLを装着．色素を用いてガイドマークをわかりやすくしている．ガイドマークは下方を向いている
b. aから右方向に頭を傾けた場合．トーリックSCL自体は重力方向に回転していない

2. PBD（図1b）

レンズの下方に厚みを持たせて安定させている．近年は，こちらのタイプの製品のほうが多い．下方に厚みを持たせているため，異物感を認める場合があるが，多くはない．また，重力の影響を受けるので頭を傾けることの多い場合には適さないとされてきたが[5]，実際の環境の中ではそれほど長時間大きく頭を傾ける場面はなく，頭を傾けてPBDレンズのフィッティングを観察しても，あまり重力の影響を受けていなかった（図2）．ただし，症例によって異なる可能性はある．

Chapter 3 屈折矯正法

3. ハイブリッドデザイン

上下非対称のスラブオフタイプで下方に厚みがあり，左右部分はやや厚みを持たせた両者を併せ持ったようなデザインの製品もある．

■素材による分類

SCL の素材は，ハイドロゲル素材とシリコーンハイドロゲル（silicone hydrogel：SH）素材に分けられるが，トーリック SCL においても同様である．ハイドロゲルレンズは SHCL に比較して酸素透過性が低く，乾燥する傾向が強い．トーリック SCL の場合，レンズの厚い部分の酸素透過率が低下するので，SH 素材のレンズのほうが望ましいと思われる．

■使用期限による分類

SCL は交換期間によって，1 日使い捨て，頻回交換型，定期交換型，従来型に分けることができる．近年は 1 日使い捨て SCL の処方割合が増加し，本邦は世界的にもその割合が高い国とされている[1]．1 日使い捨ての SH 素材のトーリック SCL もいくつかでてきており[5]，選択肢が広がっている．

3.10.2 トーリック SCL の処方

1. 屈折検査

自覚的屈折検査および他覚的屈折検査を行って屈折値を確認するが，余裕があれば，等価球面値のレンズを入れた見え方と乱視を正しく矯正したときの見え方を自覚してもらってもよい．

2. トライアルレンズの選択

前述した種類の中から，希望に適したトーリック SCL を選択する．ハイドロゲル素材か SH 素材か，および 1 日使い捨てか頻回交換型か，あるいは種類は限られるが定期交換型か従来型かについて選ぶ．しかし，選択したトーリック SCL のデザインは決まってくるので，その患者に適しているかどうかで変更せざるを得ないこともある．

使用期限の決まったいわゆる使い捨てトーリック SCL と，使用期限の決まっていない，寿命（約 1 ～ 2 年）がくるまで使用する従来型のトーリック SCL とに分けて解説する．

（1）使い捨てトーリック SCL

自覚的屈折検査の結果をもとにして乱視軸を確認し，球面度数と円柱度数を求めてトライアルレンズを選択する．例えば，自覚的屈折検査で屈折値が S－7.50 D◯C－1.75 D Ax180°の場合，図 3 のように 180°方向の－7.50 D は頂点間距離補正をすると－6.50 D となり，90°方向の－5.75 D は頂点間距離補正によって－5.25 D となる．それによって球面度数が S－6.50 D，円柱度数が C－1.25 D で軸は 180°のレンズを選択することになる．しかし，早見表（表 2）[6]を用いると，球面度数の横にある頂点間距離補正した値の行と円柱度数の列が一致したところの円柱レンズがわかり，直ちにトライアルレンズを選択できる．

文献 6

3.10 乱視に対するアプローチ（1） 乱視矯正コンタクトレンズ

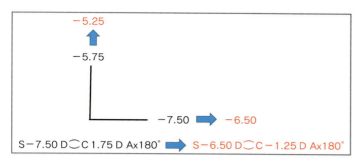

図3 トライアルレンズの決定方法
自覚的屈折検査で屈折値が S−7.50 D C −1.75 D Ax180°の場合，S−6.50 D C −1.25 D Ax180°のトライアルレンズになる

表2 度数選択早見表を用いたトライアルレンズ決定方法[6]

図3と同様例の場合で，球面度数−7.50 D の横にある頂点間距離補正した値（−6.50 D）の行と円柱度数−1.75 D の列が一致したところの円柱レンズが−1.25 D だとわかり，計算せずにトライアルレンズの度数が選択できる

(2) 従来型トーリック SCL

　メーカーによって用意されているトライアルレンズが異なるので，各メーカーに問い合わせてそれを用意する必要がある．使い捨てトーリック SCL の場合はベースカーブ（base curve：BC）が決まってしまうが，従来型トーリック SCL の場合は，いくつかの中から選択しなければならない．まず BC を選んでトライアルレンズを装着するわけであるが，球面度数だけが入っているものや円柱度数まで入っているテストレンズもある．

3．フィッティングの観察
(1) レンズの動き

　通常の SCL の場合と同様に考えてよいが，トーリック SCL の場合は回転すると見え方に影響するので，ルーズでないほうが望ましい．使い捨てトーリック SCL の場合は，適していないと判断したらメーカーを変更することになる．

(2) 軸の回転

　通常の SCL と異なり，ガイドマークを確認する必要がある．ガイドマークはメーカーによって異なり，トライアルレンズを装着してそのガイドマークが安定しているかどうかを観察する．図 4a のように時計回りに回転している場合は，正加反減（成果半減）則に従って正加方向（時計回り）の回転となり，もとのトライアルレンズの軸度に回転した度数分を加えた軸度のレンズに入れ替える．反時計回りに回転している場合（図 4b）は，反減方向（反時計回り）となり，もとの軸度から回転した分だけ減じる必要がある．入れ替えたレンズを観察した際，ガイドマークは前と同じ方向を向いており，その後入れ替えることは行わない．

4．トライアルレンズ上での屈折検査
(1) 使い捨てトーリック SCL の場合

　フィッティングに問題がなければ，CL 上の球面追加矯正を行う．過矯正を防ぐためにオーバースキア，レッドグリーンテスト，オーバーレフを行っておくとよい．必要な視力が得られたら，そのレンズでお試し装用を行う．

(2) 従来型トーリック SCL の場合

　先に述べたが，メーカーによってトライアルレンズが決まっている．球面度数のみ，あるいは全く度数の入っていないトライアルレンズの場合は，その上から完全矯正を行って決定する．球面度数も円柱度数も入っているトライアルレンズの場合は，メーカーの指定する方法で追加矯正を行う．

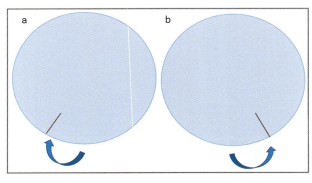

図 4　軸の回転とレンズの入れ替え
a. 180°のレンズが時計回りに（例えば 20°）回転した場合．0°（180°）＋20°＝20°のレンズに入れ替える
b. 180°のレンズが反時計回りに（例えば 20°）回転した場合．180°－20°＝160°のレンズに入れ替える

3.10.3 まとめ

　最近の使い捨てトーリック SCL はレンズの安定性が良好で，処方の方法も従来型のものより簡単になり，選択肢も増えて処方しやすくなってきた．正乱視に対するアプローチのひとつであるトーリック SCL を用いて，患者に適した乱視矯正を行っていただきたい．

（宮本裕子）

文献

1 ）Morgan PB et al. INTERNATIONAL CONTACT LENS PRESCRIBING IN 2022. *Contact lens Spectrum* 2023；38：28-35.
2 ）Berntsen DA et al. A randomized Trial to Evaluate the Effect of Toric Versus Spherical Contact Lenses on Vision and Eyestrain. *Eye Contact Lens* 2019；45：28-33.
3 ）塩谷　浩．Ⅱ．一般的なコンタクトレンズの処方 5．トーリックソフトコンタクトレンズの処方．前田直之ほか（編）．新篇眼科プラクティス　9 必読！コンタクトレンズ診療．文光堂；2023．pp.74-9.
4 ）Koh S et al. Optical Quality and Visual Performance with Different Toric Contact Lens Designs. *Eye Contact Lens* 2023；49：483-8.
5 ）宮本裕子．乱視矯正（トーリック）コンタクトレンズの処方．臨床眼科 2024；78：32-9.
6 ）Cooper Vision®．医療従事者向けサイト．診療サポート．乱視早見表．2024.

Chapter 3 屈折矯正法

3.11 乱視に対するアプローチ（2）トーリック IOL の度数選定と使い方

　小切開手術やトーリック眼内レンズ（toric intraocular lens：T-IOL）の普及により（表1），白内障手術は屈折矯正手術としての役割をはたすようになった．また，多焦点眼内レンズの普及に伴い，眼鏡を使用せずに生活したいと希望する患者が増加しており，それに伴って T-IOL の度数計算の精度に対する要求も高まっている．さらに，近年では単焦点 IOL における T-IOL の比率が 10% を超え，多焦点 IOL および単焦点 IOL の両方で T-IOL の使用が徐々に増加している．

　この状況において重要となるのが，T-IOL 度数の計算と正確な軸合わせである．T-IOL は，適切に軸を合わせないと逆に視機能を低下させる可能性があるため，その精度が特に重要視されている．本節では，T-IOL を実際に使用するに当たって役立つ，

表1　主な国内承認 T-IOL

名称	AMO TECNIS® Toric Ⅱ OptiBlue®	Alcon Clareon® Toric	HOYA Vivinex™ Toric	NIDEK NP-T	KOWA Avansee™ Preload1P Toric
形状					
焦点	Monofocal IOL	Monofocal IOL	Monofocal IOL	Monofocal IOL	Monofocal IOL
素材	疏水性アクリル	疏水性アクリル	疏水性アクリル	疏水性アクリル	親水性アクリル
円柱加入度数（D）	1.5 ～ 3.75	1 ～ 6	1.5 ～ 4.5	1.5 ～ 4.5	1.5 ～ 6.0
球面度数（D）	6 ～ 30	6 ～ 30	10 ～ 30	1 ～ 30	6 ～ 26

名称	AMO TECNIS Eyhance™	Santen LENTIS® Comfort	HOYA Vivinex™ Gemetric™ Toric	AMO TECNIS Synergy® Toric Ⅱ	AMO TECNIS Odyssey™ Toric Ⅱ	Alcon Clareon® PanOptix® Toric
形状						
焦点	Enhanced Monofocal IOL	Enhanced Monofocal IOL	Mulltfocal IOL	Mulltfocal IOL	Mulltfocal IOL	Mulltfocal IOL
素材	疏水性アクリル	疏水性アクリル	疏水性アクリル	疏水性アクリル	疏水性アクリル	疏水性アクリル
円柱加入度数（D）	1.5 ～ 3.75	1.5 ～ 3.75	1 ～ 3.75	1 ～ 3.75	1 ～ 3.75	1 ～ 3.75
球面度数（D）	6 ～ 30	10 ～ 27	10 ～ 30	5 ～ 30	5 ～ 30	6 ～ 30

最新の知見について解説する.

3.11.1 計算式

IOLの度数計算の精度には，計測機器と計算式の2つの要素が関与していると考えられる．計測機器が進歩すれば，より精度の高い計算式が要求され，計算式が進歩すれば，より精度の高い計測機器が必要となる．眼球の計測方法も進化しており，従来の超音波式眼軸測定器に代わって，光学式バイオメーターの登場により角膜前面曲率半径や眼軸長以外の要素も計測可能となった．特に，初期のタイムドメイン原理からスウェプトソース原理への進化により，従来の角膜前面曲率半径，white-to-white 距離，眼軸長の測定に加え，角膜厚，前房深度，水晶体厚，角膜後面曲率半径の測定が可能となっている．さらに，眼軸長も角膜，前房，水晶体，硝子体といった区分ごとに屈折率を分けて正確に測定できる機器が登場している（図 1）.

SRK/T に代表される第 3 世代の計算式は，眼軸長および角膜曲率をもとに術後の屈折値を予測する．一方，第 4 世代の計算式である Haigis 式は眼軸長，角膜曲率，前房深度などから，Holladay II は眼軸長，角膜曲率，前房深度，水晶体厚，white-to-white 距離などから，Olsen や Burrett は眼軸長，角膜曲率，前房深度，水晶体厚，角膜厚などから術後の屈折値を予測する．

第 4 世代の計算式が前房深度をパラメータとして取り入れている理由として，正常眼軸長範囲内であっても 0.8% の症例において前眼部が大きく，また 0.07% の症例におい

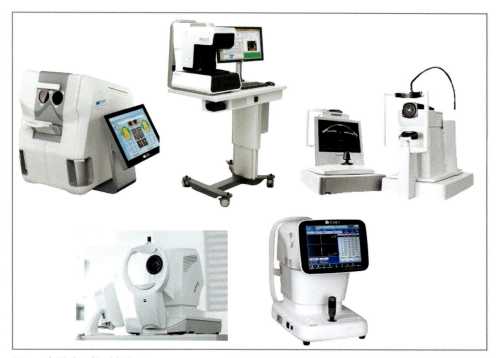

図 1　光学式眼軸測定装置
スウェプトソース OCT の原理を用いた生体計測装置に進化することで，光学式眼軸測定装置は，眼軸測定以外の生体計測が可能になった

Chapter 3 屈折矯正法

急峻な角膜曲率　　　　　　　　　　　　比較的浅い前房

OD	(Right Eye)	(Left Eye)	OS
Pre-Op:	29/07/2024 11:52 (Argos)	**Pre-Op:**	29/07/2024 11:52 (Argos)
K1: 47.29D @83°		K1: 46.74D @1...	
K2: 47.49D @173°		K2: 47.33D @	
R/K: 7.12mm / 47.39D	n: 1.3375	R/K: 7.18mm ...03D	n: 1.3375
Cyl: +0.21D @173°		Cyl: +0.58D ...106°	
PCA: N/A	(Predicted)	PCA: N/A	(Predicted)
AL: 25.80mm	(Argos-Optical)	AL: 24.30mm	(Argos-Optical)
ACD: 2.77mm	LT: 4.86mm	ACD: 2.64mm	LT: 4.97mm
WTW: 11.27mm	P: 2.58mm Px: -0.16mm Py: -0.06mm	WTW: 11.34mm	P: 2.90mm Px: +0.04mm Py: -0.28mm
Rx: N/A N/A @ N/A | 12.0mm		Rx: N/A N/A @ N/A | 12.0mm	
Post-Refractive: No Post-Refractive		Post-Refractive: No Post-Refractive	
Pre-Ref RX: N/A		Pre-Ref RX: N/A	
Ocular Disease: None		Ocular Disease: None	
Surgery Type: Phakic (Cataract Removal)	PC Lens: in Bag	Surgery Type: Phakic (Cataract Removal)	PC Lens: in Bag

CNAET0 8.50D — Barrett — vivity SRG LF(1.97)

IOL(D)	Ref(D)
7.50	0.54
8.00	0.24
8.50	**-0.07**
9.00	-0.39
9.50	-0.70

CNAET0 8.00D — Holladay 2 — vivity SRG ACD(5.63)

IOL(D)	Ref(D)
7.00	0.60
7.50	0.31
8.00	**0.02**
8.50	-0.28
9.00	-0.57

CNAET0 14.00D — Barrett — vivity SRG LF(1.97)

IOL(D)	Ref(D)
13.00	0.63
13.50	0.31
14.00	**-0.01**
14.50	-0.34
15.00	-0.67

CNAET0 13.50D — Holladay 2 — vivity SRG ACD(5.63)

IOL(D)	Ref(D)
12.50	0.75
13.00	0.44
13.50	**0.14**
14.00	-0.17
14.50	-0.48

CNAET0 8.00D — Haigis — vivity SRG a(1.57, 0.40, 0.10)

IOL(D)	Ref(D)
7.00	0.70
7.50	0.37
8.00	**0.04**
8.50	-0.29
9.00	-0.63

CNAET0 9.50D — SRK/T — vivity SRG A-Const(119.03)

IOL(D)	Ref(D)
8.50	0.43
9.00	0.17
9.50	**-0.10**
10.00	-0.37
10.50	-0.64

CNAET0 13.50D — Haigis — vivity SRG a(1.57, 0.40, 0.10)

IOL(D)	Ref(D)
12.50	0.64
13.00	0.30
13.50	**-0.04**
14.00	-0.38
14.50	-0.72

CNAET0 15.00D — SRK/T — vivity SRG A-Const(119.03)

IOL(D)	Ref(D)
14.00	0.53
14.50	0.24
15.00	**-0.05**
15.50	-0.34
16.00	-0.64

図 2　術後屈折値誤差
近視眼だが，角膜曲率が急峻で前房深度も比較的浅く，プロポーションの悪い症例である．この場合，第 3 世代式（グレー部分）と第 4 世代式（ベージュ部分）の結果に差が生じており，最終的には第 4 世代式を採用して良好な結果を得た

て前眼部が小さいプロポーションの悪い眼球が存在することがあげられる[1]．これらの症例において前眼部の実測値を考慮しない場合，大きな誤差が生じる可能性がある．さらに，長眼軸眼の 7.3 %，短眼軸眼の 6.5 % が平均的な前眼部を有することから，特に長眼軸眼および短眼軸眼においては，前眼部の実測値を計算に含めることが重要とされる．実測値を用いることで，術後屈折値誤差は第 4 世代の計算式が第 3 世代の計算式よりも小さくなる（図 2）．

3.11.2 角膜乱視補正

文献 2

　　角膜乱視を角膜前面曲率のみで評価すると，T-IOL を使用した白内障手術において，倒乱視眼では低矯正に，直乱視眼では過矯正になる傾向が問題となっていた[2]．この原因として，ケラトメータでは測定できない角膜後面乱視が関与していることが考えられ

3.11 乱視に対するアプローチ（2）　トーリック IOL の度数選定と使い方

る．また，T-IOL の術後の位置（effective lens position：ELP）も考慮されていなかった．

　近年はこの課題に対応したトーリック度数計算式が開発された．角膜は本来前面と後面の関係により，全角膜乱視量と乱視軸が発生する．このことから IOL の選択においては，角膜後面の影響を考慮して角膜乱視を評価することが望ましいと報告されている[3]．しかし，オートケラトメータをはじめとする代表的な測定機器は，前面のみの測定により，後面形状は一定の関係にあることを前提として換算屈折率を用いた推測値であり，誤差が含まれる．

文献 3

　そこで角膜後面曲率に注目したのが，Baylor nomogram である．このモノグラムは，角膜後面乱視を考慮していなかった第 1 世代の計算式を修正したものであり，単純なため使いやすい．トーリック IOL の適応を倒乱視では 0.4 D から，直乱視では 0.7 D からにシフトさせるものである（図 3）．

　Barrett Toric 式は，角膜後面乱視を含む角膜全屈折を数学的モデルで構築し，角膜後面乱視を考慮している．Abulafia-Koch 回帰式は，術後の自覚乱視から作成した回帰式に基づき，角膜後面乱視を考慮したトーリック度数の選択を行っている．

　角膜乱視と T-IOL の加入乱視をベクトル合成するためには，IOL 加入乱視を角膜面の値に換算する必要がある（頂点間距離補正）．初期のトーリック度数計算式では，全ての眼に対して同一の定数を使用していた．その後，予想前房深度の概念が IOL 度数計算式に取り入れられ，個々の眼に対して ELP が計算されるようになった．

　T-IOL 専用の計算式として，Haigis-T 式，Barrett Toric 式，Barrett TK Toric 式がリリースされている．Haigis-T 式では Haigis 式，Barrett Toric 式では Barrett Universal II 式を用いて ELP が算出されている．また，Barrett TK Toric 式では，スウェプトソース OCT の原理を用いた生体計測装置により，角膜全屈折力（total keratometry：TK）の測定が可能となったが，IOL マスター 700（Carl Zeiss Meditec 社）に搭載されている Barrett TK Toric では，角膜後面乱視の予測値ではなく OCT により取得された実測値（TK）を使用して計算が行われている．

TABLE. THE BAYLOR TORIC NOMOGRAM		
Effective IOL Cylinder Power at Corneal Plane, D	WTR Astigmatism, D	ATR Astigmatism, D
0	≤ 1.69 (> 1.00: PCRI)	≤ 0.39
1.00	1.70-2.19	0.40[a]-0.79
1.50	2.20-2.69	0.80-1.29
2.00	2.70-3.19	1.30-1.79
2.50	3.20-3.79	1.80-2.29
3.00	3.80-4.39	2.30-2.79
3.50	4.40-4.99	2.80-3.29
4.00	≥ 5.00	3.30-3.79
Abbreviations: WTR, with the rule; ATR, against the rule; PCRI, peripheral corneal relaxing incisions. [a]Especially if spectacles have more ATR astigmatism.		

図 3　Baylor nomogram

SIA

SIA（surgically induced astigmatism）とは，白内障手術や角膜手術などの眼科手術によって生じる乱視を指す．その予測は手術計画において極めて重要であり，これにより術後の視力を最適化することが可能である．過去には，切開が大きく惹起乱視が大きかった時代から，さまざまな手法が検討されてきた．近年では，倍角座標ベクトルの重心であるセントロイド値を用いることが一般的となっている．また，SIA の計算を支援するソフトウェアも WEB 上に公開されている（https://ascrs.org/tools/corneal-sia-tool）．しかし，白内障手術においては小切開が主流となっているためその重要度は低下しており，SIA を 0 にしたほうがよいという報告もある[4]．

文献 4

カリキュレータ

現在，T-IOL メーカーは独自にカリキュレータを WEB 上に公開している（**表 2**）．パラメータを入力することで，球面度数，SIA を考慮した乱視度数，乱視軸がイラスト入りで表示されるため有用であるが，各社の用いている球面度数および乱視計算方法はまちまちであり，注意が必要である．また，WEB カリキュレータ上で A 定数を変更できるため，他メーカーのレンズ計算も使用可能であり，純正 WEB カリキュレータにかかわらず，自分に合ったカリキュレータの使用も可能である．

表 2　各社カリキュレータと計算式

	Alcon	AMO	NIDEK	KOWA	HOYA
IOL 度数計算式	Barrett TK	Holladay Ⅰ	Holladay Ⅰ	Holladay Ⅰ	Holladay Ⅰ Wong-Koch による 眼軸長補正
角膜後面曲率計算	Barrett Toric	Abulafia-Koch 回帰式	Baylor nomogram	Abulafia-Koch 回帰式	Abulafia-Koch 回帰式

T-IOL に対応したその他の第 4 世代式

1. EVO（emmetropia verifying optical）式

厚肉レンズ式であり，眼軸長，角膜屈折力，前房深度，オプションとして水晶体厚，角膜厚から予測している．詳細は非公開であるが，乱視レンズにも対応している．

2. Hill-RBF 式

人工知能を応用した計算式であり，数値解析や機械学習などで使われる関数の一種であるラジアル基底関数（radial basis function：RBF）を用いている．眼軸長，前房深度，角膜前後面曲率半径などのデータをもとに，術後の等価球面度数を予測するために RBF で学習を行い，最適な IOL 度数を計算する．このモデルは既存の情報に依存せず，データのみを基準に学習を進める特徴を持つ．さらに IOL 度数の誤差を最小限に抑えるために，症例数を増加させながら繰り返し学習を行い，予測精度を継続的に向上させることができる．

文献 5

3. Kane 式

光学理論と人工知能を組み合わせた計算式で，IOL 度数計算とともにトーリック度数計算も可能であり，最近は円錐角膜に対しても計算が可能となっている[5]．詳細は非公

3.11 乱視に対するアプローチ(2) トーリックIOLの度数選定と使い方

開であるが，眼軸長，角膜前面屈折力，前房深度に加え，性別も考慮されており，オプションとして水晶体厚や中心角膜厚も加味している．

3.11.3 術中波面測定
(intraoperative wavefront aberrometry)

ORA®（optiwave refractive analysis）は，手術中の眼の屈折率を，波面測定を使って正確にリアルタイムで測定する機械である．水晶体を取り除いた後に計測を行う（図4）．術前の計算と実際の結果とのずれを解消するために有効であり，LASIKなどの角膜屈折矯正術後にも対応している．また，術中リアルタイムで測定するため，角膜の切開位置や水晶体乳化吸引後の変化など，手術中の屈折率の変動にも対応できる．さらに，最適なIOL度数を決定するため，オンラインで世界中の手術データとリンクしており，常に最新のデータベースに基づく計測変数を用いて精度を向上させている点も特徴である．施設，術者ごとの最適化も可能であり，結果を全世界のデータベースと比較することもできる（図5）．

欠点としては，術中の角膜上皮の影響を受けやすいため，丁寧な術中操作が必要である．また，測定時に開瞼器の影響，眼圧，顔の位置を含めた眼位が測定誤差に結びつく

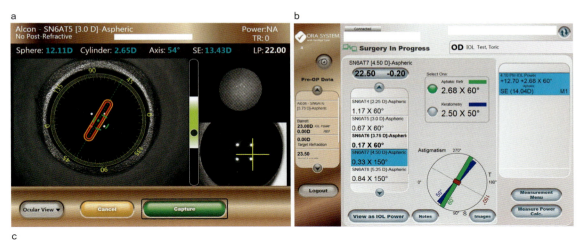

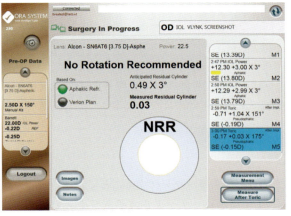

図4　ORA®による計測
a. 術中にシャック・ハルトマン波面測定を使い，屈折度数と乱視度数の測定を行う
b. 術前に測定した乱視軸および乱視度数と，波面センサーにて測定した乱視軸および乱視度数推奨レンズが表示される
c. レンズ挿入後，乱視軸を調整した後に再び波面測定を行い，残余乱視が0.5D以下になると「NRR」と表示される

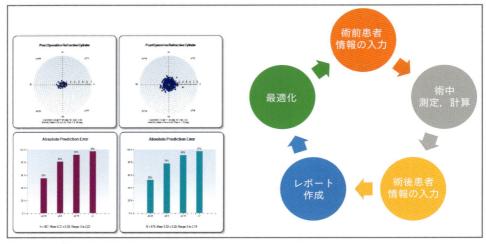

図5 ORA® の特徴
ORA® は測定するだけでなく，結果をビックデータと照合して最適化を行い，精度を向上させることができる

ため，注意が必要である．

3.11.4 軸合わせ

最適な T-IOL のレンズ選定を行った後，適切な軸合わせは乱視矯正の精度を決定する重要な要素である．T-IOL の軸合わせに関する標準的な手順を以下に示す．

1. 目印の作成

目印の作成方法には，患者が座位で自然な頭位を保持している状態で，水平基準となる目印をペンや機械的圧痕によって角膜に施すマニュアルマーキング法，術前の前眼部写真を用いた Axis registration 法，デジタルトーリックマーカー（後述）がある．いずれの方法も，術中に患者の体位変化による眼球の回転を考慮するため，座位でのマーキングおよび測定は不可欠である．さらにデジタルトーリックマーカーを除き，洗顔ドレーピング後に，顕微鏡下で術前に測定された乱視軸について，水平基準マーキングをもとに再度マーキングを施す．

2. IOL 挿入と軸合わせ

T-IOL 挿入後，顕微鏡下で IOL を回転させ，事前にマーキングされた角膜上の乱視軸と一致するように調整する．

3. 最終確認

軸合わせが完了した後，眼粘弾剤（OVD）を完全除去して再度 IOL の位置を確認，必要に応じて微調整を行う．30°の回旋で乱視矯正効果はなくなるといわれており，細心の注意が必要である．

■ **デジタルトーリックマーカー**

前眼部の静止画像と手術中の画像を照合し，トラッキングすることで眼球の回旋や動きに対応するデジタル補正を行うシステムである．デジタルガイドラインをハーフミ

ラーを通して顕微鏡に表示し，T-IOL の軸合わせを支援する．現在，VERION®（Alcon 社），ZEISS CALLISTO eye®（Carl Zeiss Meditec 社）が上市されており，また生体計測装置の ARGOS®（Alcon 社），IOL マスター 700（Carl Zeiss Meditec 社）と連携することで画像の取り込みが容易になるため，急速に普及している．その他，ORA® を用いて術中波面測定を行い，乱視軸を測定する方法がある．これらのシステムにより，マニュアルによるマーキングと比較して T-IOL の軸合わせの精度は向上するとされている[6]．

文献 6

3.11.5 最後に

　最新の測定機器や IOL 度数計算式を駆使しても，施設ごとに検査員の癖や術者間の切開の違いがあるため，これらを考慮に入れて最適化を行わなければ最善の結果は得られない．特に T-IOL においてはその傾向が強く，最終的には経験に勝るものはないと考える．やみくもに最新の測定機器や IOL 度数計算式に頼るのではなく，各施設における既存のデータからのフィードバックや，複数の測定機器を活用した乱視矯正量，乱視軸の決定など，これまでの自施設のデータの蓄積が重要である．

（秦　誠一郎）

文献

1）須藤史子．眼内レンズ度数計算式の現況と問題点．*IOL & RS* 2015；29：517-23.
2）Koch DD et al. Contribution of posterior corneal astigmatism to total corneal astigmatism, *J Cataract Refract Surg* 2012；38：2080-7.
3）Hirnschall N et al. Sources of Error in Toric Intraocular Lens Power Calculation. *Refract Surg* 2020；36：646-52.
4）Holladay JT et al. Improving toric intraocular lens calculations using total surgically induced astigmatism for a 2.5 mm temporal incision. *J Cataract Refract Surg* 2019；45：272-83.
5）Kane JX et al. Accuracy of Intraocular Lens Power Formulas Modified for Patients with Keratoconus. *Ophthalmology* 2020；127：1037-42.
6）Elhofi AH et al. Comparison Between Digital and Manual Marking for Toric Intraocular Lenses, A Randomized Trial. *Medicine（Baltimore）* 2015；94：e1618.

Chapter 3 屈折矯正法

3.12 白内障手術における IOL 選択（1）　IOL 度数計算

　眼内レンズ（intraocular lens：IOL）度数計算（power calculation）とは，白内障手術後に望ましい屈折を得るために最適な IOL 度数を決定するプロセスである．眼科医が頻回に行う手術，つまり白内障手術における IOL 度数計算は最も眼科医の興味のある事項であり，最も臨床眼科手術において影響のある事項である．

　本節は IOL 度数計算に係る原理などの内容を含んでおり，眼科医にとっても難易度の高い内容かもしれないが，IOL 度数計算は臨床レベルの向上に重要であるため，可能な限りわかりやすく噛み砕いて示すこととする．いずれもデータ，記述は筆者の過去の記載からの変更，引用である（https://asuca-eye.com/）．

3.12.1 IOL 度数計算における重要な特徴

　IOL 度数計算には，次のような特徴がある．
・正確な IOL 度数計算は，術前の生体データの精度と IOL 度数計算式の正確さに依存する．
・インターフェロメトリーや swept source OCT を用いた新しいバイオメータは精度を向上させ，測定可能なバイオメトリック・パラメータの数を増やした．
・短眼軸眼，長眼軸眼，円錐角膜類縁眼，角膜屈折矯正手術や角膜形成術を受けた眼など特殊な眼においては，IOL 度数計算の精度が低下するため，それに特化した計算式を用いることで誤差を軽減させる．米国白内障屈折矯正手術学会（American Society of Cataract and Refractive Surgery：ASCRS）の屈折矯正後 IOL 度数計算ツールは，便利なツールである．
・トーリック IOL のトーリシティを選択する際には，トーリック度数計算式を用いる．トーリック IOL のアライメントのための画像システムとガイダンスシステムが有用である．

　以上をふまえて，ここからは①バイオメトリー，② IOL 度数計算，③短眼軸眼，長眼軸眼，角膜屈折矯正手術や角膜形成術を受けたことのある眼など，特殊な眼における IOL 度数計算，④トーリックの選択，⑤ IOL 逢着，強膜内固定眼における IOL 度数計算について記す．

3.12.2 バイオメトリー

　正確な生体計測は，白内障手術後に予測可能な術後屈折を達成するうえで極めて重要である．超音波生体測定の時代，Norrby は IOL の度数計算における誤差の原因を分析し，最も大きなものは，軸長（axial length：AL），有効水晶体位置（effective lens position：ELP），術後屈折の 3 つであり，全誤差の 79 % を占めると結論づけた．バイオメトリーの進歩により，今日では主な誤差の原因は ELP，角膜度数，屈折であるとされる．

■ 光学的バイオメトリー

光学的（オプティカル）バイオメトリーは，著しく正確で再現性が高いことが示されており，AL測定のための最も一般的な方法となっている．世界的に広く使用されている光学バイオメータは，IOLマスター700（Carl Zeiss Meditec社），ARGOS®（Alcon社），アイスター900（Haag-Streit社），である．

1．IOLマスター

IOLマスター500は，最初の光学バイオメータとして2000年に発売された．部分コヒーレンス干渉計技術に基づき，780 nmのレーザーダイオードを使用してALを測定する．ケラト，前房深度（anterior chamber depth：ACD），White to White（WTW）も測定できた．さらに新しいバージョン（IOLマスター700）は，テレセントリックで距離に依存しないケラトメトリー（角膜屈折力）測定が可能な光学構成を採用．光干渉断層計（SS-OCT）を使用して，AL，中心角膜厚（central corneal thickness：CCT），水晶体厚（lens thickness：LT），True K（全角膜屈折），瞳孔経，瞳孔位置を測定することが特徴である（図1）[1]．眼球全体を縦断した解剖学的詳細を示す全長OCT画像が表示される．

2．ARGOS®

ARGOS®は，区分屈折を用いている点で非常に特徴的であり，眼球全体を1つの屈折率として眼軸長を求める．他社とは異なり，角膜，前防水，水晶体，硝子体それぞれの屈折率を用い眼軸長を測定している（図2）[1]．メリットは，超眼軸など眼軸長が実際とずれやすい場合の精度が向上する可能性があること，デメリットは，その分誤差を呼び込むことである．現状では角膜後面を測定できない．

3．アイスター900

アイスター900は，最後発のバイオメトリー機器である．一番の特徴は高精度の前眼部OCT機能を持っている点，Hill-RBF3.0，Barrett Universal（measured）が搭載されている点であろう．

バイオメトリー機としては最もポテンシャルのある機器であるが，ソフトの開発が途上であり，角膜全屈折値がまだ表記できていない（図3）[1]．ソフトが全てそろうと，非常に大きなインパクトを与えてくれる可能性を秘めている．前眼部OCT複合機として

文献1

図1　IOLマスター700による測定結果[1]

Chapter 3 屈折矯正法

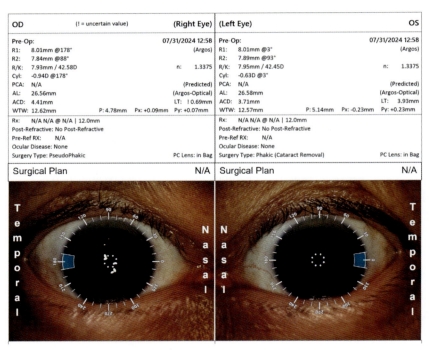

図2　ARGOS® による測定結果[1]

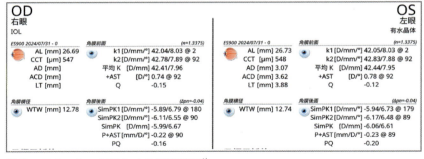

図3　アイスター900による測定結果[1]

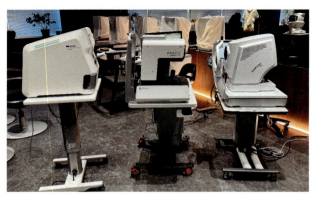

図4　各社のバイオメトリー機器[1]
左から　アイスター900, ARGOS®, IOLマスター700

考えると，2 in 1でこのサイズは非常にコンパクトである（図4）[1].
　各機器の特徴と特性を表1[1]にまとめた.

246

3.12 白内障手術における IOL 選択（1）　IOL 度数計算

表 1　各社バイオメトリー機器の特徴と特性[1]

	眼軸測定方法	波長	角膜前面測定点数	角膜前面測定方法	角膜後面測定	全角膜屈折値
IOL マスター700	等価屈折	1035 nm ～ 1080 nm	18	spot LED 反射式	あり	あり
ARGOS®	区分屈折	1050 nm ～ 1080 nm	16	spot LED 反射式	なし	なし
アイスター900	等価屈折	1060 nm	32	spot LED 反射式 反射式デュアルゾーンケラトメトリー	あり	なし（予定あり）

	中心角膜厚 CCT	瞳孔経	瞳孔位置	角膜後面測定本数	最新計算式	Lasik 後式	その他の特徴
IOL マスター700	あり	あり	あり	12 本	BU TK	Barrett TK True-K, Barrett True-K（K 値）, Haigis（TK 値）, Haigis-L（K 値）, Holladay Ⅱ（TK 値）	トーリック IOL 度数計算, CALLISTO eye 用の前眼部画像撮影機能
ARGOS®	なし	あり	なし	なし	Barret true AL	Barrett True-K（K 値）	Verion と一体化
アイスター900	あり	あり	あり	なし（マンダラスキャン）	Hill-RBF , Barret（measured）	BU TrueK, Shammas no-history, Masket/ Modified Masket	ゼルニケ解析，前眼部 OCT 機能（オプション），円錐角膜評価（オプション），拡張 12 mm 径トポグラフィー（オプション）

3.12.3 IOL 度数計算式

　最初の IOL 度数公式は 1967 年に Fyodorov によって発表され，現在第 6 世代式に発展してきている．それらは一般眼科スタッフ，医師にとって当たり前であるが，その式の成り立ちや内容を知ることは，より精度の高い結果を臨床にて導きだすために重要である．

①**2 変数式**：Holladay I，Hoffer Q，SRK/T は，AL とケラトメトリーを使用して ELP を計算する．そのため短眼軸眼やフラット角膜眼は前房が浅く見積もられる．Haigis 式は AL と ACD を使って ELP を計算する．

②**5 変数の公式**：第 6 世代式の代表である Barrett Universal Ⅱ（BU Ⅱ）式は，AL，ケラトメトリー，ACD，LT，WTW を使用する．

③**7 変数の計算式**：Holladay Ⅱ式は，術前の屈折，年齢，AL，角膜測定，ACD，LT，WTW を使用する．

■ Raytracing 式

　PhacoOptics では，正確な光線追跡（屈折のスネルの法則）に基づいて IOL の度数計算を行う．その手法は術前の ACD と LT，術後の術後 ACD の関係に基づく最新世代の ACD 予測アルゴリズムである．円錐係数（Q 値），角膜後面曲率の測定値を使用することができる．開発者の Thomas Olsen にちなんで，Olsen 公式としても知られている．

■AI 式

①**放射基底関数（radial basis function：RBF）**：Hill-RBF がその式の代表である．パターン認識を使用した IOL 度数選択のための人工知能ベースの自己検証法であり，データ補間の洗練された形式である．IOL の度数を選択するためのパターン認識は，データのみに基づく適応学習のプロセスを通じて達成される．静的な理論式とは異なり，「ビッグデータ」に連動して継続的に更新される，動的計算式である．RBF モデルに適合する手術結果の数が多ければ多いほど，全体的な精度の深さは増す．バージョン3.0 がリリースされて，長眼軸眼と短眼軸眼のデータが統合され，それに対応するようになった．

②**Pearl-DGS 式**：この計算式は，光学モデリングと機械学習モデリングを組み合わせて作成されている．

③**ニューラルネットワーク**：Clarke と Burmeister は，ニューラルネットワークに基づく式を開発した．1 人の外科医が 1 つの IOL を使用した大量の臨床データを使用して，IOL の度数を予測するようにソフトウェアが訓練されている．

■組み合わせ式

①**スーパーフォーミュラ**：Ladas のスーパーフォーミュラは，前述の 2 変数と 5 変数のvergence 式の結果を統合したもので，人工知能の要素を持っている．

②**Kane 式**：理論光学に人工知能と回帰ベースの要素を加えて，予測を精緻化した．K（角膜屈折力），AL，ACD，LT，CCT，生物学的性別をデータポイントとして使用する点がユニークである．

③**EVO 式**：屈折理論に基づいた Thick lens の式である．（https://www.evoiolcalculator.com/）

　上記に紹介した式は，すべて回帰の要素を含んでいる．角膜後面曲率（これは徐々に統合されつつある）と ELP が実測値ではないことが，特筆すべき点である．ELP を推定するためのより良い予測式のためには，おそらくレンズの直径，レンズの体積，レンズの構造，角膜，眼球収差，特定の角度と虹彩の特徴を含む，より洗練された測定が必要になると思われる．ESCRS（European Society of Cataract and Refractive Surgens）ウェブカリキュレーター（図 5）は現状最新の第 6 世代式を複数同時に計算することができ，非常に便利である（https://iolcalculator.escrs.org/）．

3.12.4 特殊な眼における IOL 度数計算

■短眼軸眼における IOL 度数計算

　短眼軸眼の場合，IOL のパワーが高く，IOL から網膜までの距離が比較的短いため，正確な ELP 予測の重要性が増す．術後 ACD の 0.25 mm の誤差は，AL が 30 mm の長眼軸眼では 0.10 D の誤差に相当し，AL が 20 mm の短眼軸眼では 0.50 D の誤差に相当する．

　ELP の計算に ACD を使用しない IOL 度数計算式では，短眼軸眼 ACD は比例して浅く見積もることが考えられる．この仮定は，実際には正常な深さの ACD を持つ短眼軸眼で理論崩壊する．ELP の不確実性と IOL の高出力のため，これらの眼での計算は特

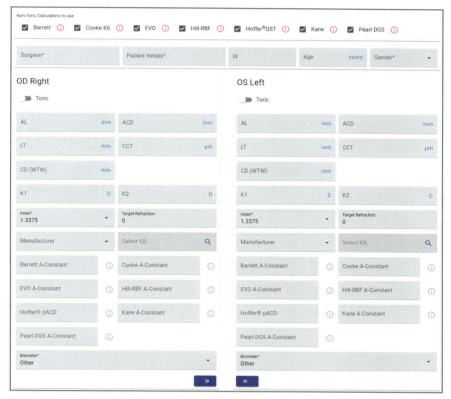

図5　ESCRS ウェブカリキュレーター

に問題となる．

■長眼軸眼における IOL 度数計算

　長眼軸眼の場合，旧世代 IOL 度数計算式では術後に遠視の患者が残ることが多い．術前の AL 測定の不正確さが，軸性強度近視の術後屈折異常の主な原因であるとされる．
　BU II 式，Kane 式と Hill-RBF 式の開発により，長眼軸眼での結果も大きく改善した．Olsen，Pearl-DGS 式の公式でも良好な結果が報告されている．
　前述の通り，長眼軸眼では IOL の度数が低いため，ELP の推定精度は正常眼や短眼軸眼ほど重要ではないが，現在の公式で使用されている AL 値を改良することで，優れた結果を期待することができる．

■角膜屈折矯正手術後眼の IOL 度数計算（1.9.5 や 3.14 も参照）

　レーザー屈折矯正角膜切除（photorefractive keratectomy：PRK），LASIK，放射状角膜切開術（radial keratotomy：RK）術後眼の IOL 度数計算において，正確な角膜屈折力の測定が困難であることと，ELP 予測に問題があるという 2 つの主要な課題に我々は直面している．
　ELP に関連した IOL の予測誤差を回避するために，Aramberri は double-K 法を提案した．これは，角膜屈折矯正手術前の角膜度数を用いて ELP を推定し，屈折矯正手

Chapter 3 屈折矯正法

術後の角膜度数を用いて IOL の度数を計算するというものである．このように，屈折矯正後の眼における IOL 度数計算の精度を向上させる方法は，過去のデータをどの程度利用するかによって 3 つのグループに分類することができる．

1．過去の臨床データのみを用いる方法

このカテゴリーの方法は，角膜度数を推定するために過去のデータのみを使用する．しかし他の 2 手法に比べて精度が低く，現状用いられることは少ない．過去に得られたデータの誤差に敏感であるために，その測定誤差がそのまま術後屈折誤差になってしまう．

2．矯正屈折力変化と現在の角膜度数値の組み合わせを使用する方法

白内障術前のケラトまたは計算された IOL 度数を，屈折矯正手術による屈折率変化（ΔMR）をもとにアレンジする手法である．

これらの方法では，0.15 から 0.33 の間数値を ΔMR に掛けて計算する．これは，ΔMR の誤差 1.0 D につき 0.15 〜 0.33 D の誤差に相当することをもとにしている．比較的精度の高いアプローチのひとつであることが示されている．

3．過去のデータを必要としない方法

国際的に最も用いられる手法であろう．計算式は次の 2 つのカテゴリーに分類される．

①Wang-Koch-Maloney 式，Shammas 式，Haigis-L 式，Potvin-Hill Pentacam 式，Barrett True-K No History 式など，角膜前面から測定した角膜度数を回帰分析または角膜後面度数の想定に基づいて調整する式．

②ガリレイや OCT による全角膜屈折力など，角膜の前面と後面の両方から測定した角膜度数に基づく式．Barrett True-K では，IOL マスター 700 にて True-K として全角屈折値を使用することができ，0.50 D 以内の精度が 72 ％程度である．

過去のデータを必要としない方法は，ΔMR と現在の角膜度数値の組み合わせを使用する方法と同程度の性能を有することが示されている．そのため，現在は過去のデータを用いない式が一般的となってきている．角膜屈折矯正術後は角膜形状の不整が強く，現状の機械では正しい角膜屈折値を測定できていないため，精度が低めである．

■ ウェブベースの角膜屈折術後計算

複数の式を串刺しに結果をみることができるウェブページが，ASCRS ホームページから提供されている．近視または遠視の LASIK/PRK または RK 術後の IOL 度数計算式である．この計算機は定期的に更新され，年間 100 万回以上使用されている．

■ 放射状角膜切開（RK）眼の IOL 度数計算

角膜前面の曲率や角膜後面の曲率の変化がより不規則であるため，さらに困難である．それに加えて RK 眼の 20 〜 50 ％は，徐々に遠視化してゆく．それらの対策のため，中央 2 〜 4 mm ゾーンの平均角膜度数（フーリエ変換正乱視平均角膜屈折度数）を使用するほうが望ましい．

■ 円錐角膜における IOL 度数計算

角膜不整な凹凸，角膜前方曲率と角膜後方曲率の比率の変化のため，IOL 度数計算が

より困難となる．SRK/T を用い，円錐角膜ステージに分け，＋1 D ～ 1.5 D を加味して IOL 選択する方法がばらつきが少ないとする報告もある．第 6 世代式でいうならば，円錐角膜をターゲットとしたウェブカリキュレーターが Kane 式であり，Barrett はまた，アジア太平洋白内障屈折矯正手術学会（Asia-Pacific Association of Cataract and Refractive Surgeons：APACRS）のウェブサイト（https://www.apacrs.org/）の True-K 式で，円錐角膜計算オプションを提供している．しかし，まだまだ角膜測定の甘さが露呈されている分野かと思われる．

▓ PKP 術後の眼における IOL 度数計算

全層角膜移植（penetrating keratoplasty：PKP）術後の眼は，角膜前方および後方の曲率が非常に不規則である．角膜移植術者の角膜縫合の癖に大きく寄るが，3 D 程度の遠視化が想定されるため，それくらいは近視化させて IOL 選択を行うようにする．

角膜内皮移植術（descemet's stripping automated endothelial keratoplasty：DSAEK）では，角膜度数の変化はそれほど顕著ではなく，乱視の変化は最小限であるが，0.70 ～ 1.50 D 程度の遠視性屈折力シフトがある．デスメ膜角膜内皮移植術（descement membrane endothelial keratoplasty：DMEK）では，さらに控えめな屈折力変化が生じ，0.24 ～ 0.50 D の遠視性屈折力シフトがある．屈折性乱視の変化は最小限である．角膜内皮形成術を同時に，あるいは将来的に行う場合は，それに応じて屈折目標を調整し，IOL 度数選択を行うようにする必要がある．

▓ トーリック IOL の度数計算

筆者の執刀患者 15,000 眼を調査すると，白内障患者の角膜乱視の中央値は 0.78 D であった．移植が単焦点の場合は 0.75 D 以上の乱視，多焦点 IOL であれば全ての乱視を矯正するほうが裸眼視力は良い．残す乱視は絶対値的に少ないほうが良く，経時的乱視変化や視機能認知の問題より，どちらかといえば倒乱視より直乱視に残すほうが良い．トーリック IOL の度数計算は度数が少ないため問題になりにくく，式もそこまで複雑ではない（1.9.7 や 3.11 を参照）．

▓ 術中アベロメーター（波面測定）

WaveTec Vision Systems, Inc. の ORange 術中波面収差計は，市販された最初の術中波面収差計である．タルボットモアレ干渉法を利用しており，特定の角度と距離でオフセットされた 2 つの格子を含むシステムで，波面が格子を通過するときに干渉縞パターンを生成する．この干渉縞パターンが分析され，球面，円柱，軸に関する情報が得られる．ORange は手術用顕微鏡に取り付けられ，範囲は－5 ～＋20 D で計測可能である．無水晶体および偽水晶体の両方の測定を手術室で行い，IOL パワーの選択と乱視軸を示すことが可能である．

2012 年，光学系（レーザー光ではなく超発光ダイオード），アルゴリズムなどが改善された ORange の後継機 ORA をリリースしたが，これは眼球 refraction のみから IOL 度数を計算する．バイオメトリー機器よりも必ず正しい IOL 度数を提案するとはいい難いが，参考値にはなり得る．乱視軸の確認には有用であろう．

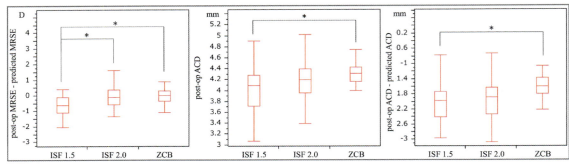

図6　強膜内固定位置と囊内固定のACD，屈折誤差の関係[2]

■IOL縫着，強膜内固定眼の度数計算

　IOL縫着の場合，チン小帯断裂が発生していることも多く，またすでにレンズが前房にないケースも多い．術前のACD，LTが使いものにならないということである．この場合，第6世代式は全く用いることはできず，SRK/Tに代表される旧世代式を用いるしかない．しかし，筆者のように数百～1,000眼の縫着，強膜内固定術の経験のある術者でも，その術後屈折誤差は単純な白内障手術（SRK/T式で度数計算）に標準偏差として勝ることはない．IOLの固定はマニュアル的な部分が多く，特に強膜内固定の場合はその因子が多くばらつく．手技としてそのようであるために，第6世代式を要求することは今のところはない．

　ただ，最終屈折値は囊内固定と同様ではなく，IOLハプティクスと強膜内固定開始位置との関係はしっかりと認識しておく必要がある．筆者らの研究により，輪部から2mm固定が囊内固定に近い前房深度，屈折値になることがわかっている．回帰式を下記に示す（図6）[2]．

文献2

・輪部から1.5mm固定

　Predicted refraction power（D）＝SRK/T expected refraction power－0.59

・輪舞から2.0mm固定

　Predicted refractive power（D）＝SRK/T expected refractive power＋0.019

3.12.5 最後に

　白内障手術におけるIOL度数計算は，昔から眼科医にとって大きな課題であった．それは，長期経過して度数ずれが発生したときにIOLが交換できないことによる．IOL度数計算は成熟期を迎え，おそらくは現状の検査機器の精度では頭打ちであろう．人工水晶体囊のようなデバイスの開発によって，長期経過のIOLについても交換できる可能性が生じてきており，白内障手術は新しいステージに入ってきているのかもしれない．

（野口三太朗）

文献

1）ASUCAアイクリニック 仙台マークワン．2021. https://asuca-eye.com/
2）Noguchi S. Relationship between Postoperative Anterior Chamber Depth and Refraction Based on the Haptic Fix Position in Intraocular Lens Intrascleral Fixation. *J Clin Med* 2023；12：1815.

3.13 白内障手術における IOL 選択（2）
小児の白内障手術における IOL 選択

　眼内レンズ（intraocular lens：IOL）選択において，小児の白内障手術で考慮すべき主な点は，①水晶体の大きさ，②成長に伴う眼球の変化による屈折変化，③術後のねらいの 3 点である．

　眼球は乳幼児期に大きく成長し，水晶体も大きくなり，眼軸長も伸びる．白内障手術をすると，残存した水晶体嚢はあまり変化しないが，眼球自体は術後も大きくなり眼軸長が伸びる．その結果手術時の年齢にもよるが，術後近視化する．1 歳未満で IOL を術後正視になるように挿入すると，20 歳頃には－10 D を超えるかなりの高度近視となる．一方，視機能発達時期である小児期の手術では，術後の視機能発達を促しやすい屈折値を目指して IOL 度数を考慮する考えもある．症例ごとに総合的に判断する必要があるが，本節ではこれらについて解説したい．

3.13.1 小児期の水晶体の大きさ

　小児期の水晶体の直径は，生直後 6 mm 程度から，1 歳児で 8 mm 程度まで急速に大きくなる（成人では約 9 mm）[1]．手術時の年齢により，かなりの差があることがわかる．また眼球発達が未熟な場合（例えば小角膜例）では，水晶体が小さいことも多い．

　現在標準的に使われる IOL の光学部直径は，6 ～ 7 mm，全長は 13 mm 程度のものが多い．小児期では白内障を除去すると，水晶体嚢は平坦化し直径は約 1 mm 程度伸びることが報告されている[1]が，それでも 7 mm（生後 6 か月程度）未満の直径の水晶体（白内障術後水晶体嚢直径 8 mm 未満）にこれらの IOL を挿入することは技術的に相当難しい．水晶体嚢が伸展性に富み変形しやすいことから，適切な CCC（continuous curvilinear capsulorhexis），特に 6 歳未満で行われる後嚢 CCC を IOL 挿入前に適切なサイズに調整することは技術的に難しい．

文献 1

　生後 5 か月児の摘出人眼に IOL を挿入し，水晶体嚢の変形を記録した報告（図 1）[2]では，支持部が柔らかいアクリル系シングルピースであり，さらに光学部系 5.5 mm，全長 12.5 mm の IOL（AcrySof® SA30AL〈Alcon 社〉，現在は市販されていない）であっても，術後の前嚢 CCC はかなり変形していることがわかる．

文献 2

　したがって，低年齢であればあるほど，光学部系と全長が短く，柔らかめの支持部の IOL を選択することになる．

3.13.2 成長に伴う術後等価球面度数変化

　成人では，白内障術後の屈折値は，乱視度数の変化が長期的におこっても等価球面度数の変化はわずかである．一方小児期は，眼軸長が伸びるために術後の等価球面度数は近視化する．眼軸長の変化は，IOL 度数計算式の古典式である SRK 式の眼軸長に付く

Chapter 3 屈折矯正法

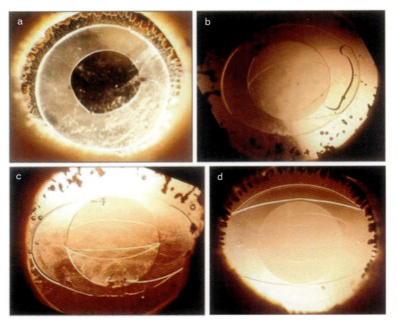

図1 各種IOL挿入後の前囊切開窓のIOL光学部を覆う状況と水晶体囊の伸展（生後5か月の水晶体写真）[2]
a. 皮質除去後の空の水晶体囊　b. 5.5 mm径 single-piece hydrophobic acrylic（AcrySof®）IOL　c. 3-piece hydrophobic acrylic optic–PMMA haptic IOL
PMMA：polymethyl methacrylate　d. single-piece silicone-plate IOL[2]

係数が−2.5であることからもわかるように，術後の屈折に大きな影響与える．角膜曲率半径の変化はあるが，その係数は0.9であり，眼軸長ほどの影響はない．

この眼軸長の変化は，特に生後1年未満で大きく，2〜3歳くらいで緩やかになる（図2）[3]．眼軸長が約6 mm変化すると，IOL度数で15 Dくらいの変化量となる．1歳児に正視ねらいのIOLを挿入すると，20歳時には−10 Dを超える近視となる可能性があることを意味する．

年齢に伴う眼軸長変化が屈折値に及ぼす影響については，対数年齢と屈折値（正視IOL度数）が比例することが報告されている（図3）[4]．これを式に直すと以下のように

文献3

文献4

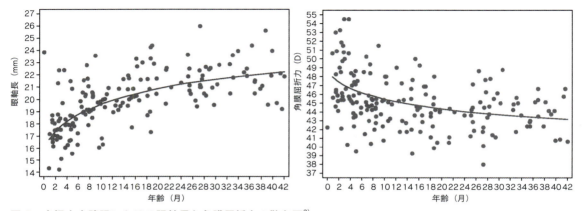

図2 小児白内障眼における眼軸長と角膜屈折力の散布図[3]

3.13 白内障手術における IOL 選択(2)　小児の白内障手術における IOL 選択

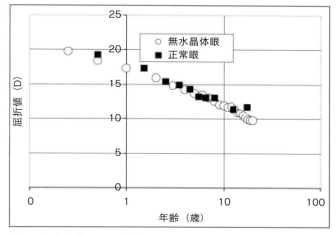

図3　無水晶体眼の屈折値ならびに正常眼から計算した無水晶体眼の場合の屈折値と対数年齢の散布図[4]

なる.

正視 IOL 度数（将来 A 歳時）− 正視 IOL 度数（手術時年齢）= RRG3 × (log(A + 0.6) − log(手術時年齢 + 0.6))[4]

　A 歳時の正視 IOL 度数と手術時の正視 IOL 度数の差は，患児の A 歳（+ 0.6 年）時の対数年齢と手術時（+ 0.6 年）の対数年齢の差に係数 RRG（rate of refractive growth）3 をかけたものになる．この係数は，正常眼，IOL 非挿入眼，IOL 眼で検討されている（表 1）[5]．この式を使うと，手術時年齢，そのときの正視 IOL 度数がわかれば，その子が B 歳になったときの正視 IOL 度数が計算できる．

　生後 6 か月で両眼の白内障除去，前部硝子体切除，IOL 挿入を行った我々の例でみてみると，手術時の正視 IOL 度数は 39 D であり，12.5 歳時には 21.0 D と計算される（表 2）．実際に 12.5 歳時の眼の計測データから計算された正視 IOL 度数は 22.5 D であり，ほぼ一致していることがわかる．また，実際に挿入した IOL 度数は 28 D であるが，12.5 歳時には，等価球面度数 − 3.5 D に相当し，術後の等価球面度数ともある程度一致している（表 3）．対数年齢と実際の等価球面度数を経時変化でみると，ほぼ直線関係にあることがわかる（図 4）．

文献 5

表 1　rate of refractive growth[5]

	Mean RRG3	Standard deviation
Normal eyes	−15.0*	3.0**
All operated eyes	−17.2	6.2
Aphakic	−17.7	6.2
Pseudophakic	−16.7	6.2

*P = .0004, for mean RRG3 in normal vs all operated eyes, 2-tailed paired t-test.
**P＜.0001 for variance in RRG3 for normal vs all operated eyes, 2-tailed

表2 生後6か月で両眼白内障を手術した症例のIOL度数

■ 0.5歳（手術時）
・眼軸：右 19.17 mm，左 19.22 mm
・ケラトメータ：右 41.25 D，左 41.00 D
・正視ねらい SRK/T：39 D
・上記のデータから予想されるIOL12.5歳正視IOL度数：
　　－16.7×｛log(12.5+0.6)－log(0.5+0.6)｝＋IOL0.5歳
　　＝－16.7×｛1.12－0.04｝＋39 ＝ 21.0 D
■ 12.5歳
・眼軸：右 23.68 mm，左 23.61 mm
・ケラトメータ：右 41.86 D，左 41.65 D
・正視ねらい SRK/T：22.5 D

表3 生後6か月で両眼白内障を手術した症例の術後結果

■ 0.5歳手術
・28 D 挿入（＋8 D 相当）
■ 12.5歳 2021年
・正視ねらい SRK/T：22.5 D
・28 D：－3.5 D 相当
・右 0.1（0.5×S－2.75 D◯C－0.75 D Ax180°）
・左 0.1（0.8×S－3.00 D◯C－1.25 D Ax180°）
・Titmus：F＋A 3/3 C 5/9

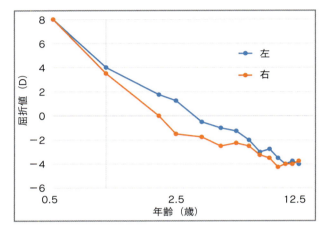

図4 生後6か月で両眼白内障を手術した症例の対数年齢と屈折値の変化

3.13.3 術後の目標度数設定

　術後の視機能の発達を促すためには，術後の屈折値はできるだけ遠視が少ないほうがよい．成長に伴う眼軸長の伸びにより術後は近視化するので，手術年齢が低いと成長のほぼ止まる成人年齢ではかなりの近視となる．また挿入するIOL度数もかなり高くなり厚くなる．

　術直後の目標屈折値をいくつにすると最も視機能予後がいいのかは，はっきりしていない．低年齢であれば，我々の症例のように＋28 DのIOLを挿入しても術後は＋8 Dの遠視となる．この場合，術後IOLのみで屈折矯正をしようとすると限界があるが，術後に眼鏡などで補正することにより視機能の発達を促せる．現在は，成人の通常のIOL度数を少し超える程度までのIOL度数を挿入し，術後は眼鏡で補正するのが一般的である．

　欧米で行われた Infant Aphakia Treatment Study では，手術時に生後48日以下の乳児では＋8.0 D，6か月以下では＋6.0 Dとしている[6]．低年齢であれば近視化も早く，我々の症例でも半年後の1歳時には＋4 Dとなっている（図4）．

文献6

3.13.4 IOL度数選択の限界

　IOLの度数計算式は，成人ではかなり改良されて予測誤差も少なくなっている．しか

し，これらの計算式では，光学式計測装置で測定したデータを使うことを前提としている．小児期でも，これらの機器での計測ができる年齢であればよいが，乳幼児期では，全身麻酔下での手持ちケラトメータや固視のない状態でのAモード計測で眼軸長を計測する必要があり，データの信頼性に限界がある．計算式も，最新のものではなくSRK/T式などを使う必要がある．

また，表1に示すように，対数年齢差の係数であるRRG3は，平均値では正常眼と手術眼で大きな差はないが，手術眼ではばらつきが大きいことがわかる[5]．小児期には眼圧が眼軸長の変化に影響するなど，さまざまな要素が関係し，個々の症例で正確な予想値をだすことには限界がある．実際には，標準的な変化としてIOL度数を選び，術後必要に応じて眼鏡やコンタクトレンズ矯正を行っていく必要がある．

3.13.5 まとめ

小児期，特に乳幼児期には，水晶体は小さく，術後の屈折値変化が大きい，また，その変化量も症例ごとのばらつきが大きい．さらに，術前の検査の精度に限界がある．それらをふまえ，ある程度標準的なIOLを選択し，術後は患児の状況に合わせて眼鏡やコンタクトレンズによる追加矯正を行うことが重要である．

（黒坂大次郎，亀井翔太）

文献

1）Bluestein EC et al. Dimensions of the pediatric crystalline lens: implications for intraocular lenses in children. *J Pediatr Ophthalmol Strabismus* 1996；33：18-20.
2）Pandey SK et al. Capsulorhexis ovaling and capsular bag stretch after rigid and foldable intraocular lens implantation: experimental study in pediatric human eyes. *J Cataract Refract Surg* 2004；30：2183-91.
3）Capozzi P et al. Corneal curvature and axial length values in children with congenital/infantile cataract in the first 42 months of life. *Invest Ophthalmol Vis Sci* 2008；49：4774-8.
4）McClatchey SK et al. The optics of aphakic and pseudophakic eyes in childhood. *Surv Ophthalmol* 2010；55：174-82.
5）McClatchey SK et al. Refractive growth variability in the Infant Aphakia Treatment Study. *J Cataract Refract Surg* 2021；47：512-5.
6）VanderVeen DK et al. Predictability of intraocular lens calculation and early refractive status: the Infant Aphakia Treatment Study. *Arch Ophthalmol* 2012；130：293-9.

3.14 白内障手術における IOL 選択（3） 角膜形状異常眼の IOL 度数計算

　眼内レンズ（intraocular lens：IOL）度数計算式および角膜形状解析の発展によって，平均値から外れたパラメータを示す眼においても，比較的正確に IOL 度数の選択が可能になってきた．特に角膜屈折矯正手術が一般化し，LASIK 等によって極端に平坦化した角膜を有する眼に対し，従来の計算式の限界により計算に誤差が生じることが判明して以来，多くの IOL 度数計算式の改良が行われてきた．

　角膜屈折矯正術（LASIK, PRK〈photorefractive keratectomy〉, ReLEx〈refractive lenticle extraction〉SMILE 等）後に代表される角膜形状異常眼は，それ以外に，円錐角膜，角膜外傷後，角膜移植後，角膜変性症に対するレーザー治療的角膜切除（phototherapeutic keratectomy：PTK）後，角膜瘢痕などがあげられる．屈折矯正術後や PTK 後など，比較的対称性が保たれている角膜から，円錐角膜や角膜瘢痕のように高度の非対称角膜までが含まれる．

　本節では，角膜形状異常眼に対する IOL 度数計算の方法と，IOL 選択時の注意事項について，具体例を示しながら解説する．

3.14.1 IOL 度数計算における角膜形状異常眼の問題点

　白内障手術における IOL 度数計算に必要な基本的パラメータは，角膜屈折力（以下 K 値），眼軸長，前房深度，水晶体厚である．この中で，角膜形状異常眼での IOL 度数計算において最も問題となるのは，K 値の測定誤差と，さらに K 値から推定する他のパラメータ（有効レンズ位置〈effective lens position：ELP〉等）が影響を受け，最終的な計算結果に予期せぬ屈折誤差が生じる「refractive surprise」である．K 値が IOL 度数計算誤差の原因となるのは全誤差の 8% と少ないが[1]，円錐角膜など角膜不正乱視を有する眼の場合，術後にこの refractive surprise が生じることが知られている．

文献 1

　したがって，IOL の度数を正確に計算するためには，視軸にそった角膜中央の K 値の測定精度が重要である．しかしながら角膜形状異常眼においては，従来の測定方法では角膜中央の K 値を正確に決定することが困難な場合が多い．一般的に検査で使用されるオートケラトメータは，直径 3.0 mm の傍中心部を測定するため，特に強い角膜乱視や不正乱視の症例では K 値が大きく変化する可能性がある[2-5]．また，LASIK 後のように，前面中央のみ極端に平坦化した角膜でも K 値の信頼性に疑問がでてくる．

　このように，角膜形状異常眼では角膜前面と後面のバランスが正常角膜と大きく乖離していることがあり，K 値測定誤差の原因となる[6]．このため，角膜前後面の屈折力が測定可能な前眼部光干渉断層計 CASIA2（TOMEY）の Real Power（以下 Real）による角膜中央の屈折力を用いると，比較的精度が高い K 値が得られるといわれている（図 1）．当院でも IOL マスター 700（Carl Zeiss Meditec 社）や ARGOS®（Alcon 社）でも測定ができない不正乱視眼の K 値は，Real を用いて IOL 度数計算を行っている．

3.14 白内障手術における IOL 選択（3） 角膜形状異常眼の IOL 度数計算

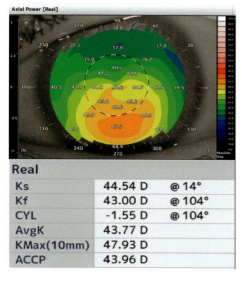

図1 CASIA2 の Real Power

角膜形状異常眼の K 値を決定する際は，なるべく多くの方法で K 値を測定して，総合的に判断することが誤差を少なくするポイントである．K 値が測定不能な高度な形状異常を有する場合には，複数の測定機器のそろっている施設に依頼するほうが安全と思われる．

3.14.2 角膜形状異常眼に対する IOL 度数計算法と留意点

角膜形状異常眼に対応可能な IOL 度数計算式は，これまでも多く報告されている（表1）．それぞれの計算式には固有の特徴があり，また計算に必要なパラメータも異なる．

近年は，Barrett True-K 式の有用性が報告されている[7-9]．Barrett True-K 式は Barrett Universal II 式をベースとしており，計算の際に必要なパラメータは眼軸長，K 値，前房深度であり，水晶体厚と角膜横径は任意となっている．Barrett True-K 式は Barrett Universal II 式同様に複数のメーカーの光学式眼軸長測定装置に搭載されていることもあり，LASIK 後などの角膜形状異常眼に広く使用されている．また，ASCRS（American Society of Cataract and Refractive Surgery）のサイトでは複数の IOL 度数計算式が無料で使用できるが，その中のひとつとして Barrett True-K 式も使用可能である．

文献8

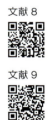

文献9

表1 角膜形状異常眼に推奨される IOL 度数計算式および必要なパラメータ

IOL 度数計算式	計算に必要なパラメータ					
Barrett True-K	眼軸長	角膜屈折力	前房深度	水晶体厚*	角膜横径*	
Kane	眼軸長	角膜屈折力	前房深度	水晶体厚*	性別	角膜厚*
Camellin-Calossi	眼軸長	角膜屈折力	前房深度	水晶体厚	矯正値	角膜厚*
Haigis-L	眼軸長	角膜屈折力	前房深度			

Barrett True-K 式および Kane 式は円錐角膜に対応したモードがある（＊はオプション）

Chapter 3 屈折矯正法

文献 10

ほかにも角膜形状異常眼に対しては，Kane 式などの人工知能による新世代の計算式があげられるが，特に円錐角膜眼への有用性が報告されている[10]．

ここからは，個々の角膜形状異常眼の種類による，IOL 度数計算時における留意点を解説する．

1．LASIK や PTK などの角膜屈折矯正手術後に対する注意点

LASIK や PTK など角膜にエキシマレーザーを照射している眼に対しては，使用している光学式眼軸長測定装置にて過去の術歴を入力することで，より正確な IOL 度数計算ができるようになっている．このため，屈折矯正術前のデータがあるとより正確な計算が可能である．また，レーザー照射のセンタリングも IOL 度数計算や IOL 選択に影響する．

前述のように，角膜前面がフラット化した眼では前後面のバランスが正常角膜と乖離しているため，前後面を考慮した K 値の測定が必要であるが，さらに偏心照射があると，より K 値の測定や選択が難しくなり矯正誤差をおこしやすい．また，偏心照射眼では高次収差（コマ収差）が高いため，多焦点 IOL を挿入すると術後視機能低下（ハロー，グレア，矯正視力低下等）のリスクが高く，単焦点 IOL の選択が好ましい．

RK（radial keratotomy）眼では屈折の日内変動があることが多く，日中のどこの屈折に合わせるかを患者と相談して決める必要がある．RK 眼は特に矯正誤差がおこりやすく，この点を患者に厳しく説明する必要がある．

2．円錐角膜眼に対する注意点

円錐角膜眼においては，計算式のみならず現在の角膜の状態や進行状況，さらには術後にコンタクトレンズを使用するか否か，そのために術後の屈折ターゲットをどこに設定するかなど，多くの要素を考慮する必要がある．

計算時には，前述のように使用する K 値が重要である．円錐角膜眼では通常の眼と違い角膜の形状，特に角膜前面と後面の曲率比が一定であるという前提から大きく乖離しているため，オートケラトメータでは K 値が過小または過大評価され，IOL 度数が誤って選択される．結果として，手術後の屈折が予定よりもずれることにつながる．このため，前述のように角膜前後面の屈折力が可能な Real による角膜中央の屈折力を用いるとよい[11]．

文献 11

中等度以上の円錐角膜では，術後にハードコンタクトレンズ（hard contact lens：HCL）を装用することが前提であるため，トーリック IOL は選択せず，術後の HCL のスペック選択が可能なように正視ではなく軽度近視をターゲットとする．一方，軽度の円錐角膜で進行がすでに止まっていることが確認でき，さらにソフトコンタクトレンズ（soft contact lens：SCL）による矯正が可能な場合には，トーリック IOL も選択肢のひとつとなり得る．

3．角膜移植や外傷後等に対する注意点

角膜移植術後や外傷後の眼については，高度の非対称性角膜乱視を有することが多く，角膜前面と後面の曲率比が一定であるという前提から大きく外れている可能性があるため，オートケラトメータではなく Real での角膜屈折力を IOL 度数計算に用いるとよい．手術においては，患者には必ず角膜の高度変形のために術後の裸眼および眼鏡矯正視力は限定的であることを理解してもらう．

角膜移植眼は，将来的に抜糸を予定しているようであれば，抜糸による乱視変動があ

るため必ず抜糸後に白内障手術を行う．また，角膜移植眼は HCL を装用していることが多く，円錐角膜眼と同様ノントーリック IOL 度数計算を選択する．

4. 多焦点 IOL を選択する場合の条件と注意点

角膜形状異常眼には，基本的に多焦点 IOL は不適応である．理由は上記 LASIK 眼で述べたように，角膜形状異常眼では高次収差が高いため，術後の視力の質低下につながること，そもそも度数ずれ（矯正誤差）がおこりやすいことに加え，多焦点 IOL 眼は矯正誤差に弱くわずかの矯正誤差でも「見え方が悪く」なることなどが理由である．さらに円錐角膜眼では，矯正誤差が生じても LASIK タッチアップが不可能である．

LASIK 後に関しては，偏心照射がなく矯正度数も少なければ，慎重に多焦点 IOL を選択する場合もある．ただ，回折型多焦点 IOL を挿入した場合，屈折矯正手術歴がない眼に比べて収差が高くなることがあるため[12]，IOL の種類選択と厳しいインフォームドコンセントは重要である．他方，近視 LASIK 後の眼に非球面 IOL を挿入することにより，LASIK で生じた正の球面収差の変化を補正することができるため，よりよい見え方の質が得られたことが示されている[12]．

文献 12

3.14.3 IOL 度数計算の実例

1. 症例 1：48 歳男性　円錐角膜

左白内障手術希望で当院受診．日常はメニコン社のメニコン Z を使用していた．術前の視力と屈折は Vs＝0.03（0.5×S−20.00 D◯C−2.50 D　Ax180°），（0.6×HCL）であった．角膜形状は比較的軽度の円錐角膜であった（図 2）．裸眼での近方視力優先を希望したため，−3.00 D を目標屈折度数とした．

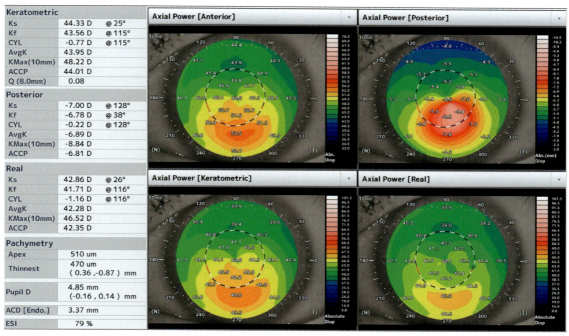

図 2　症例 1 の術前 CASIA2 の角膜形状解析
角膜下方が突出している

Chapter 3 屈折矯正法

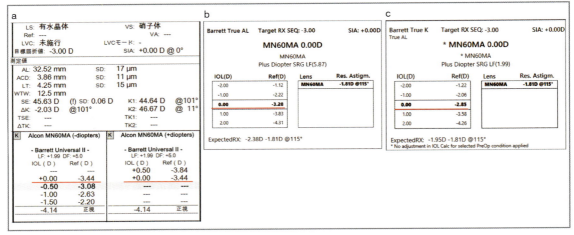

図3 症例1のIOL計算の実際
a. IOLマスターのBarrett Universal Ⅱ式，b. ARGOS®のBarrett Universal Ⅱ c. Barrett True-K（Ocular Disease：Keratoconus）式．術後目標屈折度数−3.00 Dに近い値（赤線部）となるIOL度数（両計算式ともに±0.00 Dが最も近いため±0.00 D）を選択した

　IOL度数計算式はIOLマスターのBarrett Universal Ⅱ式，ARGOS®のBarrett Universal Ⅱ式，Barrett True-K（Ocular Disease：Keratoconus）式を使用した．K値はIOLマスター，ARGOS®の測定データをそれぞれ使用した．IOLの種類は，術後のHCL装用を考慮し，ノントーリックレンズのMN60MA（Alcon社）を選択した．IOL度数はIOLマスターの予想値が−3.44 D，ARGOS®のBarrett Universal Ⅱ式の予想値が−3.28 D，Barrett True-K式の予想値が−2.85 Dとなる±0.00 Dに決定した（図3）．
　術後1か月の視力と屈折はVs＝0.3（0.9×S−2.25 D◯C−1.75 D Ax95°）となり，ほぼ目標通りの結果が得られた．メニコンZの度数を再調整して（1.0×HCL）となった．

2．症例2：71歳女性　LASIK後

　14年前に当院にてLASIK施行，左眼視力低下を自覚し当院を再受診した．LASIK矯正量はS−7.00 D◯C−1.50 D Ax180°であった．
　術前の視力と屈折はVs＝0.6（0.7×C−0.50 D Ax130°）で，NSⅡの白内障を認めた．LASIK後であり，視力低下前は遠方がよく見えていたため単焦点IOLで正視を目標屈折度数とした（図4）．患者には，LASIK後のため屈折誤差が生じやすいことについてインフォームドコンセントを行った．
　IOL度数計算式はIOLマスター，ARGOS®ともにBarrett True-K（LVCモード近視）（Post-Refractive：Post-Myopic LASIK）式を使用した．K値はIOLマスター，ARGOS®の測定データをそれぞれ使用した．IOL度数はIOLマスター，ARGOS®の予想値がそれぞれ−0.37 D，±0.00 DとなるCNA0T0（Alcon社）の＋18.50 Dに決定した（図5）．術後1か月では屈折誤差はなく，Vs＝1.2（n.c.）とかなり高い満足度を得られた．

3．症例3：72歳男性　LASIK後

　21年前に当院にてLASIK施行．右眼のLASIK矯正量はS−4.75 D◯C−2.00 D Ax170°であった（図6）．白内障手術後の左眼と同様，右眼単焦点IOL遠方合わせ（目標屈折

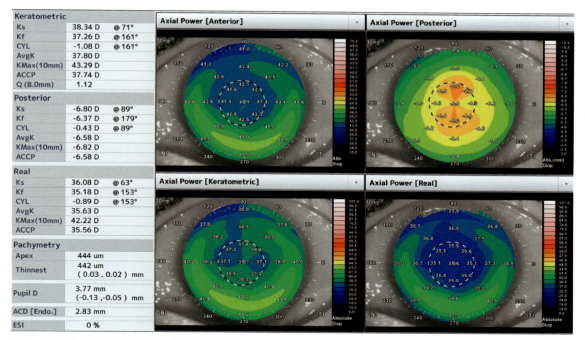

図4　症例2の術前CASIA2の角膜形状解析
角膜中央が極端に平坦化している

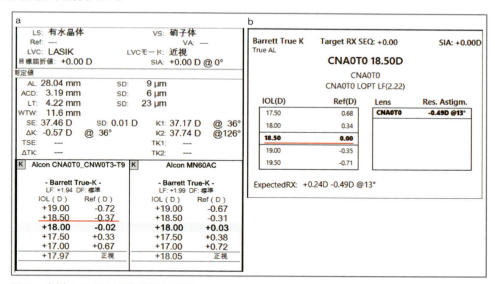

図5　症例2のIOL度数計算の実際
IOLマスター(a)およびARGOS®(b)のBarrett True-K(LVCモード近視)(Post-Refractive：Post-Myopic LASIK)式を使用し，術後目標屈折度数±0.00Dに近い値(赤線部)となるIOL度数(両計算式ともに＋18.50Dが最も近いため＋18.50D)を選択した

度数±0.00D)にて手術となった．

術前の視力と屈折はVd＝0.9(1.2×S＋1.25D⊃C－0.75D Ax180°)で，NSⅡの白内障を認めた．レンズ計算方法は症例2と同様に行い，IOL度数はIOLマスター，ARGOS®の予想値がそれぞれ－0.22D，－0.04DとなるCNW0T3(Alcon社)＋19.00Dに決定した(図7)．

Chapter 3 屈折矯正法

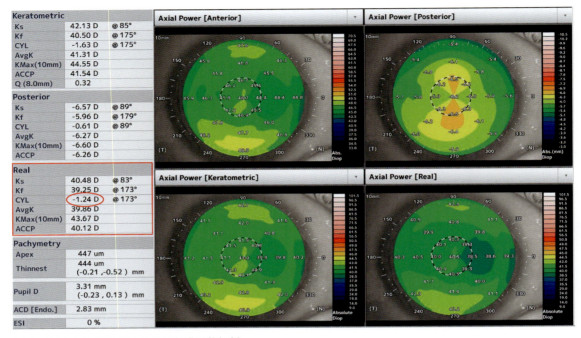

図6 症例3の術前CASIA2の角膜形状解析
角膜中央は平坦化している．Real値にて−1.24Dの乱視を認めた（赤枠部分）

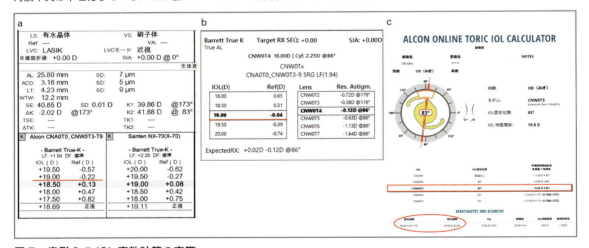

図7 症例3のIOL度数計算の実際
IOLマスター（a）およびARGOS®（b）のBarrett True-K（LVCモード近視）（Post-Refractive：Post-Myopic LASIK）式を使用し，術後目標屈折度数−0.00Dに近い値（赤線部）となるIOL度数（両計算式ともに+19.00Dが最も近いため+19.00D）を選択した．乱視度数選択については，Real値をALCON ONLINE TORIC CALCULATORに入力して計算を行い，T3軸83°（赤枠部分）を選択した（c）

　　　　CASIAのRealにて乱視を認めたので，トーリックIOLを選択した（当院ではReal値で−1.00D以上の乱視を認めた場合，トーリックレンズを使用している）．トーリックカリキュレーターにはReal値を入力してIOL度数計算を行い，T3のトーリックレンズを選択した．術後1か月では屈折誤差はなく，Vd=1.5（n.c.）となり高い満足度が得られた．

3.14.4 おわりに

　角膜形状異常眼に対する IOL 度数計算は，どの機器の生体計測データを使用するか，どの IOL 度数計算式を使用するかという問題のほかに，症例ごとのデータのバリエーションも非常に大きく，良い術後結果を得るためには，知識とともにある程度の経験値も必要である．チャレンジングであるがゆえに，予想通りの結果が得られたときの達成感は大きい．

　当院では，LASIK などの角膜屈折矯正手術後の IOL 度数計算においては Barrett True-K 式が，円錐角膜などの角膜不正乱視眼には Barrett Universal Ⅱ 式が比較的良い成績であるため，基本的には Barrett 式を使用している．

　しかし強度近視 LASIK 後，PTK 後角膜不正がある場合，RK 後 K 値が極端にフラットな場合，重度の円錐角膜および角膜移植後などにおいては，Barrett 式のみでは K 値測定の正確性に懸念があるため，Camellin-Calossi 式や，CASIA2 の Real での K 値を Barrett 式に代入して計算するなど，さまざまな K 値と計算式の組み合わせを比較検討し，過去の経験を参考にしながら，最終的な IOL 度数を決定している．

（渡辺純一，小林明日香）

文献

1) Norrby S. Sources of error in intraocular lens power calculation. *J Cataract Refract Surg* 2008；34：368-76.
2) 林　研．特殊角膜における眼内レンズ度数決定．あたらしい眼科　2013；30：593-9.
3) 二宮欣彦．眼内レンズの選択のための角膜形状解析．視覚の科学　2008；29：137-9.
4) 森　秀樹．角膜形状解析装置の今後　前眼部 OCT による角膜形状解析の特徴と今後．視覚の科学 2016；37：122-9.
5) 渡辺逸美ほか．特殊な角膜形状眼の眼内レンズ度数決定．日本視能訓練士協会誌 2014；43：145-52.
6) 渡辺純一ほか．近視 LASIK 後非対称性が強い角膜における角膜屈折力および眼内レンズ度数計算．あたらしい眼科　2014；31：1047-51.
7) 大鹿哲郎ほか．眼内レンズ度数計算式およびトーリック度数計算式の使用にあたって（2023 年改訂第 3 版）．日本眼科社会保険会議眼内レンズ計算式小委員会．
8) Abulafia A et al. Accuracy of the Barrett True-K formula for intraocularlens power prediction after laser in situ keratomileusis or photorefractive keratectomy for myopia. *J Cataract Refract Surg* 2016；42：363-9.
9) Wang L et al. Comparison of Newer Intraocular Lens Power Calculation Methods for Eyes after Corneal Refractive Surgery. *Ophthalmology* 2015；122：2443-9.
10) Vandevenne MMS et al. Accuracy of intraocular lens calculations in eyes with keratoconus. *J Cataract Refract Surg* 2023；49：229-33.
11) Tamaoki A et al. Intraocular lens power calculation in cases with posterior keratoconus. *J Cataract Refract Surg* 2015；41：2190-5.
12) Bai G et al. Analysis of visual quality after multifocal intraocular lens implantation in post-LASIK cataract patients. *Heliyon* 2023；9：e15720.

3.15 白内障手術におけるIOL選択(4) 老視矯正IOL

近年，デジタル化が進み，PCやスマートフォンなどの近見視を必要とする機器の使用頻度が増えてきた．一方で，白内障手術により従来の単焦点眼内レンズ（intraocular lens：IOL）を挿入した場合，明視域は60代透明水晶体と同等の老視になるため，眼鏡による矯正が必要となる．

近年の白内障手術は，屈折矯正目的だけでなく老視矯正の意味合いが強まり，患者が期待する術後視機能のレベルは高くなっている．老視矯正IOL（presbyopia correcting IOL：PCIOL）は，3焦点，連続焦点，焦点深度拡張型（extended depth of focus：EDOF）など選択肢が急増しており，各種PCIOLで明視域，コントラスト感度，不快光視現象が異なる．また，年齢，角膜高次収差，瞳孔径など患者側の因子が術後視機能に及ぼす影響は各種PCIOLにより異なるため，それぞれのPCIOLの特性を十分に理解したうえで，患者に最適なIOLを選択することが重要となる．

PCIOLを用いた白内障術後の不満要因として，コントラスト感度の低下や不快光視現象[1,2]，神経症傾向，術前時の患者の生活スタイルや希望を正確に把握することは，術後の高い満足度を獲得するのに重要である．

本節では，PCIOLにおける「患者選択の注意点」，「各種PCIOLの特徴」，「PCIOL説明のポイント」について解説する．

文献1

文献2

3.15.1 患者選択の注意点

PCIOLは患者負担額が大きい分，術後視機能に対する患者の期待も高い．そのため，術後に期待通りの全距離視力や良好なコントラスト感度が得られなかった場合は不満につながりやすい．白内障以外に眼疾患がなくても，良好な術後視機能が獲得できず不満を訴える症例は少なくないため，術前検査結果から術後視機能を予測して患者選択ができれば，不満症例を減らすことができる．

■ 高次収差の術後視機能への影響

術後視機能への影響因子のひとつに高次収差がある．高次収差が大きいと眼内に入った光が1点に集光せず分散するため，網膜像の劣化を生じ視機能低下につながる．高次収差の増加は「ぼやけ」，「かすみ」，「単眼複視」を自覚するが，眼鏡で矯正はできない．PCIOLでは単焦点IOLに比べこれらの症状がでやすく，不満要因になりやすい．

図1に，TECNIS Synergy®（Johnson & Johnson社）挿入眼（31例48眼，65.4±14.8歳）における解析径4 mmの眼球全高次収差と明所視コントラスト感度（area under the log contrast sensitivity function：AULCSF）の関係，および解析径6 mmの眼球全高次収差と薄暮視コントラスト感度（AULCSF）の関係を示す．いずれも全高次収差の増加に伴いコントラスト感度が有意に低下しており，全高次収差の増加が視機

3.15 白内障手術における IOL 選択(4) 老視矯正 IOL

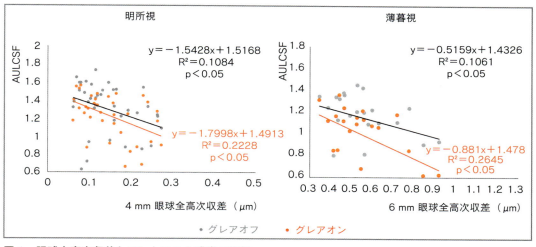

図1 眼球全高次収差とコントラスト感度の関係

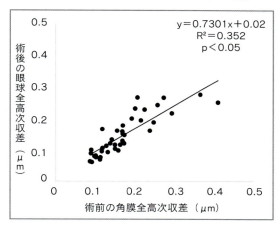

図2 術前角膜全高次収差と術後眼球全高次収差

能低下要因になることがわかる．コントラスト感度低下が，PCIOL 挿入眼の不満の要因として重要であることが報告されており[3]，全高次収差の増加が，術後満足度に影響を与える可能性を間接的に示唆する結果と考える．また，白内障手術後の眼球全高次収差は，術前の角膜全高次収差と有意な相関があり（図2），術前の角膜高次収差を評価することで，PCIOL 使用により術後にコントラスト感度低下をきたす可能性が高い症例を判別できるといえる．

文献3

■ 年齢の術後視機能への影響

PCIOL 挿入眼の視機能には，年齢も大きく影響する．Clareon® PanOptix®（Alcon社）挿入眼および TECNIS Synergy® 挿入眼の全距離視力を 65 歳未満，65 歳以上 75 歳未満，75 歳以上の 3 群に分けて比較した結果を図3，4 に示す．両 PCIOL 挿入眼とも 65 歳未満の全距離視力が良好で，75 歳以上では顕著な低下がみられた．

回折型 PCIOL では 10 % 前後の光エネルギーのロスに加え，眼内に入射した光を近方・中間・遠方に分配することで明視域を拡大しており，各距離における光エネルギー配分は少なく，modulation transfer function（MTF）も低い．さらに加齢に伴い視細

267

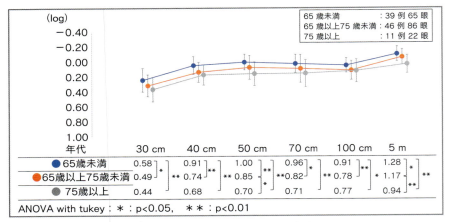

図3　Clareon® PanOptix® 挿入眼における年代別全距離視力

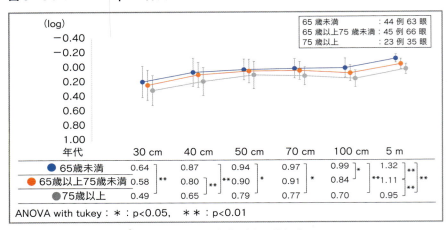

図4　TECNIS Synergy® 挿入眼における年代別全距離視力

胞の機能が低下すると報告[4,5]されており，高齢者ではPCIOLの機能を十分に発揮できず，良好な術後視機能が得られないことがあるため，適応において十分なインフォームドコンセントが必要である．

文献4

文献5

■ 神経症傾向の術後視機能への影響

　白内障手術後に良好な視機能を獲得できた症例でも，見え方について不満を訴えることがある．図5，6に神経症スコアと遠方視時および近方視時における満足度の関係を示す．術後に遠見矯正視力が小数視力で0.8以上獲得できたClareon® PanOptix® 挿入眼（25例，70.16 ± 5.18歳）を対象とし，性格特性診断テストである日本語版 Ten Item Personality Inventory（TIPI-J）[6]による神経症スコアの結果と各種生活シーンにおける満足度を「5：全く問題ない，4：問題ない，3：少し難しい，2：とても難しい，1：できない」の5段階で聴取したアンケート結果の関係を解析したものである．

　遠方視時および近方視時ともに，神経症スコアが高い患者ほど術後の満足度は低いが，視力良好眼のみを対象としたデータであるため，視力に関係なく不満を訴えていることがわかる．PCIOL挿入眼では，神経症スコアが高い症例ほど遠方視時，近方視時

3.15 白内障手術におけるIOL選択(4) 老視矯正IOL

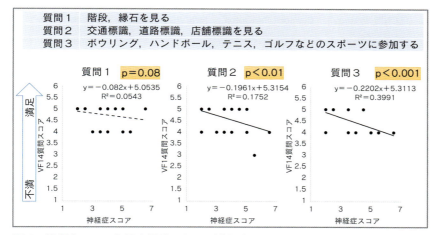

図5 神経症スコアと遠方視時における満足度

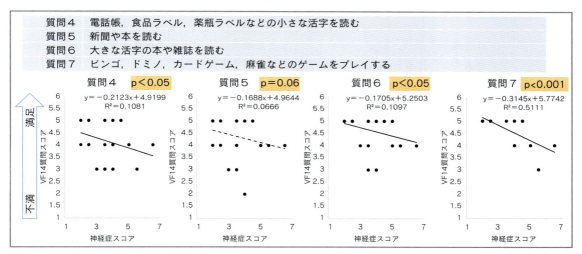

図6 神経症スコアと近方視時における満足度

および総合的な満足度が低下したとの報告[7]があり，筆者らの結果と同様であった．

神経症傾向は否定的および不安定な感情として定義され，神経症傾向が強い人は完璧主義者であり[8]問題が発生したときに苛立ちを感じやすい[9]．神経症スコアが高い症例では，PCIOLを使用した場合，視力が良くても不満を感じやすく，適応には十分注意する必要があるといえる．TIPI-Jでは，BIG5といわれる5つの性格特性を簡単な10の質問からスコア化し評価できるので，多忙な外来業務の中でも有用な性格診断法である．

3.15.2 各種PCIOLの特徴

国内で使用可能なPCIOLは最近急増しており，それぞれのPCIOLの光学特性や術後視機能には特徴がある．眼科医・コメディカルはそれらを熟知したうえで患者に最適なIOLを選択することが求められる．PCIOLを希望する患者のニーズは多岐にわた

文献7

文献8

文献9

Chapter 3 屈折矯正法

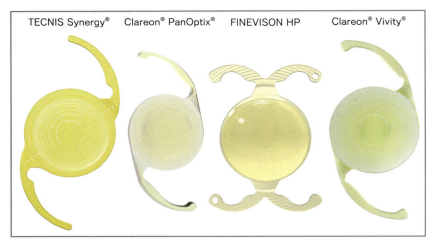

図7　4種 PCIOL の画像

り，運転や旅行，散歩，ハイキングなどが趣味で鮮明な遠方視を希望する患者，楽器の奏者や PC 作業，調理などで中間距離での見え方を重視する患者，読書や裁縫，日曜大工など近業の多い患者など，個々の生活習慣に応じた PCIOL 選択が重要となる．

本節では，TECNIS Synergy®，Clareon® PanOptix®，FINEVISION HP（BVI 社），Clareon® Vivity®（Alcon 社）の 4 種 PCIOL（図 7）における特徴について紹介する．

1. TECNIS Synergy®

連続焦点型 IOL の TECNIS Synergy® は従来の二焦点 IOL と焦点深度拡張型 IOL を組み合わせた回折型 PCIOL で，近方から遠方まで幅広い明視域を有している．回折領域が IOL の周辺部まで及ぶため，薄暮視環境でも良好な近方視力が得られやすい反面，不快光視現象が強い．

2. Clareon® PanOptix®

三焦点 IOL の Clareon® PanOptix® は，+3.25 D と +2.17 D の加入度数を有する回折型 PCIOL で，近方は 40 cm，中間は 60 cm の距離に焦点があり，回折領域は中心 4.5 mm にとどまっているため，瞳孔が拡張した環境下での不快光視現象はそれほど強くない．

これら 2 種の PCIOL にはトーリックモデルがあり，乱視矯正が可能である．

3. FINEVISION HP

新しい三焦点 IOL の FINEVISION HP は，+3.50 D と +1.75 D の加入度数を有する回折型 PCIOL で，Clareon® PanOptix® に比べ近方加入度数がやや強い．アポダイゼーションにより瞳孔径に応じて光エネルギーの配分が変化する設計となっており，近方視などの縮瞳時はより近方に多く配分され，夜間など散瞳時はより遠方に多く配分される．これにより，良好な近方視力を保ちながら不快光視現象を軽減することが可能となる．また，回折溝の頂点を滑らかにした（コンボリューション）ことで，光の散乱を減弱させスターバーストを軽減している．

4. Clareon® Vivity®

波面制御型 PCIOL の Clareon® Vivity® は他の PCIOL とは異なり，光学部中央の 2.2 mm の領域にリング状の隆起があり，眼内に入射した光が先行する波面と遅延する波面を生み，焦点深度を拡張させている．回折領域を持たないため，不快光視現象が少

なくコントラスト感度が良好なことが特徴である．

FINEVISION HP と Clareon® Vivity® に関しては，国内ではトーリックモデルが未認可であるため，適応判定には角膜乱視の評価も重要である．

5. 4種 PCIOL の特徴

これら4種 PCIOL の全距離視力およびコントラスト感度の臨床成績を図8,9に提示する．TECNIS Synergy®，Clareon® PanOptix®，FINEVISION HP では 30 cm で約 0.6，40 cm 以遠では約 0.8 以上の小数視力が獲得できていることがわかる．Clareon® Vivity® では，50 cm で約 0.7，60 cm 以遠では約 0.8 以上であり，近方視力はやや劣る．しかし，コントラスト感度は4視環境すべてで Clareon® Vivity® が最も良好であり，より鮮明な視界を獲得でき中間距離から遠方視を重視する患者には適している．

図10，11 に Photic Phenomena Test（PPT）[10]により再現した4種 PCIOL および単焦点 IOL の不快光視現象の平均画像を示す．回折型 PCIOL ではリング状のハローを自覚するのが特徴であり，同時にグレアおよびスターバーストも自覚される．グレアに関しては，どの IOL もほぼ同程度だが，ハローとスターバーストは，IOL により大きさ

文献10

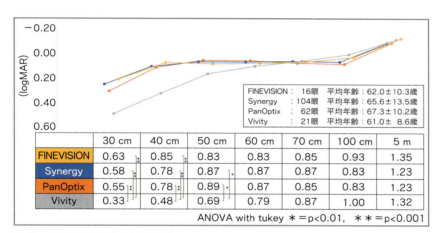

図8　4種 PCIOL の全距離視力

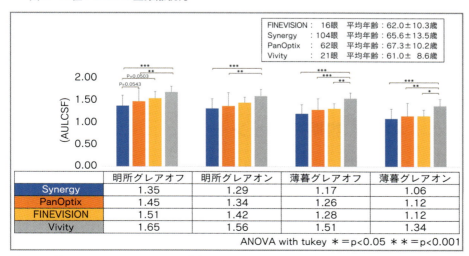

図9　4種 PCIOL のコントラスト感度

Chapter 3 屈折矯正法

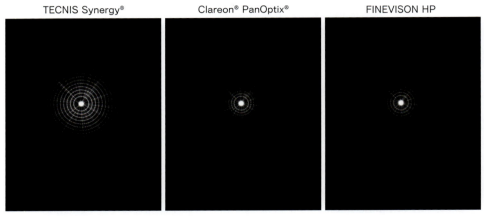

図10 回折型 PCIOL の PPT 平均画像

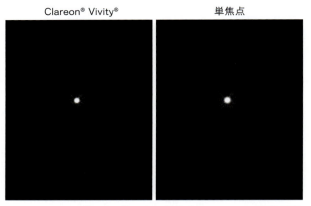

図11 Clareon® Vivity® および単焦点 IOL の PPT 平均画像

や強度が異なる．これらの不快光視現象は，特に夜間の運転や街頭など暗い場所で光源を見たときに自覚され，視界を妨げるため不満の原因となる．

　TECNIS Synergy® は他の PCIOL に比べハローとスターバーストが大きく，明るさも強い．Clareon® PanOptix® および FINEVISION HP は，中程度の不快光視現象が自覚される．Clareon® Vivity® はハローの自覚はなく，スターバーストも単焦点と同程度である．

　各種 PCIOL の光学特性，視機能，不快光視現象などを眼科医，医療スタッフが十分に理解して，患者のニーズに合った IOL 選択をすることが高い患者満足度につながる．

3.15.3 PCIOL 説明のポイント

　前述したような内容をふまえて，患者選択，IOL の適応判定を行った後に患者説明を行うことになるが，患者には事前に自身で調べて，ある程度情報を持って受診する人や全く情報を持たないで受診する人もいる．情報を持って受診する人は，インターネットや SNS で調べるのが大半だが，ネット上に存在する情報が常に正しいとは限らない．そのため IOL 説明では，患者の持っている先入観や思い込みを取り除いたうえで，正確な情報を提供し，患者に合った選択をすることが求められる．

3.15 白内障手術における IOL 選択（4） 老視矯正 IOL

患者に正確な情報を伝えるうえで重要なことは，視覚的に情報を伝えることである．情報や知識のない患者にとっては，言葉だけではどうしても理解できない内容も多い．当院では，IOL 別・屈折値別での術後全距離視力を日常のシーンに反映して提示できる Vision Simulator Eyes Arc（VSEA：https://www.vs-eyesarc.org/pro/）を開発し，IOL 説明で活用している[11]．

■ VSEA の活用

単焦点 IOL では正視〜−3.0 D まで目標屈折値別での見え方を提示することが可能で，0 D の画面では看板や外観が鮮明に映り，−3.0 D の画面では時計や新聞の文字が鮮明に映っていることがわかる（図 12）．このように保険適用 IOL の説明にも適している．また，PCIOL の見え方に切り替えると，各種 PCIOL の全距離視力，コントラスト感度を反映したシーンが提示され，単焦点 IOL の画像と比べて近方まで良好な視力が獲得できることを視覚的に伝えられる（図 13）．

VSEA では，図 14 のように提示している見え方を各視距離別に拡大して見ることができるので，視力の悪い患者にも情報を伝えやすい．各シーンでの見え方は眼疾患を有さない正視（乱視 0 D）患者の平均的な全距離視力，コントラスト感度をもとに作成しているので，屈折ずれや残余乱視，高次収差などによって見え方が異なることは事前に

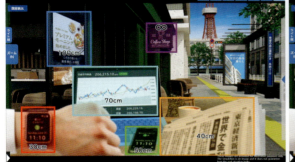
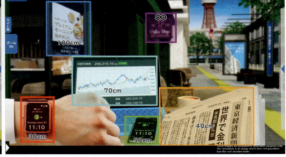

図 12　VSEA の画面（単焦点 IOL）

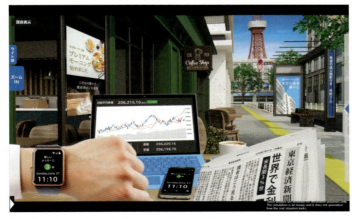

図 13　VSEA の画面（FINEVISION HP）

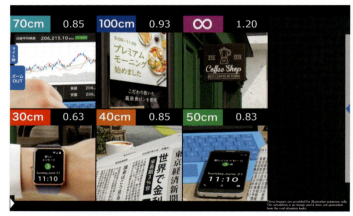

図14　VSEAの画面（視距離別の拡大）

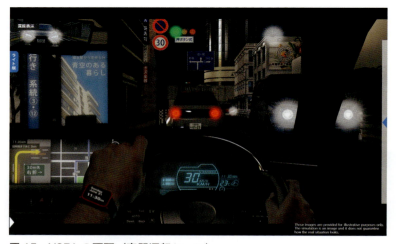

図15　VSEAの画面（夜間運転シーン）

説明が必要である．

　VSEAでは，上記で示したカフェのシーンだけでなく，「リビング」，「昼／夜の運転時」，「買い物」のシーンも提示できる仕様となっている．現在搭載されているIOLは，単焦点，先にあげた4種PCIOLのほか，TECNIS Eyhance™，TECNIS Symfony®（ともにJohnson & Johnson社），LENTIS® Comfort（参天製薬）であり，PCIOLに関しては臨床データの増加に応じて随時データをアップデートしている．また，臨床データの多いLENTIS® Comfort，TECNIS Synergy®，Clareon® PanOptix®については，年代別の見え方も選択できる．夜間運転のシーンに切り替えると不快光視現象が反映された画面を提示できる（図15）．

　術後の不快光視現象の自覚は，術前説明の患者の理解度により感じ方が異なる．比較的強い不快光視現象を感じているにもかかわらず不満を訴えない症例では，「事前に聞いていたので」や「こんなものだろうと思っていた」など術後の見え方をあらかじめ理解していた症例が多い．また，日常生活において対向車などのライトを直視することは少なく，不快光視現象の見え方は口頭だけでは患者には伝わりにくい．VSEAの画像

3.15 白内障手術における IOL 選択⑷　老視矯正 IOL

を用いることで，実際の夜間運転の場面などを連想しやすくなり，術後の見え方を正確に伝えることができる.

　IOL 説明においては，患者が白内障手術後の全距離での見え方をイメージしたうえで，「どの PCIOL にするのか？」，「保険適用なら屈折値はどうするか？」を決定し，「どの距離が見えて，どの距離が見えにくくなるのか？」，「不快光視現象はどのような見え方なのか？」を理解してもらう必要がある.

3.15.4 おわりに

　異なった特徴を持つ PCIOL が次々と上市され，幅広く患者のニーズに応えられる環境が整いつつあるが，一方で選択肢が多い PCIOL の中から患者に最適なレンズを選ぶのは以前より難しくなっている．最適な IOL 選択には詳細な術前検査に加え，患者の性格や生活習慣・希望を把握し，各種 PCIOL の特性を十分理解したうえで，それらの情報をわかりやすく患者に伝え，患者の希望にそった IOL を提案，決定することが重要である.

（鵜飼祐輝，佐々木　洋）

文献

1 ）de Silva SR et al. Multifocal versus monofocal intraocular lenses after cataract extraction. *Cochrane Database Syst Rev* 2016；12：CD003169.
2 ）Kamiya K et al. Multifocal intraocular lens explantation: a case series of 50 eyes. *Am J Ophthalmol* 2014；158：215-20 e1.
3 ）Negishi K et al. Nationwide Prospective Cohort Study on Cataract Surgery With Multifocal Intraocular Lens Implantation in Japan. *Am J Ophthalmol* 2019；208：133-44.
4 ）Wuerger S. Colour constancy across the life span: evidence for compensatory mechanisms. *PLoS One* 2013；8：e63921.
5 ）Curcio CA. Photoreceptor topography in ageing and age-related maculopathy. *Eye*(*Land*) 2001；15 (Pt 3)：376-83.
6 ）小塩真司ほか．日本語版 Ten Item Personality Inventory(TIPI-J) 作成の試み．パーソナリティ研究 2012；21：40-52.
7 ）Rudalevicius P et al. Relations between patient personality and patients' dissatisfaction after multifocal intraocular lens implantation: clinical study based on the five factor inventory personality evaluation. *Eye*(*Land*) 2020；34：717-24.
8 ）Miller JD et al. Neuroticism and affective instability: the same or different? *Am J Psychiatry* 2006；163：839-45.
9 ）Castagna PJ. Structure related to function: prefrontal surface area has an indirect effect on the relationship between amygdala volume and trait neuroticism. *Brain Struct Funct* 2019；224：3309-20.
10）Yuki U et al. Quantitative assessment of photic phenomena in the presbyopia-correcting intraocular lens. *PloS one* 2021；16：e0260406.
11）佐々木　洋．白内障治療—最良の術後視機能を目指して—．*IOL & RS* 2020；34：254-61.

Chapter 4
老視

Chapter 4 老視

4.1 老視とは

　老視（presbyopia）とは，加齢に伴い眼の調節力が低下して近方視が困難になる状態を指し，その主原因は，水晶体の弾性低下であるとされている．多くの場合，40〜45歳頃に老視症状を自覚し，50歳代の間に調節力はほぼ失われる．

　これまでは老視は疾患として扱われることはほとんどなく，注目されてこなかった．しかし，超高齢社会となった現在，高齢者の生活の質（QOL）に影響を及ぼす老視は，眼科医が疾患として積極的に介入する潮流となっている．

4.1.1 語源と原因仮説

　語源はギリシア語のPresbys（old man）とOps（eye）であり，その時代からこの現象が知られていた．老視のメカニズムについては，1850年代にHelmhortzらが確立した説が現在も最も一般的である．すなわち，「調節は毛様筋の収縮によりチン小帯が弛緩し，水晶体前面が凸になることにより生じること，加齢に伴う水晶体の弾性低下が調節力の低下の原因であり，これにより老視がおきる」という概念である．

　一方，Shacharらは1992年に「加齢による水晶体の赤道部直径の増大により，チン小帯の可動域が狭くなり，調節力が低下する」という新しい概念を提唱した[1]．さらにin vivoでのアカゲザルおよびヒトの輻輳時に観察される水晶体の形状変化は，調節時には水晶体表面が周辺部は平坦に，中心部は急峻になることが知られているが，Shacharらはバルーン嚢チン小帯力モデルを用いて，Helmhortz説のように毛様筋縮時にすべてのチン小帯が弛緩する場合はこのような形状変化は再現できないが，毛様筋縮時の前チン小帯と後チン小帯の弛緩に伴い，赤道部のチン小帯の張力が増大したときは，その形状が再現されることを示し，毛様筋収縮により，チン小帯がすべて弛緩するのではないと述べている[2]．

　このようなShacharらの仮説には否定的な意見が多いが[3]，老視のメカニズムは従来考えられていたよりもはるかに複雑である可能性はある．他の複数の研究でも水晶体の硬化以外，すなわち加齢による毛様体筋付近および視神経乳頭周囲の組織の硬化などが関係している可能性も指摘されており[4]，今後の研究の進展が期待されている．

4.1.2 老視の疫学と治療の現状

　世界の老視人口は2015年の時点で18億人にのぼり，人口増加と平均寿命の延伸によって2030年には老視人口は21億人となってピークに達すると推定されている[5]．老視の治療としては，最も一般的には老視用眼鏡による矯正が行われるが，近年普及してきている老視用コンタクトレンズ，その他種々の屈折矯正手術なども選択肢となり得る[6,7]．また近年老視治療点眼薬が海外で承認され，使用されている．現在承認されているのは，縮瞳によるピンホール効果で焦点深度を延長するものである．そのほか，根本治療として水晶体の弾性変化を目指す治療薬も開発中である．

文献1

文献2

文献3

文献4

文献5

文献6

文献7

4.1.3 老視が QOL に及ぼす影響

　2019年のWHO（世界保健機関）の調査によると，世界の視覚障害の原因において老視は近視に次ぐ第2位で，その数は18億人である[8]．発展途上国においては，50％以上の人が老視の自覚がないか，適切な治療を受けられない状況にあると推定されており[9-13]．その経済的損失は年間25億4,000万米ドルと試算されている[14]．

　また，先進国で老眼鏡を使用している老視患者は，若年正視患者よりもQOLが低下しているとの報告もあり[15]．老視は今や発展途上国のみの問題ではなく，先進国においても人々のQOLに関わることは明らかである．

　例えば，老視はスマートフォンの使用にも影響する[16]．Wangらは中国の広州の35歳以上の者（平均年齢52.3歳）について，未矯正の老視がスマートフォンの使用に及ぼす影響を調べた．問診票に回答した1,191人のうち，451人（37.8％）はスマートフォンを所有する老視患者で，このうち290人（64.3％）がスマートフォンの使用に困難を感じていると報告している[16]．

文献 9

文献 10

文献 11

4.1.4 老視の診断基準

　適切な時期に老視に介入し，その効果を適切に判定するためには，老視の数値的判定基準が必要である．しかし，国内外の教科書を改めてみても，老視の数値的な診断基準は示されていない．

　米国では，米国眼鏡士協会（American Optometric Association：AOA）のガイドライン（2010年改訂）（https://www.aoa.org/AOA/Documents/CPG-17.pdf）があり，初期老視（近見障害の自覚があるものの，検査では異常なく，本人は未矯正を好む），機能的老視（老視進行により調節力が低下し，近見障害が顕著になっている状態），絶対的老視（老視の進行により調節力がなくなった状態），前成熟老視（環境，栄養，疾患，薬物などにより通常よりも若年で調節力が不十分になっている状態），夜間老視（暗いところにおいて見かけ上調節力が低下している状態．瞳孔径の拡大による焦点深度の減少のためにおこる）と分類している（表1）[17]．

　国内においては，2010年，老眼研究会により①加齢による調節幅の減退（Age-Related Loss of Accommodation）②加齢によりはっきり見える範囲が狭くなった状態（一般向け）③老視を疾患ととらえる，の3つを老視の定義とし，診断基準として，①若年性白内障や調節麻痺を惹起する疾患など，加齢以外で調節が減退する疾患を有さない，②矯正視力1.0以上を有する者において，通常の視力検査の照明条件下，遠方完全矯正下で調節幅が2.5 D未満（アコモドメータなどを有しない場合は簡便法として40 cm視力0.4未満を用いてもよい）が提唱された[17,18]が，普及には至らなかった[17]．

　McDonaldらは，各種検査結果から老視の重症度分類[19]を提案し（表2），各検査法の中で加入度数が最も重要であると述べているが[19]，標準的な評価方法は確立されていない．

　過去の研究では，老視の評価は主として近方視力，焦点深度曲線，コントラスト感度，調節幅，読書速度などの自覚的検査結果を基準に行われてきたが，これらの評価法

文献 12

文献 13

文献 14

文献 15

文献 16

文献 19

Chapter 4 老視

表1 老視診療計画の概要[17]

	検査回数	治療	通院間隔	検査内容				治療計画
				視力	屈折	調節／輻湊	一般検査	
初期老視	1～2	屈折矯正 生活習慣の変更	1～2年	○	○	○	○	無治療，患者教育
機能的老視	1～2	屈折矯正	1～2年	○	○	○	○	屈折矯正，患者教育
絶対的老視	1	屈折矯正	毎年	○	○	○	△	屈折矯正，患者教育
前成熟老視	2～3	屈折矯正	3～6か月	○	△	△	△	屈折矯正，患者教育
夜間老視	1～2	屈折矯正 生活習慣の変更	1～2年	○	○	○	○	患者教育

米国眼鏡士協会のガイドラインより抜粋

表2 エクスパートパネルによるガイドライン：老視の程度分類[19]

	軽度	中等度	重度
近方加入度数	＜＋1.25 D	＞1.25，＜＋2.00	＞＋2.00
Jaeger スコア（明所視）	＜J3	J4～J9	＞J9
遠方矯正下近方視力（明所視）	0.8～0.5	0.5～0.25	＞0.25
Jaeger スコア（薄暮視）	≦J5	J6～J10	＞J10
行動／臨床所見	薄暗いところで困難を生じる	ほとんどの場合，照明の調整が必要，また補助が必要	近方と中間は補助なしではみえない
典型的年齢（歳）	40～47	47～55	＞55
屈折	遠視眼でより早期により影響が大きい	遠視眼でより早期により影響が大きい	遠視でも近視でも差がない

は患者の自覚症状を反映するものの，調節力そのものの検査ではない．今後，本質的に老視を評価するためには，他覚的な調節力を基準に加えるべきである．

4.1.5 老視の介入時期

　老視への治療介入と治療効果の判定には，明確な診断基準が必要である．Wolffsohnらは最近のレビューにおいて，標準化された老視の診断基準が必要であると結論している[7]．McDonald は前述の表2に示すごとく，軽度老視の数値基準として，近方加入度数＋1.25 D 超，Jaeger スコア（明所視）J3 未満，遠方矯正下近方視力（明所視）0.8～0.5，Jaeger スコア（薄暮視）J5 以下を提唱している[19]．

　Tsuneyoshi らは近方視力を評価手段として，老視の自覚症状の出現と近方視力の関係について検討した[20]．対象は，屈折異常以外に視機能に影響を及ぼす疾患を持たない70人（男性30人，女性40人）で，年齢は56.0 ± 13.0（平均±標準偏差）（範囲32～77）歳である．その結果，日常的に使用している近方の矯正手段を用いて測定した両眼近方矯正視力（40 cm）が1.0 を超えている場合には，老視を自覚する人の割合は約20％ 未満だが，1.0 以下ではその割合が80％ 以上となることがわかった．同様に，新聞を読むのに困難を感じる，長時間の読書に困難を感じる人の割合はいずれも近方視力

文献20

が1.0以下になると急激に上昇し，70％を超えていた[20]．

0cmの視距離での仕事を行うためには，平均2.6D以上の調節力が必要であるといわれており[21]，調節力2.5D未満を老視の閾値と定義すると，当科で行った前向き観察研究において，調節力2.5Dの閾値に相当する遠方矯正下近方視力はほぼ1.0であることから，遠方矯正下近方視力1.0を近方視力による老視の診断基準にすべきであると考えている[22]．

これらのことから，筆者らは，近方視力において従来使用されていた0.4〜0.5という老視診断閾値は再考を要し，治療介入もより早期に行ったほうが，QOLを維持できる可能性が高いと考えている．

文献21

文献22

4.1.6 老視の自覚症状の評価法

近見を含む見え方の自覚症状に関する質問票は多数あるが，近方の見え方に特化しているThe Near Activity Visual Questionnaire（NAVQ）は，課題はあるものの老視の評価法として最も有望な方法である[23]．この質問票では，近用眼鏡を使用していないときに10の近見作業に困難があるかどうか回答させ，さらに近見視機能についての満足度を回答させる．さらに，近年有水晶体老視眼における近見視機能に関する質問表として，FDA（米国食品医薬品局）のPRO Guidanceに基づきNAVQ-Presbyopia（NAVQ-P）が開発された[24]．

これらの質問表や検査結果により，各患者に適切な老視治療の選択肢を提示できるようになることが理想であるが，現状においては，適切な指標（例えば，ライフスタイル，環境，性格，残余調節力，屈折，瞳孔径，収差など）は明らかではない．

文献23

文献24

4.1.7 調節の他覚的評価

調節力，すなわち眼屈折力の変化を定量的に測定する方法としては，両眼開放のオートレフや収差計がある．老視治療が生体に与える影響を評価するためには，調節力の変化だけでなく，前房深度，水晶体厚，眼内レンズの位置，水晶体曲率半径などの生体計測値を超音波，OCT，シャインプルーク画像，部分コヒーレンス干渉法（partial coherence interferometry：PCI），レーザー光干渉（optical low coherence reflectometer：OLCR），MRI等により評価すべきである．しかしながら，調節刺激を与えながらこれらの計測をする方法はまだ一般的とはいえない．今後，新規治療の臨床試験においては，調節力の他覚的測定を評価法に含むべきであろう．

4.1.8 水晶体硬化の評価

老視による調節力低下の主原因は，水晶体の硬化だと考えられている．近年，水晶体の弾性をin vivoで測定する機器としてbrillouin confocal in vivo microscopyやoptical coherence elastographyが報告されている．Brillouin confocal in vivo microscopyは，物体のBrillouin散乱光を測定することにより弾性の測定が可能となるもので，この機器を用いて生体内の水晶体の弾性の加齢変化を測定した報告がある[25]．

文献25

Optical coherence elastography は，角膜輪部に与えた空気振動が水晶体に伝搬するところをカスタムメイドの OCT で画像化し，そこから弾性波速度とヤング率を取得する[26]．豚の水晶体を用いて in vivo で測定されたヤング率と，in vitro で測定されたヤング率がほぼ一致する（クラス内相関係数が 0.998）ことが検証されている[26]．今後これらの機器が広く使用されるようになれば客観的な指標となり，薬物治療を中心とする老視治療のエビデンスが明確になるものと考えられる．

4.1.9 老視の外科的治療

老視の外科的治療を図1[27]に示す．本節においてはスペースの関係で外科的治療の各方法の詳細については述べないが，現在最も確立している方法は老視矯正眼内レンズ（presbyopia correcting intraocular lens：PCIOL）による老視矯正であり，良好で安定した成績が報告されているものの，視覚の質の問題や脳の順応の問題など課題も残されている[28]．老視矯正 LASIK（presbyLASIK）は裸眼近方視力の改善はみられるが，視覚の質の問題があることが報告されている[29]．老視矯正 LASIK はモノビジョン†と併用されることが多い[30]．角膜インレイは，視覚の質の問題や角膜混濁，さらに摘出後の不可逆性の視力低下などの合併症が報告されている[30,31]．

4.1.10 おわりに

ここまで述べてきたように，老視人口の増加を背景に老視診療が注目されつつある．眼科医による患者への啓発，そして積極的な診断と介入は中高齢者の QOL を向上させる鍵となることは間違いなく，今後の診断機器の進歩とともに期待を持って注視していきたい．

（根岸一乃）

※本稿の一部は，「根岸一乃．老視の診断と評価．IOL&RS 38 巻 1 号：p.3-6（2024 03）」，「根岸一乃．老視診療の現状と課題．日本の眼科 95 巻 4 号：p.482-486（2024.04）」，「根岸一乃．老視の診断基準．オクリスタ No.137（2024.08）」より許可を得て転載した．

†モノビジョン：左右の度数差の小さいマイクロまたはミニモノビジョンを含む．

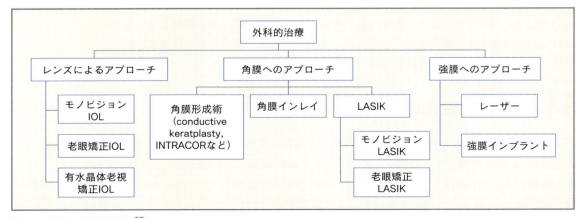

図1　老視の外科的治療[27]

文献

1 ）Schachar RA. Cause and treatment of presbyopia with a method for increasing the amplitude of accommodation. *Ann Ophthalmol* 1992；24：445-7, 52.

2 ）Schachar RA et al. Model of zonular forces on the lens capsule during accommodation. *Sci Rep* 2024；14：5896.

3 ）Lee DB. Error tolerance in helmholtzian accommodation. *Ophthalmology* 2002；109：1589-90.

4 ）Kaufman PL et al. Presbyopia and Glaucoma：Two Diseases, One Pathophysiology? The 2017 Friedenwald Lecture. *Invest Ophthalmol Vis Sci* 2019；60：1801-12.

5 ）Fricke TR et al. Global Prevalence of Presbyopia and Vision Impairment from Uncorrected Presbyopia：Systematic Review, Meta-analysis, and Modelling. *Ophthalmology* 2018；125：1492-9.

6 ）Wolffsohn JS et al. Presbyopia：Effectiveness of correction strategies. *Prog Retin Eye Res* 2019；68：124-43.

7 ）Wolffsohn JS et al. New insights in presbyopia：impact of correction strategies. *BMJ Open Ophthalmol* 2023；8：e001122.

8 ）World health organization. World report on vision. 2019.

9 ）Cheng F et al. Distance- and near-visual impairment in rural Chinese adults in Kailu, Inner Mongolia. *Acta Ophthalmol* 2016；94：407-13.

10）Girum M et al. Determinants of high unmet need for presbyopia correction：a community-based study in northwest Ethiopia. *Clin Optom（Auckl）* 2017；9：25-31.

11）Hookway LA et al. Population‐based study of presbyopia in Nicaragua. *Clin Exp Optom* 2016；99：559-63.

12）Muhit M et al. Prevalence of refractive error, presbyopia, and unmet need of spectacle coverage in a northern district of Bangladesh：Rapid Assessment of Refractive Error study. *Ophthalmic Epidemiol* 2018；25：126-32.

13）Schellini S et al. Main visual symptoms associated to refractive errors and spectacle need in a Brazilian population. *Int J Ophthalmol* 2016；9：1657-62.

14）Frick KD et al. The Global Burden of Potential Productivity Loss from Uncorrected Presbyopia. *Ophthalmology* 2015；122：1706-10.

15）Goertz AD et al. Review of the impact of presbyopia on quality of life in the developing and developed world. *Acta Ophthalmol* 2014；92：497-500.

16）Wang C et al. Influence of presbyopia on smartphone usage among Chinese adults：A population study. *Clin Exp Ophthalmol* 2019；47：909-17.

17）根岸一乃. 老視の診断基準. *IOL & RS* 2014；28：147-50.

18）井手　武. 老視の定義と診断基準 2010. あたらしい眼科 2011；28：985-8.

19）McDonald MB et al. Classification of Presbyopia by Severity. *Ophthalmol Ther* 2022；11：1-11.

20）Tsuneyoshi Y et al. Determination of the Standard Visual Criterion for Diagnosing and Treating Presbyopia According to Subjective Patient Symptoms. *J Clin Med* 2021；10：3942.

21）Wolffsohn JS et al. Accommodative amplitude required for sustained near work. *Ophthalmic Physiol Opt* 2011；31：480-6.

22）Hayuda A et al. Establishing the cutoff value of near visual acuity for assessment of early presbyopia. *Jpan J Ophthalmol* 2024；68：709-16.

23）Sharma G et al. Patient-reported outcome measures in presbyopia：a literature review. *BMJ Open Ophthalmol* 2020；5：e000453.

24）Bentley S et al. Evaluation of the content validity of patient-reported outcome（PRO）instruments developed for use with individuals with phakic presbyopia, including the Near Activity Visual Questionnaire-presbyopia（NAVQ-P）and the near vision correction independence（NVCI）instrument. *J Patient Rep Outcomes* 2021；5：109.

25）Besner S et al. In Vivo Brillouin Analysis of the Aging Crystalline Lens. *Invest Ophthalmol Vis Sci* 2016；57：5093-100.

26）Chen Y et al. *In situ* assessment of lens elasticity with noncontact optical coherence elastography. *Biomed Opt Express* 2022；13：6671-81.

27）根岸一乃. 老眼診療の現状と課題. 日本の眼科 2024；95：482-6.

28）Cho J-Y et al. Visual Outcomes and Optical Quality of Accommodative, Multifocal, Extended Depth-of-Focus, and Monofocal Intraocular Lenses in Presbyopia-Correcting Cataract Surgery：A Systematic Review and Bayesian Network Meta-analysis. *JAMA Ophthalmol* 2022；140：1045-53.

29）Shetty R et al. PresbyLASIK：A review of PresbyMAX, Supracor, and laser blended vision：Principles, planning, and outcomes. *Indian J Ophthalmol* 2020；68：2723-31.

30）Moshirfar M et al. Visual Prognosis after Explantation of Small-Aperture Corneal Inlays in Presbyopic Eyes：A Case Series. *Med Hypothesis Discov Innov Ophthalmol* 2019；8：129-33.

31）Ong HS et al. Corneal Inlays for Presbyopia Explanted Due to Corneal Haze. *J Refract Surg* 2018；34：357-60.

4.2 調節検査

4.2.1 調節

調節は，主に毛様体輪状筋（Müller 筋）の収縮により毛様小帯（Zinn 小帯）が弛緩して，水晶体がそれ自身の弾力によって厚くなり，前方に膨隆して水晶体前面曲率を減少することで屈折力を増加させて生じるといわれている（Helmholtz の弛緩説）．その調節の中枢は，ヒトでは中脳の動眼神経核吻側部にあるとされる．Gullstrand 正式模型眼によれば，最大調節力は約 12 D（diopter）で，水晶体の中心の厚みは無調節時 3.6 mm から最大調節時 4.0 mm まで増加するとされている．

近年の測定装置の発達により，調節による水晶体前面・後面曲率の減少と水晶体厚の変化が詳細に捉えられるようになっている[1]．光学的眼軸長測定装置[2]，超音波生体顕微鏡[3]や光干渉断層計（OCT）[1,4,5]による測定の結果では，水晶体厚は 1 D あたり約 40 µm 変化することがわかる（**表 1**）[1-5]．

毛様体筋は自律神経支配の平滑筋で，収縮は近方への調節（正の調節）で副交感神経が担当し，弛緩は遠方への調節（負の調節）で交感神経が担当しているといわれている（**図 1**）．

ヒトがどこを見るともなく，ぼーっと見ているときのピント位置は，遠点距離ではなくそれよりも近い距離で，その位置は調節安静位といわれ，いわゆる生理的調節緊張状

文献 1

文献 4

文献 5

表 1　調節による水晶体厚の変化量

水晶体厚変化量（µm /D）	測定機器	ジャーナル
47	AC Master	前田征宏 IOL & RS 2006[2]
45	UBM	片岡嵩博 視覚の科学 2013[3]
44	OCT	Zhong J AJO 2014[5]
36	OCT	Neri A J Cataract Refract Surg 2015[4]
38	OCT	Shoji T JJO 2020[1]

AC Master：光学的眼軸長測定装置，UBM：超音波生体顕微鏡，OCT：光干渉断層計

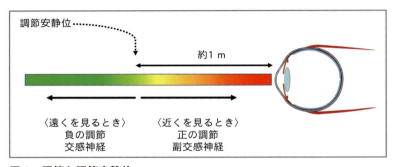

図 1　調節と調節安静位
ヒトが，どこを見るともなくぼーっと見ているときは，正視の人でだいたい 1 m（1 D）くらいの距離にピントが合う（調節している）

態であり，完全矯正した状態では眼前1m付近にある．

調節には瞳孔径や角膜多焦点性[6]など偽調節も関与している．調節の異常は加齢による老視，VDT（visual display terminal）作業によるIT（information technology）眼症，神経眼科的疾患（松果体腫瘍，多発性硬化症，血管性病変，感染性病変，交通事故後のむち打ち症，糖尿病などの疾患），中毒，心因的要因などで生じる．

文献6

4.2.2 調節力

調節力は，無調節時における遠点屈折力と最大調節時の近点屈折力の差で示される（図2）．

正視眼と近視眼では，自覚的にピントが合う最も遠い距離が遠点で，遠点距離（m）の逆数が遠点屈折値（D）である．遠視眼では，眼前にプラスレンズを置いて無限遠が鮮明に見える最もプラス寄りのレンズ度数が遠点屈折値（D）である．自覚的にピントの合う最も近い距離（m）の逆数が近点屈折値（D）である．

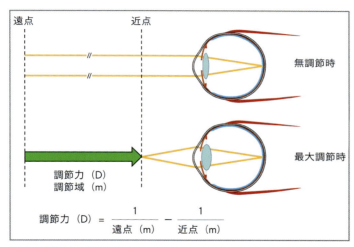

図2　調節力の算出方法

4.2.3 自覚的調節検査と他覚的調節検査

調節検査は，自覚的調節検査と他覚的調節検査に大別される．自覚的調節検査で測定される調節力は，年齢に伴い減少の一途にあり，増加することはない（図3）[7]．

他覚的調節検査では，自覚的調節検査に比べて瞳孔径や角膜多焦点性などの影響を受けにくいこと，装置に内蔵された視標を片眼で見るため，実空間で生じる調節よりは反応量が低くでる傾向があることから，調節力は自覚的調節検査の値より小さくなる．他覚的調節検査では，調節反応量は35歳頃から低下を開始して40〜50歳で急激に低下し，55歳頃には他覚的な調節はできなくなる（図4）[8]．

調節力の加齢による低下は，主に水晶体，特に水晶体核の弾性低下によるもので，毛

Chapter 4 老視

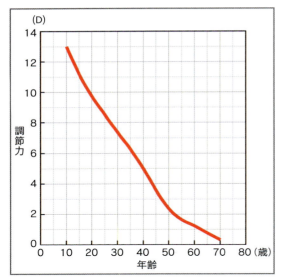

図3 年齢・調節力曲線[7]

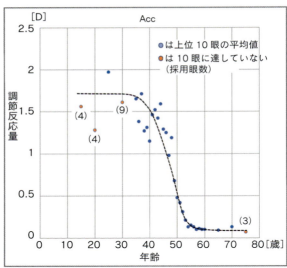

図4 Fk-MAPで記録された正常者の最大調節反応量[8]
Fk-MAP：fluctuation of kinetic refraction map

様体筋の収縮力は残存しているとされる．また，他覚的調節検査では調節微動を観察可能である．これは視標注視時にみられる屈折の揺らぎで，低周波成分（0.6 Hz未満）と高周波成分（1.0～2.3 Hz）に分かれる．

低周波成分は，調節運動そのものを反映している．高周波成分は，水晶体が屈折力を変えるために毛様体筋に負担がかかり，負担が小さいときは震えが生じることはないが，負担が大きくなると震えが出現し，これが他覚的な屈折値の揺れとして観察され，毛様体筋の活動状態を間接的に表現していると考えられている．

■自覚的調節検査の機器
1．石原式近点計（はんだや）（図5）[9]
　検者が視標を動かし，被検者の明視の限界点を求めて，遠点と近点の差から調節力を計算する機械である．視標をゆっくりと近づけ，被検者にぼけを感じた点を回答させて近点を求めるが，視標が近づくにつれ被検者が対応する速度に追いつかず結果が不安定である．

2．両眼開放定屈折近点計 D'ACOMO（ワック）（図6）[10]
　両眼を開いた状態で片眼の近点を計測できるように設計されており，より自然視に近い感覚で視機能のチェックが可能である．視標の移動速度を屈折度の変化に対応して動かすことで近点付近では速度が低下し，石原式に比べて被検者が焦点を合わせやすく，より近点が正確に検出される．

3．近点計 NS-100（東和）（図7）[11]
　石原式近点計やD'ACOMOに比べて12 kgとコンパクトであり，専用キャリングケースにて健診現場への移動が容易である．
　このほか，現在は販売終了となっているが，遠点近点測定後に遠方近方視標を交互に5秒間隔で提示させることで，調節緊張・弛緩時間の測定や眼疲労度の測定が可能なア

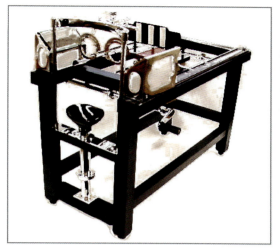

図5 石原式近点計（はんだや）[9]

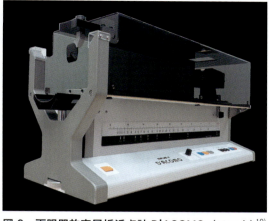

図6 両眼開放定屈折近点計 D'ACOMO（ワック）[10]

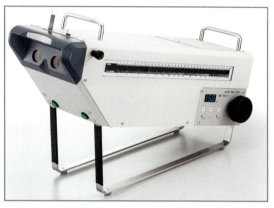

図7 近点計 NS-100（東和）[11]

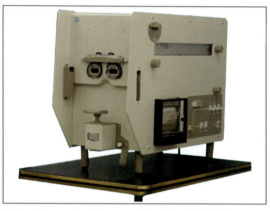

図8 アコモドポリレコーダー HS-9E（興和）
（梶田雅義氏より提供）

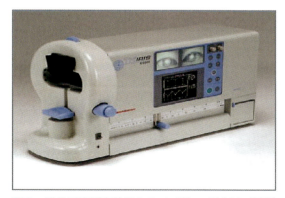

図9 近見反応測定装置トライイリス C9000（浜松ホトニクス／ワック）[12]

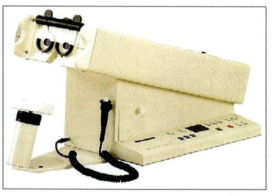

図10 KOWA NP アコモドメーター（興和）[13]

コモドポリレコーダー（興和）（図8），瞳孔・輻湊・対光反応を測定可能なトライリリス（浜松ホトニクス／ワック）（図9）[12]，KOWA NP アコモドメーター（興和）（図10）[13] などがあった．

Chapter 4 老視

■ 他覚的調節検査の機器

自覚的調節検査と異なり，被検者の自覚的な明視判定基準に左右されない特徴がある．オートレフラクトメータの内部視標を移動させて，視標を明視しているときの屈折値をオートレフラクトメータで記録する．通常は雲霧で用いている視標を遠点屈折値より遠方から近接させ，被検眼の屈折値が視標を追随できる最も大きい値（近点屈折値）を求める．その差が調節反応量（他覚的調節力）である（図11）[14]．

正常な調節機能を有する被検者においても，調節反応量は調節刺激量に達しない．その調節刺激量と調節反応量の差が調節ラグであり，焦点深度，瞳孔径や角膜多焦点性，片眼測定などの影響によるものと考えられている．

1. 赤外線オプトメータ AA-2000（ニデック）（図12）

オートレフの内部視標をコンピュータ制御し，被検者の屈折系の変化を赤外線オプトメータで経時的にプロット，イリスレコーダーで瞳孔面積も記録可能であった．他覚的な調節力の測定が可能であったが，視標提示が暗黒視野内であるため，被検者の注意力や心理的な要因による影響を受けやすく，再現性に乏しい欠点があり検査結果を定量的に評価することが困難であった．準静的制御[†]とステップ制御[†]が可能であった．

後継機種としてオートレフラクトメータ ARK-1s（ニデック）（図13）[14]に準静的制御（図14）[14]が組み込まれている（ステップ制御は未搭載）．

オプションソフトとして，調節機能測定 AA-2 により調節機能解析[†]が可能であったが 2023 年 12 月に販売終了となった．乱視を視標側で矯正する装置を備えているため，乱視眼でも視標を注視しやすい特徴を有していた．

2. アコモレフ 2 ／アコモレフ 2 K-model（ライト製作所）（図15）[15]

ARK-1s と同様に，調節微動を解析して Fk-MAP を表示できる調節機能解析装置である．視標側では乱視を矯正できないが，固視標に花火チャートを採用し，乱視の患者でも全経線のどこかで焦点を合わせることが可能となる工夫がされている．

3. WAM-5500 & WMT-2（シギヤ精機製作所）（図16）[16]

WAM-5500 は，両眼開放でのレフケラト測定機能に加え，屈折値と瞳孔径の同時測定が可能である．WMT-2 では調節の特性（動的・静的・準静的）を備えた視標移動装置が一体となっている．HFC の測定はできない．

[†]準静的制御：内部視標を基準位置から一定の速度（0.2 D/秒）で調節刺激量まで移動させ，その後基準位置まで戻す過程の調節反応量を記録．X軸に測定時間（秒），Y軸に調節反応量（D）が示される．

[†]ステップ制御：基準位置に対して一定の調節刺激量（3〜10 D）を設定し，視標位置の変換を行いながら調節反応形態を記録する．

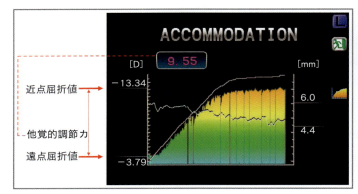

図11　他覚的調節力
（文献 14 をもとに作成）

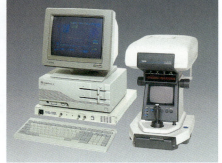

図12　赤外線オプトメータ AA-2000
（ニデック）
（梶田雅義氏より提供）

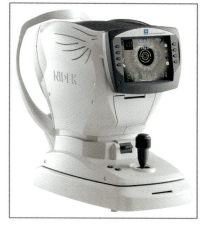
図13 オートレフラクトメータ ARK-1s（ニデック）[14]

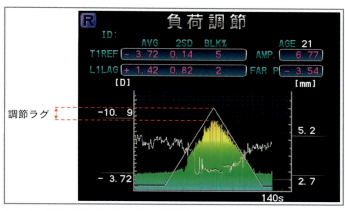
図14 準静的制御による調節反応量の測定
（文献14をもとに作成）

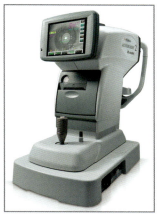
図15 アコモレフ2／アコモレフ2 K-model（ライト製作所）[15]

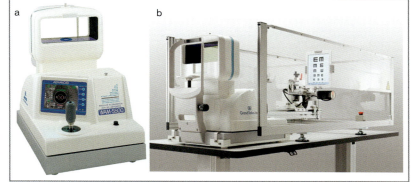
図16 WAM-5500 & WMT-2（シギヤ精機製作所）[16]
WAM-5500（a）と WMT-2 視表移動装置（b）

自覚的調節検査は VDT 検診などでは有用であるが，眼科の臨床現場においては調節異常を他覚的に調べることが可能な調節機能解析装置が必要である．図17，18[17]に調節機能の見方と典型例を示す．

4.2.4 調節異常の症例

最後に，調節機能解析装置がなければ診断がつかない調節異常の症例を示す．

1. 症例1（図19）

5歳男性．20分間勉強すると眼が痛くなるとのことで来院．Vd＝0.5（1.0×−0.75 D），Vs＝0.3（1.0×−0.75 D）．遠方から近方まで調節反応量の上昇がなく，ところどころ HFC が高値を示しており，まだら調節痙攣型であった．ネオスチグミンメチル硫酸塩点眼（ミオピン®），低濃度アトロピン硫酸塩水和物点眼（アトロピン）にて眼痛は落ち着いた．小児でも眼精疲労が生じることを示している．

† 調節機能解析：調節反応量とそのときの調節微動（他覚的屈折値の正弦波様のゆらぎ）を周波数分析し，毛様体筋の機能を推測する．提示視標距離と高周波成分出現頻度（high frequency component：HFC）値を Fk-MAP に表示する．これにより視覚的に調節異常（調節緊張，調節痙攣，調節衰弱）の診断が可能である．最大調節負荷が−3.0Dであるため，被検者の調節努力による変動が介入しにくい．ただし，片眼視での視標のステップ移動にピントをうまく合わせられない症例が存在する．

Chapter 4 老視

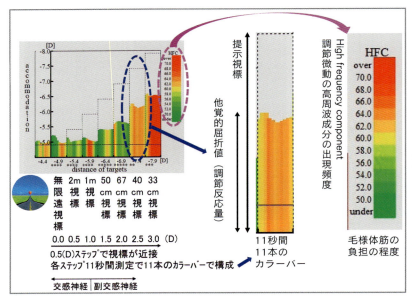

図17 調節機能の見方
オートレフラクトメータで，気球の視標を無限遠から33cmまで0.5Dステップで提示し，それに対する他覚的屈折値，すなわち調節反応量を記録している．青色で囲んだ提示視標に対して11秒間の他覚的屈折値（調節反応量）変化をカラーバーの高さで示し，カラーバーの色は紫色で囲んだ部分に示しているように毛様体筋の負担の程度を反映する調節微動の高周波成分の出現頻度（HFC）を，負担の少ない緑色から負担の多い赤色で色分けして示している

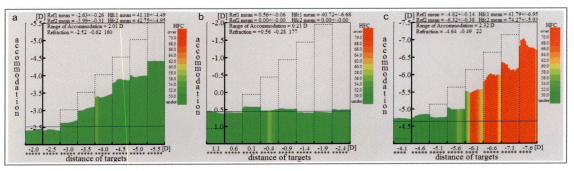

図18 調節機能の典型例[17]
a. 正常　b. 老視　c. テクノストレス眼症．正常では視標が近づくにつれ調節反応量が上昇し，階段状に右肩上がりになる．老視では調節力がなく，上昇を認めない．毛様体筋の負担がない場合，HFCは緑色であるが，テクノストレス眼症のように近方を見るときに眼精疲労がある場合は赤色となる

2. 症例2（図20）[18]

23歳女性．最近，近くが見づらくなってきたとのことで来院．調節反応量は極めて小さく，調節衰弱痙攣型であった．両眼とも調節力が低下しており，遠近両用ソフトコンタクトレンズを用いて治療した．若年であっても調節補助が必要な場合があることを示している．

3. 症例3（図21）

47歳女性．左眼が裸眼でも近くが見づらいとのことで来院．Vd＝0.05（1.2×－3.25D），Vs＝0.1（1.0×－2.25D）．遠方から近方まで各距離での乱視軸が100～169°と安定しない状態であった．ネオスチグミンメチル硫酸塩点眼（ミオピン®），低濃度アトロピン硫酸塩水和物点眼（アトロピン）にて乱視軸は直乱視に安定した．

4. 症例4（図22）[19]

74歳女性．3年前に他院で両眼多焦点眼内レンズ挿入術を施行．遠近感がなく見づらいとのことで来院．遠方から近方まで各距離でのカラムが赤く，眼内レンズ挿入眼ではあるが毛様体筋の強い緊張状態を反映しており，両眼調節緊張症と考えられた．単焦点

4.2 調節検査

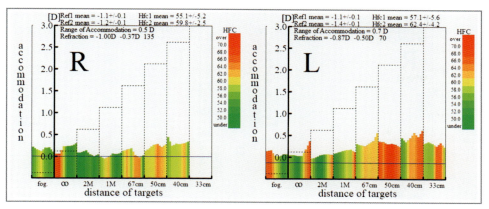

図19　5歳男性　まだら調節痙攣型

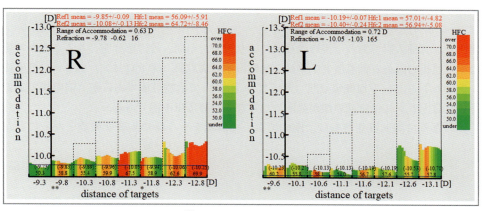

図20　23歳女性　調節衰弱痙攣型[18]

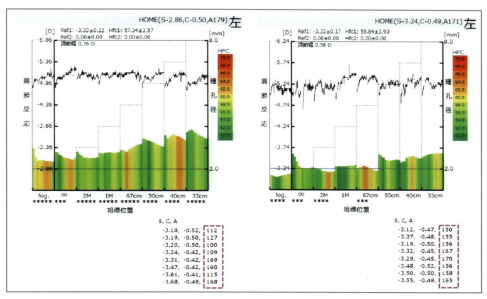

図21　47歳女性　乱視軸回転
治療前（左図）には一定していなかった乱視軸（破線枠内）が，治療後（右図）では直乱視方向で一定している

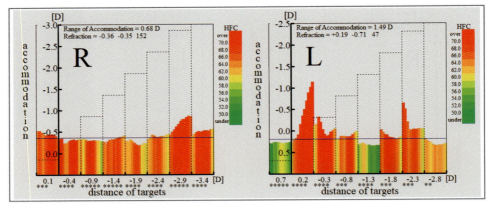

図22　74歳女性　多焦点眼内レンズ挿入眼の調節痙攣[19]

　眼内レンズ挿入眼であれば視線の移動により遠方，中間，近方を鮮明にみることが可能な累進屈折力眼鏡と低濃度アトロピン硫酸塩水和物点眼（アトロピン）あるいは低濃度シクロペントラート塩酸塩点眼（サイプレジン®）で治療可能であるが，同時視である多焦点眼内レンズでは網膜像が鮮明にならないため治療不能である．

　このように調節機能解析は，臨床において診断を行う際に重要な検査となることがある．

（大口泰治）

文献

1) Shoji Takuhei et al. Association between axial length and in vivo human crystalline lens biometry during accommodation: a swept-source optical coherence tomography study. *Jpn J Ophthalmol* 2020；64：93-101.
2) 前田征宏．AC MasterTM による調節に伴う角膜厚・前房深度および水晶体厚の変化．IOL & RS 2006；20：57-61.
3) 片岡嵩博ほか．広角測定可能な超音波生体顕微鏡 VU-MAX-II を用いた調節時の前眼部および水晶体変化の測定．視覚の科学 2013；34：80-5.
4) Neri A et al. Dynamic imaging of accommodation by swept-source anterior segment optical coherence tomography. *J Cataract Refract Surg* 2015；41：501-10.
5) Zhong J et al. Whole eye axial biometry during accommodation using ultra-long scan depth optical coherence tomography. *Am J Ophthalmol* 2014；157：1064-9.
6) Oshika T et al. Apparent accommodation and corneal wavefront aberration in pseudophakic eyes. *Invest Ophthalmol Vis Sci* 2002；43：2882-6.
7) 梶田雅義．最近話題のスマホ老眼について企画にあたって．日本コンタクトレンズ学会誌 2018；60-1：8-16.
8) 梶田雅義．ジタルデバイスの汎用で変わった調節応答と眼鏡処方．視覚の科学 2021；42：69-79.
9) 株式会社はんだや．製品カタログ．
10) 株式会社ワック．製品カタログ．
11) 株式会社東和．ホームページ（製品情報）．近点計 NS-100.
12) 根木　昭（監修）．飯田知弘ほか（編）．眼科検査ガイド（第3版）．文光堂；2022.
13) 興和株式会社．KOWA NP アコモドメーター 添付文書．2010.
14) ニデック株式会社．ホームページ（製品情報）．オートレフケラトメータ ARK-1.
15) 株式会社ライト製作所．製品カタログ．
16) 株式会社シギヤ精機製作所．ホームページ（眼科機器）．WAM-5500，WMT-2.
17) 梶田雅義．屈折矯正における調節機能の役割—臨床から学んだ眼精疲労の正体—．視覚の科学 2012；33：138-46.
18) 大口泰治．デスクワークの多い若い人．あたらしい眼科 2022；39：1455-61.
19) 大口泰治ほか．多焦点眼内レンズ挿入後不調を訴えた眼位異常の2例．眼科 2023；65：1447-51.

4.3 老視への対策（1） 薬物

　老視は，これまで単なる身体の加齢変化として考えられ，"病気"として捉われることも少なく，多くの眼科研究者にとって研究・調査対象外の疾患であった．しかし，超高齢社会を迎え，健康長寿国を目指す我が国において，高齢者の生活の質（Quality of Life：QOL）の向上は解決すべき大きな問題であり，そこには視機能の質（Quality of Vision：QOV）の維持は欠かせない．

　本邦では老視治療薬として適応承認されている医薬品はなく，諸外国においても数種類の医薬品のみである．本節では，老視への対策として，諸外国で承認されている医薬品について，また現在の医薬品創製のトレンドについて概説する．

4.3.1 老視の原因

　老視の原因はほとんど解明されておらず，その危険因子（リスクファクター）もほとんどわかっていない．最も代表的な危険因子は加齢であり，40代でほぼ全てのヒトに発症する．その他，糖尿病や貧血（血流不足）などの基礎疾患で老視発症が早まることが知られている．生活習慣では，深酒やタバコが危険因子であり，タバコ主流煙をラットに暴露すると水晶体硬化が誘導されることが報告されている[1]．

　環境因子では，強い紫外線や居住環境温度が誘因因子となるが，筆者らは，居住環境の温度が高いと水晶体の温度感受性チャネルであるTRPV1が活性化して老視を誘導する可能性を報告している（図1）[2]．今後も老視と危険因子の関係が明らかとなり，外因因子の老視への寄与率が解明されるとともに，加齢に次ぐ大きな危険因子の存在も明らかになるであろう．

文献1

文献2

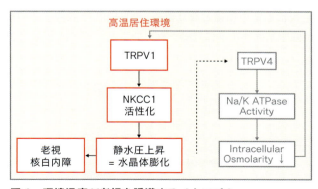

図1　環境温度が老視を誘導するメカニズム
高温環境では，水晶体に発現しているTRPV1が過活性化して，静水圧上昇を引きおこし，老視や核白内障を誘導していることが示唆される
（文献2をもとに作成）

4.3.2 老視への薬物介入

老視がQOLや社会活動に与える影響について少しずつ認知され始め，近年は国内外の製薬会社で老視治療薬の開発が加速的に進んできている．その結果，諸外国でいくつかの医薬品が承認され，臨床で使われている（2024年現在本邦未承認）．老視治療薬の開発戦略としては，主として縮瞳によるピンホール効果で焦点深度延長を目指す薬剤と，水晶体弾性抑制（軟化作用）を目指す薬剤が考えられるが，現在承認されている医薬品は全て前者のみであり，水晶体の加齢変化を止めるものではない．

■ 縮瞳による老視への薬物介入

瞳孔径は瞳孔散大筋と瞳孔括約筋によって調節されており，老視の薬物治療として，瞳孔を収縮させる戦略が取り入れられている．瞳孔が収縮すると入ってくる光が細くなり，焦点深度が深くなるため近方・遠方ともに見え方の質が向上する．これをピンホール効果と呼ぶ（図2）．

ヒトのムスカリン受容体は5つのサブタイプ（M_1，M_2，M_3，M_4，M_5受容体）が報告されており，その中でもM_3受容体刺激は瞳孔括約筋を収縮させる効果を持つ．緑内障治療薬として広く用いられているピロカルピンはムスカリン受容体作用薬であり，その効能は線維柱帯開口による房水流出量の増加であるが，縮瞳を誘導するため副作用として暗黒感（視野が暗く見える）が報告されている．それを逆手に取り，ピンホール効果による老視治療薬として1.25％ピロカルピンの臨床試験を行い，世界で初めて老視治療薬としてFDA（米国食品医薬品局）が適応承認した（Vuity™，AbbVie社）．その後，別の会社から低濃度で防腐剤不含の0.4％ pilocarpine hydrochloride（Qlosi™，Orasis社）が2023年に承認されている．

このほか，交感神経支配のアドレナリン受容体によっても瞳孔径は調節される．瞳孔散大筋には交感神経のアドレナリン α_1 受容体，瞳孔括約筋にはアドレナリン α_2 受容体が存在する．α 受容体の非特異的作用薬は瞳孔散大筋に有意に働いて散瞳させるため，アドレナリン α 受容体阻害剤あるいはアドレナリン α_2 受容体特異的作用薬もまた縮瞳を誘導するため老視治療薬の候補となり得る．2024年5月現在，10種類以上の医薬品候補化合物が米国臨床試験サイトに登録されているが，そのほとんどが縮瞳によるピン

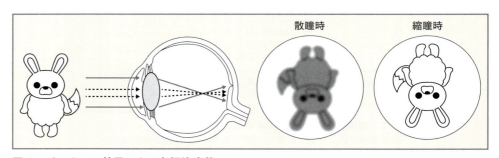

図2　ピンホール効果による老視治療薬
2024年現在，諸外国で承認されている老視治療薬は縮瞳による焦点深度拡大を薬理作用とする医薬品のみである（ピンホール効果）．

ホール効果での老視治療薬である．

■水晶体弾性抑制（軟化作用）による老視への薬物介入

老視の主因は水晶体の硬化である．なぜ水晶体が硬化するのかはいまだ明らかとされていないが，不溶化蛋白質の増加が水晶体硬化に大きく寄与すると推察されている．

Garnerらは，ジスルフィド結合による蛋白質凝集が不溶化蛋白質を増加させ，水晶体剛性を高めることを報告している[3]．さらに，リポ酸コリンエステル（lipoic acid choline ester）点眼でマウス水晶体のジスルフィド結合減少と水晶体剛性が抑制されることを報告し[4]，老視治療薬として承認・適応が大きく期待されたが，2022年に発表された臨床試験結果より，プラセボ群と比較して有意差が認められなかったとして現在開発を中断している．

文献 3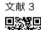

文献 4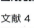

日本でも参天製薬が，ウルソデオキシコール酸についてジスルフィド結合解離による老視治療が期待できると臨床試験まで進んでいたが，2024年現在，開発を一時中止している．そのほか，蛋白質翻訳後修飾（糖付加反応や糖化最終産物化（advanced glycation endproducts：AGEs））が寄与することが報告されており，蛋白質修飾による凝集化・不溶化が水晶体硬化を誘導することが示唆されている[5,6]．

文献 6

別の作用機序で蛋白質凝集抑制効果が報告されているものとして，ステロール骨格を持つ分子シャペロン化合物がある[7,8]．水酸化されたステロール骨格を持つ化合物群（オキシステロール）は α-crystallin の凝集を解離させる効果があることが in vitro の網羅的解析により明らかとなり，本解析を基盤に25-hydroxycholesterol（VP1-001）が開発された．VP1-001は α-crystallin の安定化と不溶化蛋白質の溶解性向上効果が見出されており[7]，さらにVP1-001点眼により，白内障モデル動物の混濁が軽減されることが報告されていることから，ヒトに対する効果が大きく期待される[9]．

文献 7

文献 8

文献 9

別のオキシステロールであるラノステロール（lanosterol）もまた，凝集抑制効果が報告されている．Zhaoらは，ラノステロールとウサギ混濁水晶体を混和し器官培養すると，αB-クリスタリンのシャペロン活性が増強し，その結果，混濁が改善することを報告している[8]．一方，別施設からの再現実験では，オキシステロールには混濁した水晶体を再透明化させる効果はなかったといった報告もあり[10]，今後オキシステロール研究には注視していく必要がある．

文献 10

そのほか，サプリメントへの応用としてレスベラトロールや水溶性ヘスペリジンの経口投与が加齢性の水晶体剛性を抑制することが報告され，点眼のみならず経口摂取からの老視治療の可能性が示唆されている[11,12]．

文献 11

4.3.3 まとめ

老視の治療薬のほとんどがピンホール効果による老視治療戦略であるが，根本的な治療法ではなくあくまでも対象療法である（図2）．そのため根治治療薬として水晶体軟化作用あるいは硬化抑制作用を持つ医薬品が創製され，近い将来創薬開発されることが期待される．今後の研究に大きく期待したい．

文献 12

（中澤洋介）

Chapter 4 老視

文献

1) Tsuneyoshi Y et al. Suppression of presbyopia progression with pirenoxine eye drops : experiments on rats and non-blinded, randomized clinical trial of efficacy. *Sci Rep* 2017 ; 7 : 6819.

2) Nakazawa Y et al. High ambient temperature may induce presbyopia via TRPV1 activation. *Med Mol Morphol* 2024. doi : 10.1007.

3) Garner WH et al. Protein Disulfide Levels and Lens Elasticity Modulation : Applications for Presbyopia. *Invest Ophthalmol Vis Sci* 2016 ; 57 : 2851-63.

4) Korenfeld MS et al. Topical lipoic acid choline ester eye drop for improvement of near visual acuity in subjects with presbyopia : a safety and preliminary efficacy trial. *Eye (Lond)* 2021 ; 35 : 3292-301.

5) Kubo E. Aging of the crystalline lens from the viewpoint of anti-glycation and anti-oxidation. *Glycative Stress Res* 2020 ; 7 : 283-6.

6) Nandi SK et al. Glycation-mediated inter-protein cross-linking is promoted by chaperone-client complexes of α-crystallin : Implications for lens aging and presbyopia. *J Biol Chem* 2020 ; 295 : 5701-16.

7) Makley LN et al. Pharmacological chaperone for α-crystallin partially restores transparency in cataract models. *Science* 2015 ; 350 : 674-7.

8) Zhao L et al. Lanosterol reverses protein aggregation in cataracts. *Nature* 2015 ; 523 : 607-11.

9) Wang K et al. Oxysterol Compounds in Mouse Mutant αA- and αB-Crystallin Lenses Can Improve the Optical Properties of the Lens. *Invest Ophthalmol Vis Sci* 2022 ; 63 : 15.

10) Daszynski DM et al. Failure of Oxysterols Such as Lanosterol to Restore Lens Clarity from Cataracts. *Sci Rep* 2019 ; 9 : 8459.

11) Nagashima H et al. Oral administration of resveratrol or lactic acid bacterium improves lens elasticity. *Sci Rep* 2021 ; 11 : 2174.

12) Nakazawa Y et al. Effect of Alpha-Glucosyl-Hesperidin Consumption on Lens Sclerosis and Presbyopia. *Cells* 2021 ; 10 : 382.

4.4 老視への対策（2）　眼鏡処方，累進眼鏡

　パーソナルコンピュータや携帯情報端末が普及する前は，老視対策は近方視対策だけでよかった．裸眼で近くが見える近視眼であれば，適宜，眼鏡を外してみるだけで老視対策ができ，裸眼の近方視距離が近すぎる場合には度数が弱めの遠用眼鏡にかけ替える（図1）．また，裸眼で近方視ができない軽度の近視や遠視眼では，プラス度数の読書眼鏡を用いて老視対策をしていた．

　しかし，デジタルデバイスの進化によって，明視しなければならない視距離は読書距離だけではなく，作業環境や生活環境によってさまざまな距離に拡張し，その距離の個人差も大きくなってきている．また，老視対策の眼鏡レンズデザインも大きく進化してきている．

4.4.1 レンズデザインの種類

■単焦点レンズ
　近方視のための眼鏡として使用される．若いときには裸眼で近方視ができていた症例が，調節力の低下に伴い近方視に支障がでてきたときに使用する（図2）．近視眼でも，これまで使用してきた眼鏡で遠方視に問題はないが，長時間の読書などで苦痛を感じるようになったときに必要となる．一般に読書眼鏡（reading glasses）と呼ばれており，現代でも長時間の読書用として利用者は多い．

■遠近二重焦点レンズ
　通常の生活で眼鏡が必要な症例が，そのままでは読書や書類を見ることに不便を感じるようになったときに，読書眼鏡ではかけ替えが必要になるため，二重焦点レンズが必要になる．

1．エグゼクティブタイプ
　最初に二重焦点レンズを使用したのは，米国独立宣言の起草委員の一人として知られるベンジャミン・フランクリンといわれている．眼鏡枠の上方に遠方視のための度数が，下方に近方視のための度数が入っていて，上方と下方のレンズの間に一直線のセグメントラインがある（図3）．フランクリンレンズと呼ばれたが，後にエグゼクティブタイプ（EX型）と呼ばれるようになった．

2．アイデアルタイプ
　2つのレンズを融合する技術が開発されると，遠用レンズの下方部分に半円形の近用度数が融合された二重焦点レンズが登場した．遠くと近くにしっかりとピントが合うため，精細でシャープな見え方を好む症例では現在でも愛用されている．アイデアルタイプと呼ばれており，融合レンズの上端が一直線状の境目を持つストレートセグメント型（図4）と，融合レンズの上端が円弧状の境目を持つラウンドセグメント型（図5）が存在する．ラウンドセグメント型のほうが境目の線が目立ちにくいといわれている．

Chapter 4 老視

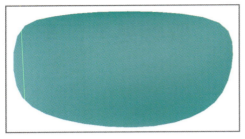

図1 単焦点の弱めの遠用レンズ
若いときに使っていた，今となっては弱めの遠用眼鏡が老視用として役立つことがある

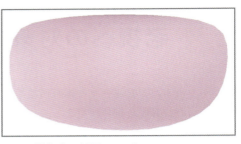

図2 単焦点の近用レンズ
一定距離だけが明瞭に見えるので，姿勢を変えない長時間の読書などには適している

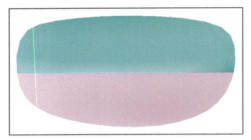

図3 エグゼクティブタイプ二重焦点レンズ
眼鏡枠の上方には遠用度数が，下方には近用度数が入っており，その間にセグメントラインが存在する．初期には，発明者の名にちなんでフランクリンレンズと呼ばれていた

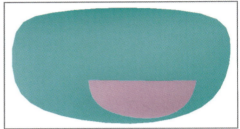

図4 アイデアルタイプ（ストレートセグメント型）
融合レンズが半円形で，上端が一直線上のセグメントラインを持つ

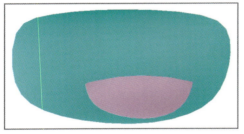

図5 アイデアルタイプ（ラウンドセグメント型）
融合レンズの上端が円弧状のセグメントラインを持つ．ストレートセグメント型に比べて，セグメントラインが目立ちにくいといわれている

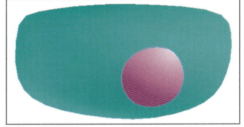

図6 トップタイプ
円形の近用度数レンズを融着した二重焦点レンズ

3. トップタイプ

　眼鏡レンズの内下方に円い近用レンズを融着したトップタイプ（図6）もあり，近用度数を大きく加入できる特徴を持つ．

■遠近三重焦点レンズ
1. エグゼクティブタイプ三重焦点

　遠用度数と近用度数の間に，中間距離にピントを合わせるレンズを持つ三重焦点レンズで，セグメントラインを2本持つ（図7）．遠方，中間距離および近方にシャープな見え方を望む症例で現在も使用されている．

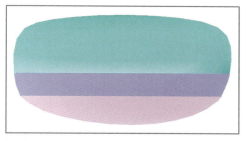 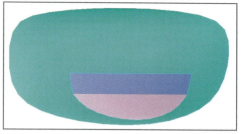

図7 エグゼグティブタイプ三重焦点レンズ
遠用度数と近用度数の間に，中間距離にピントが合う度数が入れられており，中間距離度数部分の上下にセグメントラインが存在する

図8 アイデアルタイプ三重焦点レンズ
融合レンズの上部に中間距離にピントが合う度数が入っており，融合レンズの中に中間距離度数と近用度数を分けるセグメントラインがある

2. アイデアルタイプ三重焦点

融合レンズの上部に中間距離にピントを合わせるレンズを持つ三重焦点レンズで，融合レンズの上端と融合レンズの中にセグメントラインがある（図8）．後述する累進屈折力レンズの見え方では満足できない症例で使用される．

■ 累進屈折力レンズ

調節力がなくなった眼では遠近三重焦点レンズでは不十分であることから，1958年にベルナール・メトナーズによって試作された遠近両用レンズは，1つのレンズの中に4,000個もの小さなレンズを削りだした累進多焦点レンズ（図9）である．後にこれらの小さなレンズを滑らかな曲面に整形して発展し，さらに改良が加えられてきた．初期には累進多焦点レンズと呼ばれていたが，このレンズには焦点は存在せず，累進的に変化しているのはレンズ屈折力であることから，現在では累進屈折力レンズと呼ばれている．

1. 遠近用累進屈折力レンズ

最も汎用されている遠近両用レンズである．加入度数の扱いは二重焦点レンズとは全く異なるため，レンズの銘柄ごとに異なる累進デザインと収差特性を十分に熟知して処方することが大切である．

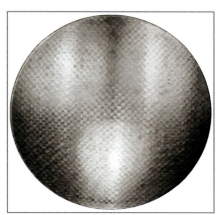

図9 開発初期の累進多焦点レンズ
ベルナール・メトナーズにより1958年に初めて試作された遠近両用レンズ．
1つのレンズの中に4,000個もの度数の異なる小さなレンズを削りだした多焦点レンズである

Chapter 4 老視

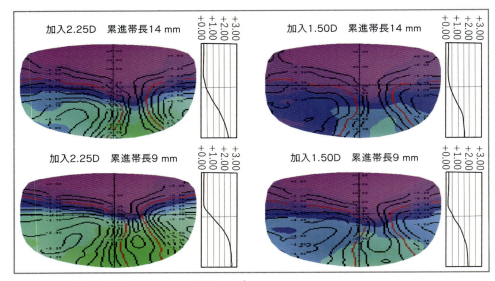

図10 遠近用累進屈折力レンズの収差マップ
収差マップでは等屈折力線が示されており，等屈折力線の間隔が狭いところは視野の歪みの強いところである．反対に等屈折力線の間隔が広く，同じカラーコードの広いところは安定して見える範囲である．同一銘柄の加入度数と累進帯長が異なるレンズの収差マップを示すが，加入度数が小さく，累進帯長が長いほど収差の変化が緩やかで，装用に慣れやすいことがイメージできる．また収差マップ右のグラフから，加入度数が大きく，累進帯長が短いほどフィッティングポイント位置での加入度数の介入が大きいことも読み取れる

視野の歪みに最も影響を与えるのは加入度数と累進帯長である（図10）．累進帯長が同じであれば，加入度数が大きいほうが視野の歪みが大きく，安定して見える範囲は狭い．また同じ加入度数であれば，累進帯長が短いほうが視野の歪みは大きい．さらに，累進屈折力レンズの視野の歪みはレンズの銘柄によってかなり異なり，使用する個人の感じ方によっても大きく異なることに注意が必要である．

処方時には必ずテストレンズを使用して，装用者が違和感を受け入れられそうな加入度数と累進帯長で試し装用を行い，装用開始できそうであれば処方する．処方箋にはテストレンズで使用した銘柄（累進帯長を含む）を明記する．

累進屈折力レンズの視野の歪みは，眼鏡の装用に慣れるまでの期間に大きく影響するため，初めて累進屈折力レンズを処方する場合には，加入度数は極力弱く，累進帯長は長いものを使用するのが望ましい．筆者の経験上では，初めて使用する累進屈折力レンズの加入度数は＋1.50 D までで，累進帯長は 14 mm 前後が装用に慣れやすい．神経質な人では，加入度数はもう少し低い度数からが望ましい．単焦点 IOL（intraocular lens）を挿入した白内障手術眼であっても，初めて装用する累進屈折力レンズの加入度数は＋1.75 D で抑えておいたほうがよい．「もう少し近づけて見たい」という要望があれば，2～3 か月間装用して視野の歪みに慣れた後に，加入度数を＋2.50 D に上げる．

2. 中近用累進屈折力レンズ

遠近用よりも中間距離と近方距離の見やすい範囲が広いデザインになっている（図11）．遠くの度数は遠近用と同じ度数で処方するため，遠くも見えるが視野の歪みが強いので，安定して見える遠方の面積は狭い．中近距離は遠近用に比べ安定して見えるので，オフィスワーカーに好まれる．外出したときの遠方の見え方は不安定なので，

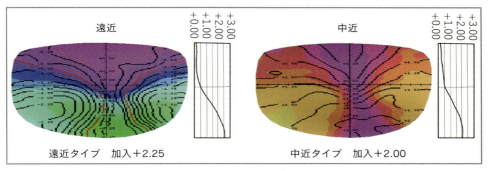

図 11　遠近用と中近用累進屈折力レンズの収差マップ
同一メーカーの遠近と中近用累進屈折力レンズの収差マップを示す．加入度数は＋2.25 D と＋2.00 D であるが，収差の入り方が異なり，等屈折力線の走り方が異なる．遠近用では中間距離の収差が大きいが，遠くの収差は少ない．中近用では中間距離の収差は小さいが，遠方では収差が大きく，外出時の不快が推測できる

常用眼鏡には適さないが，装用に慣れると自動車の運転にも支障がなくなる症例が少なくない．

3. 近近用累進屈折力レンズ

通常 PC 作業用として使用されているが，銘柄によるデザインの差が大きいので，処方時にはテストレンズを使用して，処方箋にテスト使用したレンズ銘柄を明記する（図 12）．近近用累進屈折力レンズの処方では，先に近用度数を決めて，レンズの上方に向かって必要なマイナス度数を加入する．マイナス加入度数であることから，逆進度数とも呼ばれている．

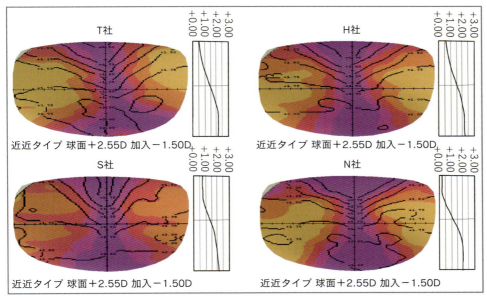

図 12　近近累進屈折力レンズの収差マップ
同一逆進度数の 4 社の収差マップを示す．メーカーによってデザインがかなり異なっていることがわかる．収差マップの右にあるグラフが示すように，同じ逆進度数（加入度数）であるが，レンズ上部での度数の入り方に大きなメーカー間の差があることがわかる．テストレンズの銘柄を処方箋に明記することが望ましい

4.4.2 累進屈折力レンズに慣れるための方法

累進屈折力レンズはそれぞれ特有の視野の歪みが存在するため，安定した装用感，見え方が得られるようになるまでの慣れの期間が必要である．

早く慣れてもらうために，筆者が指導していることを列挙する．

①新しい眼鏡を受け取ったときには，装用して帰らない．ケースに入れて持ち帰り，自宅に着いてから装用を開始する．

②視野の歪みに早く慣れようと焦らない．

③きょろきょろしないで，見たいものをしっかり見る．

④装用の開始は，毎日起床直後から行う．身支度は裸眼で行い，でかける直前から装用するという方法は慣れにくくする．

⑤かけたり外したりしない．たとえ階段を降りるときに不安でも，眼鏡は外さない．かけたまま，手すりなどを利用して安全に昇降する．階段の最下段が少し浮き上がって見えているので，いつものように体重をかけると，まだ足が地面に届いていなくて足を負傷することがある．特に最下段の一歩を慎重に踏みだすこと．もちろん，装用に慣れれば駆け下りても全く問題はなくなる．

⑥昼間の仮眠程度ならば，装用したままがよい．日中のかけ外しは行わない．

⑦眼鏡を通した景色が現実の世界だと大脳が認識すれば，視野の歪みや違和感はなくなるので，眼鏡をかけた見え方を受け入れるようにする．

このような指導で，慣れの期間が短縮する例も少なくない．累進屈折力レンズの処方は処方したら終わりではなく，安定した装用ができるまで装用指導を続けることが大切である．

（梶田雅義）

4.5 老視への対策(3) マルチフォーカルコンタクトレンズ

コンタクトレンズ（contact lens：CL）装用者が高齢化してきており，老視対応を必要とする場面が多くなってきた．また，スマートフォンやタブレット，パソコンなどの作業で眼精疲労を訴えるケースも多く，若年者においても近方視の見え方に配慮する必要がでてきている．

日本は高齢化が最も進んだ国である．国立社会保障・人口問題研究所の人口統計資料集（2023）[1]によると，中位年齢，すなわち人口を二分する年齢が日本では49.0歳である．フランスの42.3歳，ドイツの45.8歳，米国の38.8歳，インドの28.3歳などと比較するとかなり高い．今や人口の半数以上が老視の問題を抱えているといえるが，2023年の本邦でのマルチフォーカルソフトコンタクトレンズ（soft contact lens：SCL）の処方比率は，全SCL処方のうち6％であった．これは世界の主要22か国の平均17％と比較して低い数字である[2]．

CLでの近方視対策としては，単焦点レンズでの近視低矯正やモノビジョン，CLと眼鏡の併用，マルチフォーカルCLなどの方法があるが，それぞれ長所，短所がある．本節では各種マルチフォーカルCLについて解説する．

4.5.1 マルチフォーカルCLにおけるHCLとSCLの違い

マルチフォーカルCLのデザインは，ハードコンタクトレンズ（hard contact lens：HCL）とSCLでは大きく異なる．SCLのマルチフォーカルレンズの場合は，遠方から近方までの焦点が同時に網膜上に結ぶ同時視型である（図1a）．このため，単焦点のSCLと比較して見え方の質が低下する．

一方，HCLの場合は，同時視の要素を持ちながらも，遠近両用眼鏡のような交代視の要素を持つ．正面視をしたときに遠方，下方視をしたときにレンズが相対的に上に上がり周辺の近用部で見ることができる（図1b）．さらに不正乱視も含めて角膜乱視を矯正することができるので，見え方の質が高い．

これらの特徴を理解して処方していく必要がある．見え方の質という点では，HCLのマルチフォーカルに軍配が上がるが，これまでSCLを使用してきた人が老視世代になってHCLに切り替えることは難しい．一方HCLを装用していた場合には，マルチフォーカルHCLに移行するのは比較的スムーズである．HCLのマルチフォーカルレンズの存在を知らない，興味はあるけれど試したことがないという患者も多いので，こちらから提案するとQOLが上がることもよく経験する．

4.5.2 マルチフォーカル(遠近両用)HCL

HCLのマルチフォーカルのデザインは，大きく分けて同心円型と上下に分かれたセグメント型がある（図2）．同心円型であっても累進屈折型デザインのものや，部分的に累進構造となっているもの，メニコン社のメニフォーカルZのような，移行部はあ

Chapter 4 老視

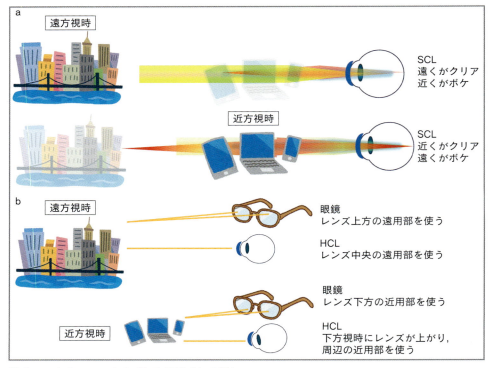

図1　マルチフォーカルCLのデザインの違い
a. 同時視型の見え方　b. 交代視型の見え方

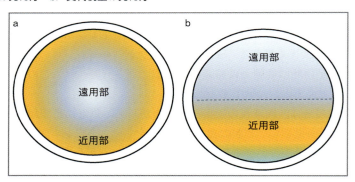

図2　マルチフォーカル（遠近両用）HCLのデザイン
a. 同心円型　b. セグメント型

るものの遠方と近方の二重焦点のものがある．メーカー側は，製品によってはバイフォーカルという言葉を用いており混乱するかもしれないが，本節ではマルチフォーカルレンズを遠近両用レンズとして広く捉え，バイフォーカルレンズも含めて解説する．

　HCLはレンズの位置が動く．遠方を見るときはレンズの中心の部分を用い，近方視では下方視をすることにより，レンズが上に上がり周辺の近用部を用いることができる．このため，中心は遠用，周辺が近用となっており，中心近用の累進屈折型が多いマルチフォーカルSCLとは大きく異なる．また，SEED社のBi-Expertのように，上方が遠方，下方が近方といったセグメント型の二重焦点のデザインもある（図3）．

　表1にマルチフォーカルHCLの例をまとめた．

4.5 老視への対策（3） マルチフォーカルコンタクトレンズ

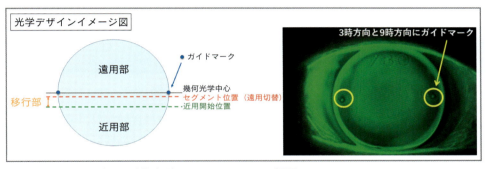

図3　セグメント型の二重焦点型 HCL　Bi-Expert の概要
（SEED 社より提供）

表1　マルチフォーカル（遠近両用）HCL の例

レンズ名	メニフォーカル Z	フォーシーズンバイフォーカルクロスシーバイフォーカル	シードマルチフォーカル O_2 ノア	シードマルチフォーカル O_2 Hタイプ	シードBi-Expert	サンコンマイルドｉアシストタイプバイフォーカルタイプ
メーカー	メニコン	メニコン	SEED	SEED	SEED	サンコンタクトレンズ
球面度数	＋5.00 D ～－13.00 D	－1.50 D ～＋7.00 D	±0.00 D ～－15.00 D (0.25 D ステップ)	＋5.00 D ～－10.00 D (0.25 D ステップ) －10.50 D ～－20.00 D (0.50 D ステップ)	＋10.00 D ～－25.00 D (0.25 D ステップ)	＋5.00 D ～－20.00 D
BC (mm)	7.10 ～ 8.50	7.40 ～ 8.20 (0.10 mm ステップ)	7.00 ～ 8.60 (0.05 mm ステップ)	7.10 ～ 8.70 (0.10 mm ステップ)	6.50 mm ～ 9.00 mm (0.05 mm ステップ)	7.00 ～ 8.50
レンズ径 (mm)	9.2 ～ 9.8 (0.2 mm ステップ)	BC 7.40 － 7.50 9.00 BC 7.60 － 7.80 9.20 BC 7.90 － 8.10 9.40 BC 8.20 9.60	9.0 9.3 9.6	9.0 9.3 9.5	8.00 ～ 10.00 (0.1 mm ステップ)	アシストタイプは 8.8/9.0/9.2/9.4 バイフォーカルタイプは 8.8/9.0/9.2
加入度数	＋1.00 D ～＋2.50 D (0.50 D ステップ)	＋1.50 D	＋1.00 D	＋3.00 D	＋0.50 D ～＋3.50 D (0.25 D ステップ)	アシストタイプは＋0.50 D バイフォーカルタイプは＋1.50 D, ＋2.50 D
光学デザイン	同心円型中心遠用二重焦点	同心円型中心遠用二重焦点	同心円型中心遠用遠用光学部は単焦点：中間～近用光学部は累進屈折型	同心円型中心遠用累進屈折型	セグメントタイプレンズの上部に遠方，下部に近方度数	同心円型中心遠用遠用ゾーンと近用部分を移行部でつなぐ
特徴	BC によってレンズ径が異なる	唯一の3か月定期交換型 BC によって大きさが異なる	中心部に広い遠用光学部遠方のクオリティがよい	加入度数が＋3.00 D	プリズムバラストとダブルスラブオフのデザインで回転を抑える	アシストタイプは加入が＋0.50 D で，中心の光学部が単焦点レンズと同等

BC：base curve　Dk（酸素透過係数），単位：$\times 10^{-11}$（cm^2/sec）・(mLO$_2$/mL×mmHg)

Chapter 4 老視

表 1 マルチフォーカル（遠近両用）HCL の例（つづき）

レンズ名	プラスビューⅡ	コンフォクレールアヴォンス	ニューステージ	コンフォクレール	レインボークレール
メーカー	アイミー	レインボー	レインボー	レインボー	レインボー
度数	+3.00 D ～−15.00 D（0.25 D ステップ，−10.0 D 以上は 0.50 D ステップ）	+5.00 D ～−10.00 D（0.25 D ステップ）−10.00 D ～−20.00 D（0.50 D ステップ）	+5.00 D ～−10.00（0.25 D ステップ）−10.00 D ～−20.00 D（0.50 D ステップ）	+5.00 D ～−20.00 D（0.25 D ステップ）	+20.0 D ～−20.0 D（0.25 D ステップ）
BC	7.00 ～ 8.50	7.00 ～ 8.60	7.00 ～ 8.60	7.00 ～ 8.60	7.00 ～ 8.60
レンズ径(mm)	9.2 9.6	9.0 9.3 9.5	9.0 9.3 9.5	9.0 9.5 10	9.0 9.5 10
加入度数	+0.75 D +1.50 D +2.00 D +2.50 D +3.00 D	+1.25 D +1.75 D	+0.75 D +1.25 D +1.75 D	+1.50 D ～+5.50 D 処方は +3.50 D を推奨	+1.50 D ～+5.50 D 処方は +3.50 D を推奨
光学デザイン	同心円型 中心遠用 累進屈折型	同心円型 中心遠用 累進屈折型	同心円型 中心遠用 累進屈折型	同心円型 中心遠用 累進屈折型	同心円型 中心遠用 累進屈折型
特徴	同時視と交代視両方の機能を持つ	Dk150 同時視と交代視両方の機能を持つ	Dk60 同時視と交代視両方の機能を持つ 加入表記がメガネレンズに合わせた実効加入表記になっている	Dk150 同時視と交代視両方の機能を持つ	Dk30 同時視と交代視両方の機能を持つ

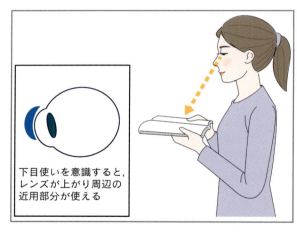

下目使いを意識すると，レンズが上がり周辺の近用部分が使える

図 4 マルチフォーカル（遠近両用）HCL 装用時の姿勢と目線の指導

　こういったレンズデザインの特徴を生かすためには，近方視時の目線が大切である．遠近両用眼鏡を使用するときと同じように，周辺の近用部分をうまく使うために下目使いをするよう指導しなければいけない（図 4）．

　マルチフォーカル HCL を処方する際，患者に実生活で装用してもらい，ある程度満足できる処方に至るまでに，何度もレンズを交換することがある．また，度数の変化も生じやすいことから，レンズを頻回に交換できるサブスクリプションのプランがある．

　販売店と各社との契約が必要であるが，メニコン社のメルスプランや，サンコンタクトレンズ社のサンセーフティなどのシステムが提供されている．また，メニコン社から

4.5 老視への対策(3)　マルチフォーカルコンタクトレンズ

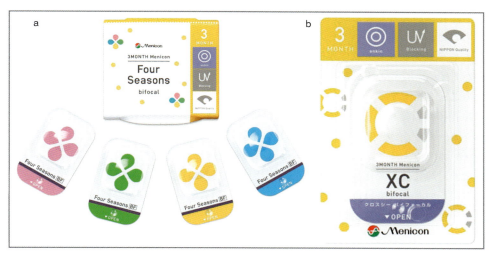

図5　3か月定期交換型 HCL
a. フォーシーズンバイフォーカル（メルスプラン専用）
b. クロスシーバイフォーカル（メルスプラン取り扱い施設のみ）
（メニコン社より提供）

3か月交換型の HCL，フォーシーズンバイフォーカル（図 5a），クロスシーバイフォーカル（図 5b）もある．フォーシーズンバイフォーカルは，メルスプラン専用，クロスシーバイフォーカルはメルスプラン取り扱い施設での処方となる．

4.5.3 マルチフォーカル SCL

図6に示すように，SCL のマルチフォーカルのデザインは，大きく分けて累進屈折型，焦点深度拡張型（extended depth of focus：EDOF），二重焦点型に分けられる．また，ボシュロム社のアクアロックス®マルチフォーカルシリーズのように，累進屈折型においても，遠，中，近のそれぞれの視距離で，比較的フラットなカーブを描く3ゾーン累進型といったものもある[3]．累進屈折型の中でも，中心遠用のものと中心近用のものがあるが，中心近用のものが多い．中心遠用の累進屈折型のマルチフォーカル SCL は，軸外収差理論に基づいて網膜周辺部の遠視性デフォーカスを軽減するため，若年者の近視進行抑制にも利用されるようになってきている[4]．

累進屈折型の場合，瞳孔径の大きさによって遠用部分と近用部分の面積比が変わるの

文献 4

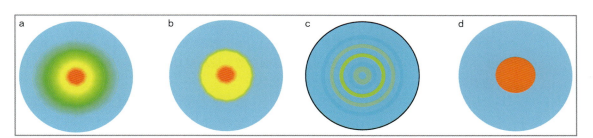

図6　マルチフォーカル SCL のデザイン
a. 累進屈折型　b. 3ゾーン累進型　c. EDOF　d. 二重焦点型

で，瞳孔径が大きくなる暗いところと，瞳孔径が小さくなる明るいところの見え方が異なる点に注意する．暗いところでは遠くから近くまでの多くの情報が網膜上に投影されるので，コントラスト感度が低下しゴースト像を自覚しやすい．明るい診察室では問題がなくても，夜間の車の運転で怖い思いをしたということがないよう，必ず眼鏡を携帯することを指導する．

瞳孔径の影響を少なくするために，ジョンソン＆ジョンソン社のアキュビュー®マルチフォーカルシリーズのように，瞳孔径に合わせて171パターンの面積比のレンズがあるメーカーもある[3]．また，EDOFは遠用部と近用部が交互に配置されているデザインのため，瞳孔径が変化しても遠用部と近用部の面積比が変化しにくく，瞳孔径の影響を受けにくいとされている．

■ マルチフォーカル SCL の処方の実際

マルチフォーカル SCL は，光学デザインが各社ごとに異なっており，それによりレンズの特性が異なる．まずは各レンズメーカーの推奨手順にそって処方してみるとよい．**表2**に各社の処方の手順の例をまとめた．

ジョンソン＆ジョンソン社のアキュビュー®マルチフォーカルシリーズでは，球面度数は最高視力が出る値から頂点間距離補正をした値を用い，加入度数は年齢や必要度数に応じて最初から MID ADD や，HIGH ADD を選ぶ[3]．クーパービジョン社のマイデイ®マルチフォーカルは，球面度数を選ぶ際には雲霧状態から始めて過矯正にならないようにし，加入度数は優位眼が Low，非優位眼は必要な加入度数に合わせてそれぞれ Low，Mid，High を選ぶ[5]．Alcon 社では，球面度数は等価球面度数より 0.25 D 程度プラス寄り，加入度数は原則年齢にかかわらず Low からとしている[3]．SEED 社ではこれまでの球面度数を参考に選択し，加入度数は Low から試みる[6]とされている．

球面度数を完全に矯正し加入度数を多くする方法と，球面度数を少し近視低矯正にし，モノビジョンテクニックを使って加入度数を少なくする方法がある．どちらが適しているかは症例によって異なるので，trial and error で合わせる．これまでどのような矯正方法だったのか，夜間の車の運転が多いのか，パソコンやスマートフォンなどの近業作業が多いのか，といったライフスタイルや目的によって異なる．

また，ボケ画像の許容には個人差がある．ここがマルチフォーカル SCL 処方時に難しく感じるところではあるが，これまでの矯正がどのようなものであったかに左右されることが多い．これまで過矯正気味で，はっきりとした遠方の見え方を好む場合は，いきなり加入度数の強いレンズを処方すると，ギャップを感じてマルチフォーカル SCL を使えないことがある．

最初は加入度数を弱くして球面度数を少し近視低矯正にし，モノビジョンテクニックを用い，その後徐々に加入度数を上げていくか，あるいは最初からマルチフォーカルレンズの見え方はこんな感じだと伝え，球面度数を最高視力が出る矯正値にし，強い加入度数に慣れてもらうかのどちらかになる．

明るい診察室内での見え方だけではなく，暗いところでの見え方も含めて日常生活で実際に使ってもらい，trial and error で合わせる．1 日使い捨てタイプで，酸素透過率が高いシリコーンハイドロゲル素材，かつドライアイ対応など快適性を追求した素材が増えてきている．これまでのマルチフォーカル SCL で適応できなかった人も選択肢が

4.5 老視への対策（3）　マルチフォーカルコンタクトレンズ

表2　各社のマルチフォーカル SCL の処方の仕方（例）

レンズ名	トータルワン® マルチフォーカル エアオプティクス® マルチフォーカル	アクアロックス® 遠近両用 アクアロックス® ワンデー UV シン マルチフォーカル	マイデイ® マルチフォーカル	アキュビュー® マルチフォーカルシリーズ	シード 1 dayPure EDOF	2 WEEK メニコンプレミオ遠近両用（トーリック） 1 DAY メニコンプレミオマルチフォーカル
メーカー	Alcon	ボシュロム	クーパービジョン	ジョンソン & ジョンソン	SEED	メニコン
球面度数の選び方（必要に応じて頂点間距離補正が必要）	自覚的屈折値の等価球面度数に＋0.25 D	自覚的屈折値の等価球面度数	自覚的屈折検査は必ず雲霧状態から始め，過矯正にならないように注意する	最高視力が出る矯正値	今まで使用のSCL 度数をもとに選択	自覚的屈折値の等価球面度数
加入度数等の選び方　調整の仕方	初めての人には年齢にかかわらずLow Add から遠方視不良→両眼，もしくは優位眼のレンズ度数調整近方視不良→両眼，もしくは非優位眼のレンズ度数調整改善しない場合は，加入度数の調整	スタートは Lowを推奨するが，前使用ですでにHigh Add などを使用している場合は，必要に応じて High Add から遠方視不良→優位眼のレンズ度数調整近方視不良→非優位眼のレンズ度数調整	優位眼にはLow，非優位眼には必要な加入度数に合わせてLow-Low, Low-Mid, Low-High	～49 歳は LOW LOW 50～57 歳は MID MID 58 歳～は MID HIGH 遠方視不良→加入度数の変更近方視不良→球面度数の変更	まずは Low タイプから遠方視不良→球面度数の調整近方視不良→加入度数変更	マルチフォーカルCL が初めての場合は Low（＋1.00 D）から近方視不良→両眼に＋0.25 D ずつ球面度数調整→加入度数をHigh（＋2.00 D）へ
特徴	幅広い瞳孔径に合わせた，中心近用の累進屈折型	3 ゾーン累進型見たい距離に合致したとき，見え方の質が良好	加入度数を優位眼と非優位眼で分ける	球面度数は最高視力が出る値加入度数は最初から必要度数を用いる	国内唯一のEDOF 型海外では，同デザインのレンズが近視進行抑制の承認	国内で唯一の遠近両用トーリックがある

増え，別のデザインのマルチフォーカル SCL でうまくいくことも多くなってきた．ぜひ一度試してみて欲しい．

　1 日使い捨てタイプが増えたことで，眼鏡と CL を場面に応じて使い分けるオケーショナルユースにも対応しやすくなった．デスクワークのときは眼鏡だが，スポーツやおでかけ時には CL を使いたいといった要望にも対応しやすくなっており，マルチフォーカル SCL を試しやすくなっている．表3 に 1 日使い捨てマルチフォーカル SCL の例を示す．

4.5.4 カラーマルチフォーカル SCL

　カラー CL はひとつのジャンルとして定着しており，初期にカラー CL を使っていたユーザーが老視世代を迎えている．しかし，ニーズはあるが選択肢が少ない．メニコン社では，メルスプラン加盟施設限定での取り扱いになるが，2 WEEK メニコン Rei マ

表3　1日使い捨てマルチフォーカル SCL の例

レンズ名	デイリーズトータルワン®マルチフォーカル	マイデイ®マルチフォーカル	アクアロックス®ワンデーUVシンマルチフォーカル	シード 1 day Pure マルチステージ	シード 1 day Pure EDOF	1DAY メニコンプレミオマルチフォーカル	1 day アキュビュー®オアシス®MAX
メーカー	Alcon	クーパービジョン	ボシュロム	SEED	SEED	メニコン	ジョンソン&ジョンソン
素材	シリコーンハイドロゲル	シリコーンハイドロゲル	シリコーンハイドロゲル	ハイドロゲル	ハイドロゲル	シリコーンハイドロゲル	シリコーンハイドロゲル
含水率	33 %	54 %	55 %	58 %	58 %	56 %	38 %
規格	+0.25〜+5.00 D (0.25 D ステップ) ±0.00〜−10.00 D (0.25 D ステップ)	+8.00〜−10.0 D (0.25 D ステップ) −10.50〜−12.0 D (0.5 D ステップ)	+6.0 D〜+4.5 D (0.5 D ステップ) +4.0 D〜−7.0 D (0.25 D ステップ) −7.5 D〜−10.0 D (0.5 D ステップ)	+5.0〜−10.0 (0.25 D ステップ)	+5.00〜−12.00 (0.25 D ステップ)	−0.25〜−6.00 (0.25 ステップ) −6.5〜−10.0 (0.5 ステップ)	−0.25 D〜−9.00 D (0.25 D ステップ) ±0.00 D〜+5.00 D (0.25 D ステップ)
加入度数	LO/MED/HI	Low/Med/High	Low/High	+0.75 D/+1.5 D	Low/Middle/High	Low (+1.0 D)/High (+2.0 D)	Low (+0.75 D〜+1.25 D) Mid (+1.50 D〜+1.75 D) High (+2.00 D〜+2.50 D)
光学デザイン	中心近用累進屈折型	中心近用累進屈折型	中心近用3ゾーン累進屈折型	中心遠用累進屈折型	EDOF 型	中心近用累進屈折型	中心近用累進屈折型

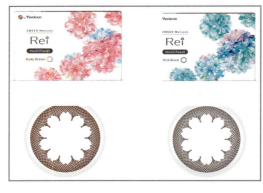

レンズ名	2 WEEK メニコン Rei マルチフォーカル
メーカー	メニコン
素材	ハイドロゲルレンズ
含水率	72 %
Dk（酸素透過係数）	34
規格	−0.00 D〜−6.00 D (0.25 D ステップ) −6.50 D〜−10.00 D (0.50 D ステップ)
加入度数	+1.00 D
光学デザイン	中心近用累進屈折型

図7　2 WEEK メニコン Rei マルチフォーカルの概要
（メニコン社より提供）

ルチフォーカルがある（図7）．
　カラー CL は，色素の入れ方には高度な技術が必要であり，表面への色素の露出が疑われるレンズもいまだにかなりある[7]．今後，さらなるニーズが高まっていくことと思われる．大人世代に安心して使えるカラーマルチフォーカル SCL が増えることを願う．

4.5.5 マルチフォーカルトーリック SCL

　乱視が1.0 Dを超えるとマルチフォーカルSCLでは対応が難しくなり，トーリックSCLでのモノビジョンや，優位眼にトーリックSCL，非優位眼にマルチフォーカルSCLといった選択肢になってくる．

　乱視用の遠近両用SCLは，本邦では唯一メニコン社からトーリックのマルチフォーカルSCL，2 WEEK メニコンプレミオ遠近両用トーリックが発売されている．

　2週間頻回交換型で，酸素透過性が高いシリコーンハイドロゲル素材のレンズである．中心近用の累進屈折型で，ダブルスラブオフデザインにより上下方向が薄く異物感が少ない．遠視度数はないが近視度数は−10.0 Dまで対応し，円柱度数は，−0.75 Dと−1.75 D，円柱軸は90°と180°の2種類がある[8]．加入度数は＋1.0 Dのみで，老視が進んだ場合には加入度数が不足すると感じるかもしれないが，モノビジョンテクニックを用いて球面度数を調整することで対応できることも多い[9]．

　しかし，乱視がある人は多く，英国の大規模調査では[10]片眼に0.75 D以上の乱視を持つ割合は47％あり，40歳以上では70.3％とされている．しかも，倒乱視が増えてくることにより見え方の質に大きく影響する．トーリックマルチフォーカルSCLの選択肢が増えることを願う．

文献 10

4.5.6 おわりに

　団塊ジュニア世代と呼ばれる1970年代前半生まれの世代が，2024年には50歳を超えており，老視対応は待ったなしの状況である．この世代は出生数が年200万人を超えていて人数も多い．日常臨床の現場では，マルチフォーカルCLを処方する機会が飛躍的に多くなっていると思う．まだ課題も多く残るが，製品は確実に進歩してきている．CLは trial and error ができる屈折矯正手段である．まずは try することが大切である．

（月山純子）

文献

1) 国立社会保障・人口問題研究所．人口統計資料集．2023．
2) Contact Lens SPECTRUM. January/February 2024.
3) 松澤亜紀子ほか．CLバトルロイヤルサードステージ第72回　遠近両用ソフトコンタクトレンズの選択1．日本コンタクトレンズ学会誌 2023；65：75-81．
4) Smith 3rd EL et al. Peripheral vision can influence eye growth and Refractive development in infant monkeys. *Invest Ophthalmol Vis Sci* 2005；46：3965-72.
5) 小淵輝明．製品紹介コーナー第48回　遠近両用ソフトコンタクトレンズ「マイデイマルチフォーカル」の紹介．日本コンタクトレンズ学会誌 2022；64：207-10．
6) 鶴　二潤．製品紹介コーナー第42回「見え方」の満足を高める遠近両用ソフトコンタクトレンズ−シード1dayPure EDOF−．日本コンタクトレンズ学会誌 2021；63：142-5．
7) 伊藤恵利ほか．カラーコンタクトレンズにおける顔料成分の分布形態とソフトコンタクトレンズの分類に関する検証．日本コンタクトレンズ学会誌 2021；63：156-62．
8) 酒井利江子．製品紹介コーナー第45回 2週間交換ソフトコンタクトレンズ「2 WEEK メニコンプレミオ遠近両用トーリック」の紹介．日本コンタクトレンズ学会誌 2022；64：53-6．
9) 月山純子．遠近両用トーリックソフトコンタクトレンズの処方．前田直之ほか（編）．新篇眼科診療プラクティス　9 必読！コンタクトレンズ診療．文光堂 2023；pp.95-6．
10) Young G et al. Prevalence of astigmatism in relation to soft contact lens fitting. *Eye Contact Lens* 2011；37：20-5.

4.6 老視への対策（4） モノビジョン

　モノビジョンとは，老視眼に対して両眼の屈折度に左右差をつけることにより明視域を広げる屈折矯正で，その実践は多岐にわたる．

　調節力が十分あれば，両眼とも同じ見え方で，全ての空間において両眼視機能は最高の解像度となる．老視年齢では，一定の距離以外の空間でボケ像が発生する．そこで両眼の屈折度差を利用して両眼単一視（図1）のまま，複視とならない範囲で明視域を広げる矯正をモノビジョンと呼ぶ．したがって，モノビジョンは斜視のため片眼が抑制され一定の距離で固視眼が入れ替わる交代固視とは異なり，パナムの融像圏（図2）における立体視が保たれている．

文献1

　モノビジョンの方法には，いくつか種類がある[1]．優位眼を遠方に，非優位眼を2D程度の近方に合わせて，遠近ともに良好な視力を得る方法は conventional monovision（標準的モノビジョン）と呼ばれる．両眼視機能を優先し，両眼の屈折度差を1D程度にとどめる方法は mini-monovision（ミニモノビジョン）と呼ばれ，調節力が残存して

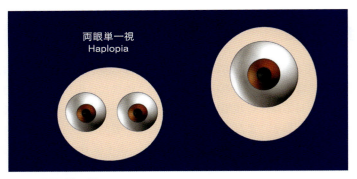

図1　両眼単一視
両眼で見ているが，ひとつの眼で見ているように知覚する状態を両眼単一視と呼ぶ

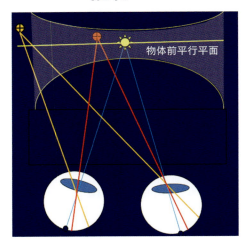

図2　パナムの融像圏
固視点の周囲に広がる黄線で挟まれた空間（色の薄い部分）では，両眼視差が奥行き感覚として知覚される

いるときに有効である．優位眼を近方に，非優位眼を遠方に合わせる cross-monovision（クロスモノビジョン）が必要なこともある．特殊な方法として，片眼に単焦点の矯正，もう片眼に多焦点の矯正を行うなど，両眼で異なる光学系で矯正する場合は blended vision と呼ばれる．blended vision の一例として，眼内レンズで両眼に異なる種類の老視矯正眼内レンズを挿入したときは mix-and-match という．

4.6.1 眼鏡，コンタクトレンズでのモノビジョン

角膜と眼鏡レンズの間には約 12 mm の距離があるため，累進屈折レンズを使用することで，視線の移動により焦点の異なる部位に視点を合わせることが可能である．近用眼鏡へのかけ替えを避けたい場合には，累進屈折レンズが有効な老視矯正となるので，あえてモノビジョンを選択することは少ない．

老視年齢に達するまでに自然な不同視状態にある患者に対しては，全ての不同視を矯正しない「消極的なモノビジョン」という老視対策がとられることがある．両眼近視で左右差が 2 D 以上ある場合，片眼を遠方に合わせて完全矯正し，もう片眼を低矯正にして近方に合わせることで，患者にとって受け入れやすいモノビジョンが実現する．

コンタクトレンズは眼球と光学系が密着して，視線の移動により使用するレンズの位置が変化しないので，多焦点レンズは不向きであるといわれていた．初期老視のコンタクトレンズユーザーの中には，左右差をつけて消極的なモノビジョンで近方視を確保していることが多い．しかし，近年はさまざまな多焦点コンタクトレンズ（図3）が登場したことで，老視矯正コンタクトレンズの利用者が増えている．両眼とも同じ多焦点コンタクトレンズ矯正で近方視力が不十分な場合には，多焦点レンズによるミニモノビジョンが有効なこともある．

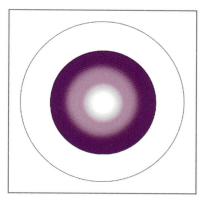

図3　多焦点コンタクトレンズのデザイン
ひとつのレンズの中に複数の度数が同心円状に混在する

4.6.2 白内障手術後のモノビジョン

多焦点眼内レンズが普及する前には，単焦点眼内レンズによるモノビジョンは白内障術後，近用眼鏡のかけ外しを避けたい場合には唯一の老視矯正方法であった．単焦点眼

内レンズでは他覚的調節幅がほぼ0になるため，遠近とも良好な視力を得るためには2D前後の左右差をつける必要がある．

近年の多焦点眼内レンズの普及により，老視対策としてあえてモノビジョンを選択するのは，もともと不同視が強い場合などに限られてきている．眼軸長に極端な左右差がある場合には，同じ屈折度にしてしまうと違和感を自覚することがある．眼軸の左右差がある場合には，眼軸が長い目をより近視にしたモノビジョンが受け入れられやすい．

モノビジョンの成功の鍵として，眼優位性が強すぎないことが指摘されている[2]．視野闘争の優劣が強いと，標準的モノビジョンの場合には近見では優位眼がある程度抑制されなければ複視が誘発され，違和感につながる．術前に眼優位性が強すぎないことを評価するために，優位眼にNDフィルターを入れて，両眼の見え方の差を減少させた状態で融像ができるかどうか確認する．融像できない場合，モノビジョンは適さないとされている．

文献2

4.6.3 角膜屈折矯正手術でのモノビジョン

調節力がまだ残っている初期老視に対して，近用眼鏡のかけ外しを避け，かつコンタクトレンズ装用を避けたい場合に有効なのが角膜屈折矯正手術によるモノビジョンである．装用具への依存性を下げながら，裸眼で広い空間の両眼視を可能にする．

眼鏡やコンタクトレンズ不耐症の近視矯正術後眼・正視・軽度遠視の老視眼は，水晶体・角膜が透明であれば，コンタクトレンズ装用によるシミュレーションが有効である．装用感を別にして，見え方がコンタクトレンズによるシミュレーションで問題なしと判断されれば，その度数になるよう角膜屈折矯正手術を行う．

角膜屈折矯正手術には，角膜上皮を面状に除去し，ボーマン膜からエキシマレーザーを照射して角膜形状を変化させることで近視，遠視，乱視，高次収差を矯正する photorefractive keratectomy（PRK，図4）と，上皮，ボーマン膜，実質を含む150μm程度のフラップを作成し，一部をヒンジとして残して完全には切り離さず，角膜実質にレーザーを照射して，フラップをもとの位置に戻すことで屈折矯正を行う laser *in situ* keratomileusis（LASIK，図5）がある．LASIKは上皮剥離をしないので，角膜創傷治癒が穏やかで，疼痛が少なく，視力回復が早いことが特徴となり，現在も世界的に主流な術式である．

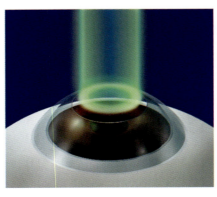

図4　PRKのイメージ図
角膜上皮を除去して，ボーマン膜と角膜実質をレーザー切除することで屈折矯正を行う

4.6 老視への対策(4) モノビジョン

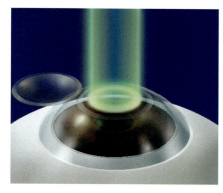

図5 LASIKのイメージ図
フラップを作成して，角膜実質をレーザー切除することで屈折矯正を行う

　このほか，フェムトセカンドレーザーにより角膜実質内で円形の凸レンズ状の角膜実質（レンチクル）を切離して，小切開からレンチクルを剥離して除去することで近視および乱視が矯正できる small-incision lenticule extraction（SMILE）も本邦で認可されている．いずれの方法でも，目標に対して±0.5 D に 90 % 以上が入る高い矯正精度がある．この精度の高さを利用して，左右差を人工的に作りだすことができる．

　角膜屈折矯正手術のもうひとつの利点は，術後は球面収差が変化するので焦点深度の拡張が期待できることである[3]．近視矯正では正の球面収差，遠視矯正では負の球面収差が角膜に誘発されることで，眼鏡，コンタクトレンズ，有水晶体眼内レンズにはない独特の球面収差が発生する．正の球面収差は瞳孔中心が周囲より遠視，負の球面収差は瞳孔中心が周囲より近視であると考えると理解しやすい（図6）．この同心円状の屈折度の違いは眼光学系に多焦点性をもたらし，焦点深度を広げる．球面収差の増加により，左右差を1D程度にしても遠方視や近方視が良好に保たれ得る．

　初期老視年齢において，LASIKによるモノビジョンは多焦点眼内レンズによるrefractive lens exchange より満足度は高いことが知られている[4]．これは，残存調節力を生かせること，球面収差が増大することなどにより良好な遠・近視力が保たれることに加え，多焦点眼内レンズによる不快な光視現象がないことが理由としてあげられる．調節可能眼内レンズが実現していない現在において，調節力が残存している老視には，補

文献3

文献4

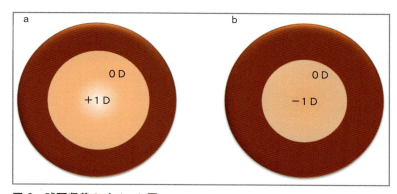

図6 球面収差のイメージ図
a．正の球面収差で，瞳孔中心が遠視で周辺が正視　b．負の球面収差で，瞳孔中心が近視で周辺が正視

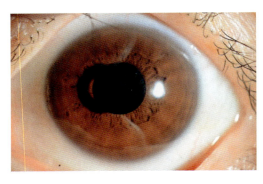

図7 老視矯正角膜インレイ
実質内に黒いピンホールが埋め込まれている

助具を用いなければ角膜屈折矯正手術によるミニモノビジョンは満足度が高い方法といえる．

　角膜内にピンホールを埋め込む，老視矯正角膜インレイ（図7）で角膜屈折矯正手術によるモノビジョンを補助することがあった．−0.75 D程度低矯正にした眼に角膜インレイを入れて，低矯正眼によるボケ感覚を軽減するとともに，焦点深度を改善させる．2010年前後に日本でも多数角膜インレイが行われたが，現在ではほとんど行われていない．角膜インレイを埋め込んだ部位には角膜混濁がおこり，中央に波及することがあり，症状があれば速やかに除去する．除去した後も白いリング状混濁が残るので，多焦点眼内レンズの適応は慎重に考え，必要であればモノビジョンで対応する．

4.6.4 眼内屈折矯正手術でのモノビジョン

文献5

文献6

　implantable collamer lens（ICL，図8）などの有水晶体眼内レンズには，多焦点レンズが普及しておらず，モノビジョンのはたす役割も一定程度存在する．しかし，老視年齢にICLを挿入すると白内障が進行するリスクがあり[5]，水晶体混濁が認められる場合にはICLではなく，水晶体再建術を選択するほうがよい．
　水晶体の加齢性変化はまず調節力の低下に始まり，水晶体機能不全症候群（dysfunctional lens syndrome[6]）のstage1とされる．加齢変化が進行し，水晶体のレンズとし

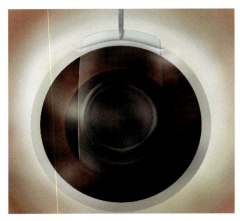

図8 後房型有水晶体眼内レンズのイメージ図
日本で認可されているICLは小切開で挿入できる

4.6 老視への対策（4） モノビジョン

ての質の低下により高次収差や散乱が増加すると，水晶体機能不全症候群 stage2 となる．さらに進行し，水晶体が混濁して矯正視力が低下するいわゆる白内障は，水晶体機能不全症候群 stage3 である．水晶体の光学的な質が落ちた状態である水晶体機能不全症候群 stage2 であれば，水晶体再建術が有効である．

　老視年齢の高度近視患者に ICL モノビジョンと多焦点眼内レンズのどちらで老視矯正を行うかについては，水晶体機能を評価する必要がある．眼球の高次収差が角膜の高次収差よりも多くなるのは，水晶体の高次収差代償機能の低下を示している．このような場合には，水晶体再建術が術後視機能を改善する．

4.6.5 おわりに

　両眼を利用することで，我々は常に両眼単一視を保っている．コンタクトレンズにおいては，実際にはモノビジョンが行われている率は高いものと思われる．角膜屈折矯正手術は，装用具を用いなくてよい有効な老視矯正方法である．我が国での角膜屈折矯正は普及しているとはいえず，その実践は限られている．老視人口増加とともに，モノビジョン LASIK のニーズが顕在化してくる可能性がある．老視患者にモノビジョンを含めた適切な選択肢を示すことが必要である．

（稗田　牧）

文献

1) Song T et al. Ocular dominance in cataract surgery：research status and progress. *Graefes Arch Clin Exp Ophthalmol* 2024；262：33-41.
2) Handa T et al. Ocular dominance and patient satisfaction after monovision induced by intraocular lens implantation. *J Cataract Refract Surg* 2004；30：769-74.
3) Rocha KM et al. Expanding depth of focus by modifying higher-order aberrations induced by an adaptive optics visual simulator. *J Cataract Refract Surg* 2009；35：1885-92.
4) Schallhorn SC et al. Monovision LASIK Versus Presbyopia-Correcting IOLs：Comparison of Clinical and Patient-Reported Outcomes. *J Refract Surg* 2017；33：749-58.
5) Choi JH et al. Ten-year clinical outcomes after implantation of a posterior chamber phakic intraocular lens for myopia. *J Cataract Refract Surg* 2019；45：1555-61.
6) Mercer RN et al. Future Trends in Presbyopia Correction. *J Refract Surg* 2021；37：S28-34.

索　引

あ行

アイスター 900	245, 246
アイデアルタイプ	297, 299
アカントアメーバ	87
アコモドポリレコーダー	287
アコモドメーター	287
アコモレフ 2	288
アジア太平洋白内障屈折矯正手術学会	
	65, 220
アトピー性皮膚炎	147, 154, 159
アドレナリン受容体	294
アトロピン	181, 182, 290, 292
——ペナリゼーション	107
——硫酸塩	105, 181
アライメントカーブ	207
アルポート症候群	129
アレルギー性結膜炎	213
医学的弱視	104
石原式近点計	286
移植片対宿主病	151
遺伝性網脈絡膜疾患	88
移動法	31
インターネット利用時間	83
インフォームドアセント	28
インフォームドコンセント	28
ウェブベースの角膜屈折後計算	250
ウルソデオキシコール酸	295
運転免許の種類	176
雲霧	5, 14
エキシマレーザー	158, 217, 314
エグゼクティブタイプ	297, 298
絵視標	9
絵視力検査	25
エレベーションマップ	122
遠近三重焦点レンズ	298
遠近二重焦点レンズ	297
遠近用累進屈折レンズ	299
遠近両用 HCL	303, 304
遠見矯正視力	19
遠見視力	10, 11, 19, 27
遠見瞳孔間距離	166
遠視	15, 75
——がもたらす弱視や斜視	102
——矯正	80
——性単乱視	116
——性複乱視	116
——性不同視	81
——性不同視弱視	53
——性乱視	18
——と眼圧測定	112
——と緑内障	109
——の頻度	109
円錐角膜	56, 77, 123, 131, 134, 137,
	260, 261
——眼の IOL 度数計算式	66, 250

——の重症度分類	131
——の診断基準	132
——の特殊性	161
——のフーリエ解析	125
——への外科的アプローチ	156
円錐水晶体	129
円柱屈折レンズ	119, 120
円柱度数	39
円柱レンズ	76, 80
遠点屈折値	285
遠用眼鏡	176
遠用眼鏡の処方箋	178
遠用度数測定円	170
黄斑疾患	43
黄斑症	92
凹レンズ	75
オートレフケラトメータ	62, 116, 117
オートレフラクトメータ	
	2, 5, 6, 106, 288
オーバーレチノスコピー	34
オキシステロール	295
屋外時間減少	84
オプトメータ	4, 6
オルソケラトロジー（オルソ K）	86, 206

か行

外径指定	185
回折型 PCIOL	270
開放隅角緑内障	113
過矯正	106, 119
角結膜のチェック	199
拡散反射	5
核白内障	59, 77, 78, 128
角膜 HOA	136
角膜移植	134, 148, 154, 162, 260
角膜移植後アトピー性強角膜炎	154
角膜インレイ	282, 316
角膜炎	147
角膜感染症	87
角膜矯正用コンタクトレンズ	191, 206
角膜曲率半径	75
角膜屈折矯正手術	215, 258
——後眼の IOL 度数計算	219, 249
——でのモノビジョン	314
角膜屈折率	74
角膜屈折力	74, 122, 258
角膜屈折力マップ	122
角膜クロスリンキング	134, 144
角膜形状異常眼の IOL 度数計算	258
角膜形状解析	122, 261, 263
角膜形状測定装置	56
角膜高次収差	124
角膜後面屈折力	74
角膜混濁	131
角膜疾患	42
角膜上皮障害	213

角膜全屈折力	239
角膜穿孔	134
角膜前面屈折力	74
角膜直乱視	123
角膜倒乱視	123
角膜突出	154
角膜トモグラフィー	156
角膜内リング	134, 157
角膜反射像	62
角膜不正乱視	77, 131
角膜乱視	76, 78, 115, 127
角膜乱視補正	238
角膜離心率	211
角膜輪状鉄沈着	213
過酸化水素消毒剤	194
カスタム角膜クロスリンキング	156
ガス透過性ハードコンタクトレンズ	206
学校近視	80
学校健診	28
カラーマルチフォーカル SCL	309
カリキュレータ	126, 219, 240,
	248, 251
加齢に伴う屈折力低下	76
加齢変化と遠視	111
眼圧	112
眼圧上昇	226
眼位検査	106
眼位定性検査	175
眼球拡大	110
眼球形状	110
眼球成長と遠視	109
眼鏡矯正	133
眼鏡検査	166
眼鏡処方	173, 178
眼鏡処方の手順	174, 181
眼鏡度数の確認	188
眼鏡の常用	188
眼鏡フレームの選び方	184
眼鏡レンズ	79
眼鏡レンズの天地幅	173
間欠性外斜視	187
眼軸延長	95
眼軸延長による近視化	76
眼軸管理	69
眼軸長	74, 75, 109
——管理	70
——計測	61, 68
——計測装置	69, 71
——検査	105
——伸展	69
——測定の屈折率	61
——変化	254
感受性遺伝子	92
感受性期間	102
感受性期間を過ぎて発見された弱視	108
眼精疲労	79
感染性角膜炎	134, 213

感染性眼内炎 226
眼内炎 226
眼内屈折矯正手術でのモノビジョン 316
眼内高次収差 127
眼内コンタクトレンズ 159
眼内レンズ 61, 244
眼類天疱瘡 151
偽近視 80
器質的疾患 27
偽調節 285
機能的老視 279
逆瞳孔ブロック 110
逆行 30, 33
急性水腫 131, 133, 154
急性閉塞隅角緑内障 112
球面収差 128, 315
球面度 3
球面度数 13
球面レンズ 137, 171
強化型リボフラビン 146
狭隅角 113
強主経線 76
疑陽性 100
矯正誤差 261
矯正視力 10
強度近視 91, 96
　──と病的近視 92
　──の疫学 91
　──の発症背景 92
　──の罹患率 91
強度乱視 151
強膜レンズ 150
近業時間増加 83
近近用累進屈折力レンズ 301
近見矯正視力 19
近見実用視力 50
近見視力 10, 19, 27
　──検査 17
　──表 17
近見瞳孔間距離 168
近視 75, 109
　──管理 71
　──矯正 80
　──進行メカニズムと危険因子 82
　──進行抑制 82, 206
　──進行抑制治療 85
　──性黄斑症 93
　──性黄斑変性症 96
　──性単乱視 116
　──性直乱視 77
　──性複乱視 116
　──性不同視 79, 81
　──と緑内障 95
　──の感受性遺伝子 93
　──の発生 95
　──の平均発症年齢 82
　──発症抑制 84
　──保護効果 84
　──有病率 82
　──抑制レンズ 171
　──歴（両親の） 83

近赤外線 5, 6
近点屈折値 285
近点計 286
近用眼鏡 177
近用眼鏡の処方箋 179
近用度数測定円 170
空間周波数 42
空気屈折率 75
屈折 2
　──異常 74
　──異常矯正 183
　──異常弱視 104, 107, 185
　──異常の種類 75
　──矯正 79
　──矯正手術 60, 161, 215, 223
　──矯正手術後眼でのIOL度数計算式 65
　──矯正のガイドライン 180
　──検査 41, 105, 232
　──性近視 70
　──性調節性内斜視 185, 186
　──度 3, 31
　──要素 74
組み合わせ式 248
久米島スタディ 96, 109
グルストランド模型眼 2
グレア 227, 271
グレア検査 42
クロスシリンダー 118, 119
クロスモノビジョン 313
クロスリンキング 144
計算式（IOL度数の） 237, 247
形態覚遮断弱視 104
楔状混濁 128
検影器 35
検影法 30, 175
嫌悪反射 23, 24
検眼 13
健眼遮閉 107
検眼枠 15
原発閉塞隅角病 111
光覚 12
光学式眼軸測定装置 68, 237
光学式眼内寸法測定装置 61
光学的角膜移植 134
光学的バイオメトリー 245
光覚弁 22
交換レンズの度数計算方法 228
高次収差 54, 60, 124, 127, 131, 213, 266
後部ぶどう腫 93
後房型 phakic IOL 223
固視 23
　──検査 105
　──標 5
こども基本法 28
こみあい現象 27
コラマー 224
コロナターゲット 171
混合（雑）性乱視 116
コンタクトレンズ 189

　──の基本構造 189, 190
　──の種類 189
　──のフィッティングと定期検査 196, 202
コントラスト感度 266, 271
　──検査 42
　──低下 52, 213
コンビネーション治療 162

さ行

サーフェスアブレーション 217
最高視力 18
最小可読閾 7
最小錯乱円 76
最小視認閾 7
最小分離閾 7
最小分離角 9
最大調節力 284
ザイデル収差 54
サイプレジン® 181, 182, 292
サグ高 211
三重視 58, 77, 78
三焦点 IOL 270
酸素透過性 190
視運動性眼振 21, 23
視覚感受性期間 102
自覚的屈折検査 3, 13, 175
自覚的検眼 3
自覚的調節検査 285
視覚誘発電位 21, 23
自覚乱視 117
視機能の質 49, 54, 293
軸合わせ 242
軸性近視 70
シクロペントラート塩酸塩 105, 181
脂質沈着 135
矢状収差 77, 129
篩状板欠損 97
篩状板前組織分離 97
視神経障害 92
視神経乳頭形状変化 97
指数弁 12
字づまり視力 10
字づまり視力表 11
実用視力 49
自動式レンズメータ 172
字ひとつ視力 10
字ひとつ視力表 8
自閉スペクトラム症 26
縞視標カード 24
縞指標コントラストチャート 43
縞視力測定法 24
斜位近視 20
視野異常 97
シャイネルの原理 4, 6
シャインプルークカメラ 122
弱視 27, 52
　──スクリーニング 39
　──スクリーニングガイドライン 181

——治療	106
——の眼鏡処方	185
弱主経線	76, 208
弱視リスクファクター	39
尺度	7
弱度近視	96
車軸上混濁	128
斜視弱視	104
斜視の眼鏡処方	185
惹起乱視	66
斜乱視	76, 115
重症ドライアイ	151
周辺虹彩前癒着	113, 226
従来型トーリック SCL	234
縮瞳	294
術後屈折値誤差	238
術後等価球面度数変化	253
術前検査	161
術中アベロメーター	251
術中波面測定	241
術中リアルタイム収差解析	60
主点	2
手動式レンズメータ	171
手動弁	12
準静的制御	288
準静的調節力検査	80
準標準視力検査装置	8
瞬目	50, 140
瞬目反射	22
消極的モノビジョン	313
硝子体圧	112
小数視力	10, 11
焦点深度拡張型眼内レンズ	47, 266, 307
小児科医向け Spot Vision Screener 運用 マニュアル	40
小児・学童の近視	82
小児期の近視進行管理	68
小児期の水晶体の大きさ	253
小児における眼軸長測定	68
小児における近視抑制	84
小児の遠視	102
小児の眼鏡処方	180
小児の近視	82
小児の屈折スクリーニング検査	38
小児の弱視	104
小児の視力	21
——検査	21, 30
——発達	21
小児の調節	103
小児の白内障手術における IOL 選択	253
初期老視	50, 279
処方交換	211
処方度数の決定	182
シリコーンハイドロゲル	232, 308
視力	7
——検査	7, 13, 104, 175
——測定	12
——値	12
——低下	131
——発達	28
——表	7

——不良	27
心因性視覚障害	28
神経症スコア	268
神経発達症児	26
深層角膜移植	162
深部層状角膜移植	134
水晶体機能不全症候群	316
水晶体屈折力	74, 75
水晶体厚	284
水晶体硬化評価	281
水晶体弾性抑制	295
水晶体倒乱視	77
水晶体不正乱視	77
水晶体乱視	76, 115, 127
推定法（屈折度の）	31
スーパーフォーミュラ	248
スキアスコープ	116, 117
スクレラルレンズ	151
スターバースト	271, 272
スタームの間隔	115
スティーブンス・ジョンソン症候群	151
ステップ制御	288
ステロイド点眼	147
ストレートセグメント型	298
スネルの法則	247
スポットビジョンスクリーナー	38, 103
スマートフォン	83, 279
正視	95
——IOL 度数	255
——化	76
——眼の屈折度数	96
正常眼圧緑内障眼	99
静的検影法	31
正乱視	76, 115
生理的トーヌス	182
赤外線オプトメータ	288
絶対的老視	279
ゼルニケ多項式	55
前眼部 OCT	122, 153
前眼部スリット検査	36
潜在的円錐角膜	57
線状検影器	30
前成熟老視	279
全層角膜移植	134, 162
選択視	22, 23
潜伏眼振	20
前房水屈折率	74
全乱視	76, 78
装用練習	177
ソフトコンタクトレンズ	85, 133, 189, 191, 202

た行

ターゲットパワー	208
第 4 世代式	240
対光反射	22
対数視力	9
タイムドメイン方式	61
太陽光の近視保護効果	84
他覚的屈折検査	2, 174

他覚的検眼	3
他覚的調節検査	285
他覚乱視	117
多治見スタディ	96, 109, 112
多重視	129
多焦点 IOL	261
多焦点 SCL	87, 88
多焦点コンタクトレンズ	313
多焦点レンズ	169
多段カーブレンズ	137, 139
ダブルスラブオフデザイン	230, 311
タブレット学習	82
多目的製剤	194
短眼軸眼の IOL 度数計算	248
単眼視力	10
短収束	31
単焦点眼内レンズ	47
単焦点レンズ	169, 297
注意欠如多動症	26
中央部クリアランス	151
中近用累進屈折力レンズ	300
中心外視力	10, 11
中心視力	10, 11
中等度近視	96
中和	30, 33
中和法	31
超音波 A モード法	61
長眼軸眼の IOL 度数計算	249
長期的モニタリング	229
長収束	31
調節安静位	284
調節異常	289
調節機能解析	288
調節検査	284
調節性内斜視	185
調節麻痺下屈折検査	34, 181, 183
調節麻痺下他覚屈折検査	162
調節麻痺薬	75, 79, 105, 117, 181
調節力	103, 285
頂点間距離	14, 15
頂点間距離補正	199, 232, 239, 308
直乱視	77, 115
治療的角膜移植	134
治療用眼鏡	184
治療用コンタクトレンズ	192
追視	23
使い捨て SCL	192
使い捨てトーリック SCL	232
低眼圧	98
定期検査	199, 205, 213
定期交換型 SCL	192
低コントラスト視力検査	44, 46
低濃度アトロピン点眼	85, 290
低濃度シクロペントラート塩酸塩点眼	292
適性検査の合格基準	176
デザイン変更	211
デジタルデバイス	83
デジタルトーリックマーカー	242
テストレンズ	300
デスメ膜破裂	131, 133

索引

点状検影器 30
等価球面度数 39, 253
同行 30, 33
瞳孔間距離 13, 166, 184
　——測定 175
　——測定機器 166
　——測定方法 167, 168
瞳孔径 120, 121
瞳孔ブロック 110, 113
動的検影法 34
倒乱視 76, 115
トーリック ICL 160
トーリック IOL 60, 66, 126
　——の度数計算 251
　——の度数選定と使い方 236
トーリック OK レンズ 212
トーリック SCL の種類 230
トーリック SCL の処方 232
トーリックカリキュレーター
　　　　　　　　 66, 126, 264
トーリックレンズの軸ずれ・位置補正
　　　　　　　　 227
特殊 HCL 191
特殊 SCL 192
特殊コンタクトレンズ 150, 155
特殊な眼での IOL 度数計算 248
特殊レンズ 155
読書眼鏡 297
度数選択早見表 233
ドットカード法 25
トップタイプ 298
凸レンズ 75
ドライアイ 49, 50, 151
トライアルレンズ 152
　——上での屈折検査 234
　——の選択 232
トライイリス 287
トロピカミド 181

な行

内科への返書 113
二重焦点型 HCL 305
二重焦点眼鏡 187
日本白内障屈折矯正手術学会 215
乳頭形状変化 98
乳頭周囲網膜分離 97
乳幼児の検査 33
ニューラルネットワーク 248
ネオスチグミンメチル硫酸塩点眼 290
年齢と調節力 103
年齢別眼鏡処方基準 106

は行

バージェンス 2
ハードコンタクトレンズ 77, 133, 137,
　　　　　　　　 189, 190, 196
バイオメトリー 244
ハイドロゲル 232
ハイドロゲルレンズ 192

ハイブリッドデザイン 232
白内障 42, 51, 58
　——手術 129
　——手術後のモノビジョン 313
　——手術での IOL 選択 244
薄暮時視機能低下 213
ハサミ運動 33
発達性学習症 26
パナムの融像圏 312
波面収差解析検査 54
波面収差解析装置 116, 117
波面制御型 PCIOL 270
波面測定 251
ハルトマンシャック 55
ハロー 227, 271, 272
瘢痕性角膜混濁眼 134
ピギーバックレンズシステム 150
非球面レンズ 171
非屈折性調節性内斜視 187
皮質白内障 127
微小斜視弱視 104
非視力矯正用色付コンタクトレンズ 193
びまん性混濁 147
標準視力検査装置 8, 11
標準的モノビジョン 312
病的近視 92, 94, 97
豹紋状様変化 100
ピロカルピン 294
頻回交換型 SCL 192
ピンホール効果 294, 295
ファーストトライアルレンズ 140
フィッティング 188, 234
　——の評価 140, 197
　——ポイント 170
フィラメント結像法 31
フーリエ解析 124
フーリエドメイン方式 61
フェイキック IOL 159, 160
フェムトセカンド（秒）レーザー
　　　　　　　　 158, 217, 315
フォトスクリーナー 38
フォローアップ 210
不快光視現象 266, 270
副尺視力 7
不正乱視 76, 115, 127, 131, 213
フックス斑 93
不同視 79
　——弱視 104, 107, 185
　——の矯正 81
ぶどう膜滲出 112
部分調節性内斜視 186
プラチド角膜形状解析装置 122
フラット K 208
プリズム作用 184
プリズムバラストデザイン 230
フルオレセイン染色パターン 141, 198
フルオロキノロン 147
フルオロメトロン 147
ブルズアイパターン 209
ブルックナーテスト 35, 36
分子シャペロン化合物 295

分数視力 10, 11
米国眼科学会 106, 180
米国眼鏡士協会 279
米国小児科学会 39
米国小児眼科斜視学会 39, 180
米国白内障屈折矯正手術学会 65, 219
閉塞隅角 113
閉塞隅角緑内障 111
ベースカーブ 138, 196
ベタメサゾン 147
ペナリゼーション 107
ベベル 141
ヘモジデリン沈着 131, 133
ペリフェラルカーブ 207
ヘルペス角膜炎 135
片眼視力 20
放射基底関数 248
放射状角膜切開眼の IOL 度数計算 250
放射状角膜切開術 249
傍乳頭脈絡膜内洞様構造 97
ポリメチルメタクリレート 151, 157, 196

ま行

マイヤーリング 139
マルチパスソリューション 194
マルチフォーカル HCL 303, 304
マルチフォーカル SCL 307
マルチフォーカル SCL の処方 308, 309
マルチフォーカルコンタクトレンズ 303
マルチフォーカルソフトコンタクトレンズ
　　　　　　　　 303
マルチフォーカルトーリック SCL 311
見えにくさ 52
ミオピン® 290
水濡れ性低下型ドライアイ 50
ミニモノビジョン 312
脈絡膜新生血管 93
無限遠 2
無水晶体眼の屈折値 255
ムスカリン受容体 294
網膜疾患 51
網膜神経線維層厚 100
網膜像の質 87
網膜剥離 96
網膜乱視 115
毛様小帯 284
毛様体輪状筋 284
目標矯正量 208
目標屈折値 256
目標度数設定 256
文字コントラスト感度検査 44
文字を読むために必要な視力 177
モノビジョン 79, 282, 311, 312
モノビジョン LASIK 317
森実式ドットカード 9, 25, 26

や行

夜間老視 279
薬剤含有コンタクトレンズ 192

321

優位眼	175
有効レンズ位置	258
有水晶体眼内レンズ	159, 223, 316
ヨード製剤	194
読み分け困難	27

ら行

ラウンドセグメント型	298
裸眼視力	10, 14
ラジカルレチノスコピー	35
ラッカークラック	93
ラノステロール	295
乱視	14, 76, 115
──矯正	80
──矯正コンタクトレンズ	230
──矯正トーリックIOL度数計算式	
	66
──検査	116
──の原因	122
──表	118, 120
ランドルト環	7, 22, 26
リスクファクター	39, 96, 103, 111, 113
立体視検査	106
リバースカーブ	207
リバースジオメトリーデザイン	207
リポ酸コリンエステル	295
リボフラビン	144
両眼開放屈折検査機器	120
両眼開放視力	20
両眼開放定屈折近点計	286
両眼視機能検査	106
両眼視力	10
両眼単一視	312
両眼調節緊張症	290
療養費の支給	184
緑内障	42, 51, 96
──進行	98
──発症	98
緑膿菌	87
輪状混濁	128
輪部支持型角膜形状異常眼用コンタクト	
レンズ	191
涙液減少型ドライアイ	50
涙液層	50
涙液レンズ	197
累進屈折型	307
累進屈折力レンズ	169, 170, 299
累進屈折力レンズに慣れる方法	302
レーザー屈折矯正角膜切除	249
レッドライト治療	88
レッドリフレックステスト	35
レンズアレイ	55
レンズケア	142, 200, 213
レンズケア剤	193
レンズ径	196
レンズ周辺部	141
レンズ選択支援ソフトウェア	209
レンズ摘出のコツ	228
レンズデザイン	169, 297
レンズ度数の決定	198

レンズの設計	169
レンズの素材	169
レンズのチェック	200
レンズの摘出・交換	228
レンズの深さ	152
レンズフィッティング	212
レンズメータ	171
連続焦点型IOL	270
連続波面収差解析	60
老眼鏡	279
老眼研究会	279
老視	278
──矯正IOL	266
──矯正LASIK	282
──矯正角膜インレイ	316
──矯正眼内レンズ	282
──原因仮説	278
──対策	297
──の疫学	278
──の介入時期	280
──の外科的治療	282
──の語源	278
──の自覚症状評価法	281
──の重症度分類	279
──の診断基準	279
──への薬物介入	294
ロービジョン	104

数字

1日使い捨てマルチフォーカルSCL	310
2変数式	247
3か月定期交換型HCL	307
3歳児健康診査（3歳児健診）	41, 103
3歳児健診における視覚検査マニュアル	
	41
3焦点眼内レンズ	47
5変数の公式	247
7変数の計算式	247

A

AAO	106, 180
AAP	39
AAPOS	39, 181
AC	207
Accelerated CXL	146
ADHD	26, 27
AI式	248
alignment curve	207
amblyopia	104
American Academy of Ophthalmology	
	106, 180
American Academy of Pediatrics	39
American Association for Pediatric	
Ophthalmology and Strabismus	
	39, 180
American Optometric Association	279
American Society of Cataract and	
Refractive Surgery	65, 219
Amsler-Krumeich（A-K）分類	153

AOA	279
APACRS	65, 220
apical clearance	141
apical touch	141
area under the log contrast sensitivity	
function	266
ARGOS®	243, 245, 246, 258
ASCRS	65, 219, 259
ASD	26
Asia-Pacific Association of Cataract and	
Refractive Surgeons	65, 220
ATOM2試験	85
ATOM-J研究	85
AULCSF	266
Axis registration法	242

B

Barrett TK Toric式	239
Barrett toric calculator	126
Barrett Toric式	66, 239
Barrett True AL式	62
Barrett True-K式	65, 220, 259, 265
Barrett Universal II式	63, 262, 265
base curve	196
Baylor nomogram	239
BC	196
big bubble technique	162
BIG5	269
Brückner test	35
BU II式	64
BUT短縮型ドライアイ	50

C

Camellin-Calossi式	265
CCC	253
CCDC102B	94
CL	189
Clareon® PanOptix®	270, 274
Clareon® Vivity®	270
collamer	224
contact lens	189
continuous curvilinear capsulorhexis	253
corneal collagen crosslinking	134, 144
corneal eccentricity	211
corneal iron ring	213
Customized CXL	146
CXL	134, 144, 148

D

D'ACOMO	286
DALK	134, 162
deep anterior lamellar keratoplasty	
	134, 162
demarcation line	147
Descemet膜剥離	154
disposable SCL	192
Dk	190
double pin hole	4

索 引

double slab off design	230
Dresden protocol	145
DSCL	192
DSD	230, 231
dynamic retinoscopy	34
dysfunctional lens syndrome	316

E

Early Treatment Diabetic Retinopathy Study	15
EDOF	87, 266, 307
EDTA	146
effective lens position	239, 258
ELCT チャート	44
ELP	239, 258
ESCRS	248
ETDRS チャート	9, 15, 44
European Society of Cataract and Refractive Surgens	248
e-value	211
EVO (emmetropia verifying optical) 式	240, 248
extended depth of focus	266, 307
E 値	211

F

FD 方式	61
FINEVISION HP	270
Fleischer ring	131, 133
frequent replacement SCL (FRSCL)	192
full ScCL	151, 153

G

gamma-zone peripapillary atrophy	96
GCC	51
Gullstrand 模型眼	68, 74

H

Haigis-L 式	220
Haigis-T 式	239
Haigis 式	63, 237
hard contact lens	133, 189, 196
Hartmann-Shack 波面センサー	55, 57
haze	147
HCL	77, 133, 189, 190, 196
——の洗浄方法	143
——のレンズケア	194
——不耐症	155
——不耐性患者	150
higher-order aberration (s)	54, 131
Hill-RBF 式	64, 240
Hisayama Study	92
HOA (s)	54, 124, 131
hole in card 法	176
Holladay toric calculator	126
Holladay 2 式	63

I

ICL	159, 215, 223, 316
——手術	160
——術後サイズ評価	225
——の手術手技	225
implantable collamer lens	215, 223, 316
implantable contact lens	159
Infant Aphakia Treatment Study	256
intraocular lens	61, 244
intraoperative wavefront aberrometry	241
IOL	244
——度数計算	237, 244
——度数計算式	237, 247
——度数計算式の変遷	63
——度数処方	61
——度数選択の限界	256
——逢着，強膜内固定眼の度数計算	252
——マスター	61, 239, 243, 245, 258
IT 眼症	285

J

Japanese Society of Cataract and Refractive Surgery (JSCRS)	215

K

Kane 式	240, 248, 260
keratometric power	122, 126
Knapp の法則	81
KS 式	225
K 値	258

L

lamina cribrosa defect	97
LAMP 研究	86
Landolt 環	7, 8
laser in situ keratomileusis (LASIK)	215, 217, 249, 258, 260, 262, 314
LENTIS® Comfort	274
logMAR	11, 15
low vision	104

M

MAR	9
mini ScCL	151, 153
modulation transfer function	267
MPS	194
MTF	267
Müller 筋	284
multipurpose solution	194
myopia control	206

N

NAVQ	281
NAVQ-Presbyopia (NAVQ-P)	281
NK 式	225

O

OCOS	224
OKN	21, 23
OKULIX 式	63
Olsen 式	63, 247
online calculation & ordering system	224
optiwave refractive analysis	241
optokinetic nystagmus	21
ORA®	241

P

PAS	226
PBD	230, 231
PC	207
PCIOL	266, 269, 272
Pearl-DGS 式	248
penetrating keratoplasty	134, 162
peripapillary intrachoroidal cavitation	97
peripapillary retinoschisis	97
peripheral curve	207
phakic IOL	159, 223
Photic Phenomena Test	271
photorefractive keratectomy	215, 249, 258, 314
piggy back lens system	133
PKAS	154, 162
PKP	134, 135, 162
PKP 術後眼の IOL 度数計算	251
planed replacement SCL	192
PL 法	22, 23, 105
polymethyl methacrylate (PMMA)	151, 157, 196
Post Refractive IOL Calculator	219, 220, 221
postkeratoplasty atopic sclerokeratitis	154, 162
power calculation	244
PPA-gamma	96, 100
PPT	271
preferential looking	22
prelaminar schisis	97
presbyLASIK	282
presbyopia	278
presbyopia correcting IOL	266
prism ballast design	230
PRK	215, 217, 249, 258, 314
PRSCL	192
PTK	260

Q

QOL	144, 148, 293

323

Quality of Vision（QOV）
49, 54, 136, 144, 293

R

radial basis function	248
radial keratotomy	249, 260
radical retinoscopy	35
rate of refractive growth	255
Raytracing 式	247
RBF	248
RC	207
reading glasses	297
Real Power	258
red reflex test	35
refractive lens exchange	315
refractive lenticule extraction	258
refractive surprise	258
ReLEx	258
retina image quality	87
retinoscopy	30
retinoscopy over glasses	34
reverse curve	207
RGP	151
RGPCL	206
rigid corneal lens	197
rigid gas-permeable	151
rigid gas-permeable contact lens	206
RIQ	87
RK	249, 260
RRG3	257

S

sagittal height（Sag）	152, 211
ScCL	150, 153
SCL	85, 133, 189, 191

──種類決定	203
──使用期間	191
──処方前検査	202
──定期検査	205
──のレンズケア	194
──フィッティング	203
scleral lens	150
Seidel 収差	54
SIA	66, 240
skiascopy	30
small-incision lenticule extraction	
（SMILE）	215, 217, 258, 315
Snell の法則	74
soft contact lens	133, 189
Spot™ Vision Screener	38
SRK/T 式	63, 237
SRK II 式	63
Sturm conoid	115
surgically induced astigmatism	66, 240
SVS	38, 103

T

T-IOL	236
TAC	25
Tajimi Study	92
TASS	226
TD 方式	61
TECNIS Eyhance™	274
TECNIS Symfony®	274
TECNIS Synergy®	270, 274
Teller Acuity Cards	24, 25
temporal shift	100
Ten Item Personality Inventory	268
The Near Activity Visual Questionnaire	
	281
three-point touch	141

TIPI-J	268
TK	239
toric intraocular lens	236
total keratometry	239
toxic anterior segment syndrome	226
Transepithelial CXL	146
trefoil	129
trial and error	308
TRPV1	293
TSNIT graph	100

U

uveal effusion	112

V

Vault の微調整	228
VEP	22, 23
Vergence 式	64
Vision Simulator Eyes Arc	273
visual acuity	7
visual evoked potential	21
Vogt's striae	131, 132
VSEA	273

W

WAM-5500	288
WMT-2	288

Z

Zernike 多項式	54
Zinn-Haller 輪	96
Zinn 小帯	284

中山書店の出版物に関する情報は，小社サポートページを御覧ください．
https://www.nakayamashoten.jp/support.html

本書へのご意見をお聞かせください．
https://www.nakayamashoten.jp/questionnaire.html

眼科診療エクレール　7
最新 屈折異常と視力矯正マニュアル

2025年3月31日　初版第1刷発行

シリーズ監修────相原　一

編集─────────堀　裕一

発行者────────平田　直

発行所────────株式会社 中山書店
　　　　　　　　〒112-0006　東京都文京区小日向4-2-6
　　　　　　　　TEL 03-3813-1100（代表）
　　　　　　　　https://www.nakayamashoten.jp/

印刷・製本─────藤原印刷株式会社

Published by Nakayama Shoten Co., Ltd.　　　　　Printed in Japan
ISBN 978-4-521-75057-6

落丁・乱丁の場合はお取り替えいたします．

・本書の複製権・上映権・譲渡権・公衆送信権（送信可能化権を含む）は株式会社中山書店が保有します．

・JCOPY ＜出版者著作権管理機構 委託出版物＞
本書の無断複写は著作権法上での例外を除き禁じられています．複写される場合は，そのつど事前に，出版者著作権管理機構（電話 03-5244-5088, FAX 03-5244-5089, e-mail: info@jcopy.or.jp）の許諾を得てください．

本書をスキャン・デジタルデータ化するなどの複製を無許諾で行う行為は，著作権法上での限られた例外（「私的使用のための複製」など）を除き著作権法違反となります．なお，大学・病院・企業などにおいて，内部的に業務上使用する目的で上記の行為を行うことは，私的使用には該当せず違法です．また私的使用のためであっても，代行業者等の第三者に依頼して使用する本人以外の者が上記の行為を行うことは違法です．

眼科診療エクレール
Ophthalmic Examination and Treatment

【シリーズ監修】 相原 一（東京大学教授）
【シリーズ編集】 園田康平（九州大学教授）
辻川明孝（京都大学教授）
堀 裕一（東邦大学教授）

B5判／並製／4色刷／平均350頁／予価15,000円

セットでお買い求めいただくとお得！ 19,800円off!

シリーズ全12冊予価合計 198,000円（本体180,000円+税）
→ セット価格 178,200円（本体162,000円+税） ※送料サービス

セット注文特典 完結時プレゼント 非売品 【別巻】眼科診療クイックガイド（仮）（主訴・部位別所見・疾患・治療薬の早見表等）

最新刊 7 最新 屈折異常と視力矯正マニュアル ―検査の基本から矯正の実際と老視対策まで―

シリーズ構成と担当編集

※配本順，タイトルなど諸事情により変更する場合がございます．

① 最新 緑内障診療パーフェクトガイド ―患者教育から最新の手術治療まで―	相原 一	定価 16,500 円（本体15,000円+税）
② 最新 眼科画像診断パワーアップ ―検査の基本から最新機器の撮影法まで―	辻川明孝	定価 16,500 円（本体15,000円+税）
③ 最新 ドライアイと涙道疾患ナビゲート ―「涙」の問題はこの1冊で解決―	堀 裕一	定価 16,500 円（本体15,000円+税）
④ 最新 弱視・斜視診療エキスパートガイド ―解剖生理・検査法から手術治療まで―	佐藤美保・園田康平	定価 16,500 円（本体15,000円+税）
⑤ 最新 神経眼科エッセンスマスター ―診察の基本と疾患別の診療の実際―	澤村裕正・相原 一	定価 16,500 円（本体15,000円+税）
⑥ 最新 網膜循環疾患コンプリートガイド ―所見・検査，疾患と診断・治療のすべて―	辻川明孝	定価 16,500 円（本体15,000円+税）
⑦ 最新 屈折異常と視力矯正マニュアル **最新刊** ―検査の基本から矯正の実際と老視対策まで―	堀 裕一	定価 16,500 円（本体15,000円+税）
⑧ 最新 眼科診療トラブルシューティング **4月刊行予定** ―ケーススタディで学ぶ対応策・予防策―	園田康平	定価 16,500 円（本体15,000円+税）
⑨ 眼科低侵襲手術	相原 一	本体予価15,000円
⑩ 子どもの眼と疾患	辻川明孝	本体予価15,000円
⑪ 角膜疾患・コンタクトレンズマニュアル	堀 裕一	本体予価15,000円
⑫ 結膜炎・ぶどう膜炎のすべて	園田康平	本体予価15,000円

動画で学ぶ 眼科処置・小手術の実際

◉ 編集 外園千恵（京都府立医科大学眼科学教室 教授）
渡辺彰英（京都府立医科大学眼科学教室 講師）

B5判／並製／オールカラー／240頁／定価16,500円（本体15,000円+税）／ISBN 978-4-521-75108-5

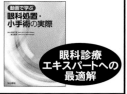

眼科診療エキスパートへの最適解

中山書店　〒112-0006 東京都文京区小日向4-2-6　TEL 03-3813-1100　FAX 03-3816-1015
https://www.nakayamashoten.jp/